Pfannenstiel/Schwarz   Nichts Gutes im Schilde
Krankheiten der Schilddrüse

Prof. Dr. med. Peter Pfannenstiel
Dr. phil. Werner Schwarz

Nichts Gutes im Schilde
Krankheiten der Schilddrüse

Anzeichen / Untersuchungen / Behandlung

≡ **TRIAS** THIEME HIPPOKRATES ENKE

Anschriften der Autoren:
Prof. Dr. med. Peter Pfannenstiel
Anna-Birle-Str. 1
55252 Wiesbaden/Mainz-Kastel

Dr. phil. Werner Schwarz
Husarenstr. 9
69121 Heidelberg

Umschlaggestaltung und Konzeption
der Typographie:
B. und H. P. Willberg, Eppstein/Ts.

Textzeichnungen und
Umschlagzeichung: Friedrich Hart-
mann, Nagold

5. überarbeitete und erweiterte
Auflage von »Krankheiten der Schilddrüse«

*Die Deutsche Bibliothek –
CIP-Einheitsaufnahme*

Pfannenstiel, Peter:
Nichts Gutes im Schilde – Krank-
heiten der Schilddrüse : Anzeichen,
Untersuchungen, Behandlung / Peter
Pfannenstiel ; Werner Schwarz. –
Stuttgart : TRIAS – Thieme Hippo-
krates Enke, 1994
NE: Schwarz, Werner:

© 1994 Georg Thieme Verlag
Rüdigerstraße 14,
70469 Stuttgart
Printed in Germany
Satz und Druck:
Druckhaus Götz GmbH,
71636 Ludwigsburg
(CCS Textline, Linotronic 630)

ISBN 3-89373-258-6   1 2 3 4 5 6

Wichtiger Hinweis: Wie jede Wissenschaft ist die Medizin ständigen Entwicklungen unterworfen. Forschung und klinische Erfahrung erweitern unsere Erkenntnisse, insbesondere was Behandlung und medikamentöse Therapie anbelangt. Soweit in diesem Werk eine Dosierung oder eine Applikation erwähnt wird, darf der Leser zwar darauf vertrauen, daß Autoren, Herausgeber und Verlag große Sorgfalt darauf verwandt haben, daß diese Angabe dem Wissensstand bei Fertigstellung des Werkes entspricht.
Für Angaben über Dosierungsanweisungen und Applikationsformen kann vom Verlag jedoch keine Gewähr übernommen werden. Jeder Benutzer ist angehalten, durch sorgfältige Prüfung der Beipackzettel der verwendeten Präparate und gegebenenfalls nach Konsultation eines Spezialisten festzustellen, ob die dort gegebene Empfehlung für Dosierungen oder die Beachtung von Kontraindikationen gegenüber der Angabe in diesem Buch abweicht. Eine solche Prüfung ist besonders wichtig bei selten verwendeten Präparaten oder solchen, die neu auf den Markt gebracht worden sind. Jede Dosierung oder Applikation erfolgt auf eigene Gefahr des Benutzers. Autoren und Verlag appellieren an jeden Benutzer, ihm etwa auffallende Ungenauigkeiten dem Verlag mitzuteilen.

Zu diesem Buch

In über 60.000 Exemplaren ist dieses Schilddrüsenbuch bisher er-
schienen, und die Nachfrage hält an. Der rasche Erkenntnisfortschritt in
der Medizin hat vor der Schilddrüse nicht haltgemacht, und so tat eine
gründliche Überarbeitung not, um das Buch auf den neuesten Wissensstand zu bringen. Immerhin soll es nicht nur allen Schilddrüseninteressier-
ten ein »Kundgeber«, sondern speziell den Patienten auch ein Mut- und Rat-
geber sein. Wer (oder was) aber guten Mut und Rat geben will, darf nicht von
gestern sein.

Auch die fünfte Auflage ist in Dankbarkeit all den Patienten gewid-
met, die der Seniorautor (PFANNENSTIEL) seit Ende der Fünfzigerjahre in
seiner Schilddrüsenpraxis betreut hat. Inzwischen sind es über 100 000,
und die Erfahrungen mit ihnen sind in dieses Buch mit eingeflossen. Die Ge-
spräche mit diesen Patienten haben deutlich werden lassen, wie wichtig für
das Interesse und Verständnis des Laien eine klare, flüssige und von der
Wissenschaftssprache abgerückte Darstellung medizinischer Inhalte ist.
So bekam das Buch einen zweiten Autor (SCHWARZ), der sich in doppelter
Funktion der Gestaltung des Stoffes annahm: als Arzt und als Mann des
Wortes.

Die gemeinsame Autorenschaft hat unseres Erachtens Früchte getragen: sie schlagen sich, im wahrsten Sinne des Wortes, zu Buche. Es ist
am Leser, sie zu ernten. Unser nüchternes, sachliches und mittlerweile sehr
komplexes Wissen über die gesunde und kranke Schilddrüse ist hier für den
Laien nicht nur verständlich, sondern – mit Sprachwitz und Formulier-
kunst – ungewöhnlich interessant dargestellt.

Ziel und Absicht dieses Buches über die Schilddrüse aber blieben
unverändert: daß es nämlich allen seinen Lesern zu einem besseren Verständnis dieses lebenswichtigen, wenn auch oft vernachlässigten Teiles ihres Körpers verhelfe – und allen Schilddrüsenpatienten unter ihnen zu einem besseren Vermögen, mit ihrer Krankheit umzugehen und sie zu meistern.

PETER PFANNENSTIEL
WERNER SCHWARZ

Einführende Bemerkungen

Dieses Buch wurde für Menschen geschrieben, die an der Schilddrüse und an deren Funktionen und Krankheiten interessiert sind – als Betroffene, als Mitbetroffene oder einfach als Erkenntnishungrige, denen die Kinderfrage nach dem Warum der Dinge, zumal körpereigener wie beispielsweise eines Kropfes, nicht aberzogen wurde. Dazu dürften auch die wenigen gehören, die allen Verdrängungsneigungen zum Trotz in dem Bewußtsein leben, daß auch sie – wie alle Nichtbetroffenen – potentielle Betroffene sind. Im übrigen gilt gerade für Schilddrüsenkrankheiten, von deren hoher Dunkelziffer man sich lange Zeit keine Vorstellung machte, daß viele Leser nicht nur zu ihren potentiellen, sondern bereits zu ihren tatsächlichen, wenn auch noch unerkannten »Opfern« zählen. Demgemäß ist dieses Buch auch auf Subtraktion aus: es will die Zahl der unerkannten Schilddrüsenkranken – und mithin die Zahl der Schilddrüsenkranken überhaupt – verringern helfen.

So erfährt der Leser alles Wichtige über Schilddrüsenkrankheiten: ihren physiologischen Hintergrund, ihre Symptome, ihre Diagnose, ihre Behandlung und die Möglichkeiten, ihnen vorzubeugen. Die Einsichten, die das Buch vermittelt, sind dem Patienten Hilfe für ein Leben mit kranker Schilddrüse – und dem Arzt eine indirekte Hilfe bei der Betreuung des Patienten. Ein aufgeklärter Patient ist dem Arzt allemal ein »besserer« Partner auf dem Wege zu dem gemeinsam erklärten Ziel: der richtigen Abklärung und erfolgreichen Behandlung seiner Krankheit – und damit auch seiner Schilddrüsenkrankheit. Nur wer Bescheid weiß, kann verantwortlich handeln. Das gilt für den Patienten nicht weniger als für den Arzt. Die Mittel der modernen Medizin kommen nur da voll – und sinnvoll – zur Geltung, wo das Verständnis des Patienten sich mit dem Sachverstand des Arztes vereint. Das Verständnis will freilich erst errungen sein. Wer es als Patient mit Hilfe dieses Buches erringt, hat sich selbst geholfen. In diesem Sinn ist das Buch auch eine Hilfe zur Selbsthilfe.

Den Besuch beim Arzt aber soll und kann dieses Buch nicht ersetzen. Anhand des Buches mag der unerkannte Kranke zwar seiner Krankheit innewerden und die Diagnose mutmaßen, aber die Bestätigung wird ihm erst der Arzt geben können – und auch dieser nur unter Rückgriff auf sein diagnostisches Instrumentarium und nach Maßgabe der erhobenen Befunde. Für eine angemessene Therapie bedarf der Patient ohnehin des Arztes.

Dieses Buch enthält die Quintessenz von nahezu 35 Jahren ärztlicher Erfahrung mit Schilddrüsenkranken – aber es sind gleichwohl nur die Erfahrungen eines einzelnen Arztes (des Seniorautors). Der individuelle

Spielraum, den die Medizin dem Arzt bei der Umsetzung wissenschaftlicher Erkenntnisse in praktische Heilkunst gewährt, bringt es mit sich, daß die hier geschilderten Vorgehensweisen nicht unbedingt deckungsgleich sind mit dem Vorgehen anderer Ärzte. Die Schilddrüsenpatienten unter den Lesern sollten sich davon nicht irritieren lassen. Entscheidend ist, daß die jeweils geübte Heilkunst den grundlegenden wissenschaftlichen Prinzipien der Diagnose und Behandlung von Schilddrüsenkrankheiten gerecht wird.

Es mag den Lesern (vielleicht gerade in diesem Moment) auffallen, daß auf die Doppelnennung von weiblichen und männlichen Formen bei männlichen Hauptwörtern, die ein Personenkollektiv beiderlei Geschlechts bezeichnen, verzichtet wurde. So ist immer nur von Patienten, Ärzten, Lesern oder dem Patienten, dem Arzt, dem Leser die Rede. Nicht aus ideologischen Gründen, nur der einfacheren Darstellung halber folgt das Buch den eingefahrenen Sprachgepflogenheiten. Einem sprachlichen Androzentrismus soll hier also nicht das Wort geredet werden. Die Autoren selbst verbinden mit jenen einseitig männlichen Hauptwörtern stets die Vorstellung beider Geschlechter.

☰ Schilddrüsenkrankheiten im Bewußtsein der Menschen

Statistische Erhebungen sind zwar meist nicht erhebend, deswegen aber noch lange nicht unerheblich. Nach neueren Untersuchungen hat fast die Hälfte der Deutschen eine vergrößerte Schilddrüse. Von diesen »Kropfträgern« wird aber nur jeder Vierte rechtzeitig als solcher erkannt und behandelt. Erstaunlicherweise läßt auch eine merkliche Größenzunahme der Schilddrüse die Betroffenen nicht an eine Erkrankung dieses Organs denken – als ob sie nicht wüßten, daß sie überhaupt eine Schilddrüse haben. Selbst in Familien, deren Stammbaum mit Kröpfen vollhängt, wird an eine Schilddrüsenkrankheit zu allerletzt gedacht.

So unterbleibt zunächst der Gang zum Arzt – gleichwohl eine krankhafte Schilddrüsenvergrößerung mittels einer einfachen Ultraschalluntersuchung bereits im Frühstadium kenntlich ist! Überdies bringt ein rechtzeitiger Ausgleich des Joddefizits, das den meisten Kröpfen zugrunde liegt, bei jungen Menschen einen solchen Kropf fast durchweg zum Schwinden – und nicht selten zum Verschwinden. Eigentlich keine schlechte Perspektive: beginnen doch die Hälfte der Kröpfe ihr Dasein vor dem 20. Lebensjahr ihres Trägers. Aber vor die Behandlung haben die Götter die Diagnose gesetzt – und davor den Gang zum Arzt.

Offensichtlich hat die Schilddrüse als Quelle gesundheitlicher Störungen noch keinen angestammten Platz im deutschen Bewußtsein. Einige Forscher wollten es genau wissen: Sie überprüften in einer repräsentativen Umfrage die Kenntnisse der Deutschen von der Schilddrüse und deren Krankheiten. Und siehe da: vier von zehn Befragten wußten um die Unentbehrlichkeit der Schilddrüse und hatten von Schilddrüsenkrankheit einen Begriff. Am geläufigsten waren ihnen der Kropf, der dem Volksmund ja als Maßstab für Überflüssiges dient, und die Einsicht, daß Zuviel oder Zuwenig des Guten auch im Falle der Schilddrüse nichts Gutes bedeutet: nämlich deren Über- oder Unterfunktion.

In wessen Bewußtsein die Vorstellung von der Schilddrüse als einem lebenswichtigen Organ einen Platz gefunden hat, der weiß auch, daß bei uns viele Menschen an einer Schilddrüsenkrankheit leiden. Die Häufigkeit der Kropfbildung in der deutschen Bevölkerung wird von den Schilddrüsenbewußten auf 15 Prozent geschätzt. – Immerhin! – aber noch läßt diese Art von Bildungsbewußtsein zu wünschen übrig: Angesichts der bis zu 40 Prozent Kropfträger, die hierzulande herumlaufen, nimmt sich der Schätzwert eher bescheiden aus.

Jeder fünfte Befragte wußte sein Kausalbedürfnis mit der ursächlichen Verknüpfung von Jodmangel und Kropf angemessen zu stillen. Daß der notorische Jodmangel deutscher Schilddrüsen mit der Jodarmut hiesiger Böden und Gewässer zusammenhängt, dürfte indes weniger bekannt sein. Warum dem Staat bis vor kurzem (Ende 1993) an einer generellen Jodierung des Speisesalzes, die sich in unseren jodarmen Nachbarländern so eindrücklich bewährt hat, nicht viel gelegen war, wußten die Politiker wohl selber nicht so recht. Dem gesunden Menschenverstand jedenfalls blieben ihre Gründe unergründlich.

Welche Symptome welcher Schilddrüsenkrankheit im einzelnen anzulasten sind, darüber sind sich auch unter den Schilddrüsenbewußten die meisten nicht im klaren. Nur bei einigen von ihnen hat sich herumgesprochen, daß Nervosität, Reizbarkeit, Verstimmung, Atemnot, chronische Müdigkeit und unerklärliche Gewichtsschwankungen zur Gefolgschaft kranker Schilddrüsen zählen.

Dunkelziffer der Schilddrüsenkrankheiten

Krankheiten haben ihre Dunkelziffern. Die Dunkelziffer einer Krankheit drückt aus, daß diese häufiger in der Bevölkerung vorkommt, als die offiziellen Zahlen, die sich meist auf dokumentierte Fälle stützen, es glauben machen. Durch großangelegte Untersuchungen, bei denen mit gesicherten diagnostischen Methoden in repräsentativen Stichproben nach einer Krankheit gefahndet wird, läßt sich deren Dunkelziffer erhellen. Für die häufigste Schilddrüsenkrankheit, den Kropf, wurden solche erhellenden Studien durchgeführt. Die einstige Hellziffer von 15 Prozent für deutsche Kropfträger wurde daraufhin korrigiert: heute geht man von 40 Prozent aus. Für die Schilddrüsenfunktionsstörungen gibt es noch keine verbindlichen Korrekturen früherer Häufigkeitsangaben: Das Dunkel um ihre Dunkelziffer lichtet sich erst allmählich.

Es liegt auf der Hand, warum ohne Reihenuntersuchungen oder großangelegte Studien die wahre Häufigkeit vieler Krankheiten im Dunkeln bleibt. Nicht alle Kranken werden beim Arzt vorstellig, und nicht bei allen, die vorstellig werden, wird die richtige Diagnose gestellt. Somit geht die Dunkelziffer zu einem Teil zu Lasten der Ärzte: Sie zeigt an, daß die Ärzte bei der betreffenden Krankheit oder Gruppe von Krankheiten mitunter im dunkeln tappen.

Daß gerade die Häufigkeit der Schilddrüsenkrankheiten lange Zeit unterschätzt wurde, ist nicht verwunderlich. Ihre Symptome entwikkeln sich typischer- und tückischerweise schleichend, sind unspezifisch und werden daher leicht fehlgedeutet, bagatellisiert oder eben übersehen. Dies gilt insbesondere für Veränderungen des psychischen und sozialen Verhaltens und Einschränkungen des Leistungsvermögens, die sich einstellen können, bevor irgendwelche anderen Symptome einer Schilddrüsenfunktionsstörung merklich sind.

So werden die Symptome von Schilddrüsenkrankheiten vor allem im Anfangsstadium von unaufgeklärten Patienten kaum mit der Schilddrüse in Verbindung gebracht. Aber auch die Ärzte haben damit ihre Not: das Krankheitsbild der Schilddrüsenüberfunktion stellt sich in der Praxis nur selten so typisch dar wie auf den einschlägigen Seiten der Lehrbücher. Sie tun sich insbesondere da schwer, wo sie sich damit begnügen, die Schilddrüsenhormone im Blut zu bestimmen. Diese bleiben nämlich infolge der Kompensationsbemühungen der Schilddrüse, die in der Kropfbildung ihren Ausdruck finden, meist lange Zeit normal. Darin liegt ja gerade der Sinn des Kropfes.

Normal ist beim Kropf meist auch die Konzentration des Schilddrüsensteuerhormons, das die Schilddrüse zu Hormonproduktion und -freisetzung anhält. Leider wird allzu oft vergessen, mit den Schilddrüsenhormonen zugleich auch dieses Steuerhormon zu erfassen, das eine Fehlfunktion der Schilddrüse frühzeitig anzeigt. Von den normalen Schilddrüsenhormonspiegeln im Blut getäuscht, mag der Arzt davon absehen, die Schilddrüse mit Ultraschall zu untersuchen – und übersieht dabei ihre kropfige oder knotige Veränderung. Der Kropf bleibt (vorerst) unerkannt.

Am ärztlichen Bewußtsein vorbei mogelt sich nicht selten auch die Schilddrüsenüberfunktion, die kropflastige ältere Menschen betrifft und geradezu als Alterskrankheit gelten kann. Denn eine Schilddrüsenüberfunktion entwickelt sich um so eher, je länger ein Kropf besteht, je älter also der Kropfträger wird: Es kommt dann leicht zu einer unkontrollierten Überproduktion von Schilddrüsenhormonen, zumal wenn der Jodmangel, der dem Kropfwachstum zugrundeliegt, (vorübergehend) abgestellt ist. Die unspezifischen Zeichen solcher kropfbedingten Schilddrüsenüberfunktion im vorgerückten Alter gehen in der Vielfalt anderer altersüblicher Beschwerden und Krankheitszeichen leicht unter.

Fast noch diagnosefeindlicher als die Überfunktion ist die Unterfunktion der Schilddrüse, gerade bei älteren Menschen. Man muß sie kennen, um sie nicht zu verkennen. Vor allem aber muß man bei unspezifischen Beschwerden an die Möglichkeit dieser Funktionsstörung denken. Am besten, man stellt sich grundsätzlich darauf ein. Schließlich werden heute in der täglichen Praxis Schilddrüsenkrankheiten insgesamt häufiger ignoriert, verkannt oder übersehen als erkannt und behandelt.

Schilddrüsenkrankheiten in der Überschau

☰ Überblick

Krankheiten der Schilddrüse bedeuten Veränderungen des Schilddrüsengewebes, Störungen der Schilddrüsenfunktion oder eine Kombination von beidem. Vergrößert sich die Schilddrüse, die im Normalzustand nach außen hin meist unkenntlich bleibt, über ein bestimmtes Maß hinaus, spricht man von einem Kropf oder, fachwörtlich, einer Struma. Eine langfristige Überproduktion von Schilddrüsenhormonen ist Ausdruck einer Schilddrüsenüberfunktion (Hyperthyreose; Thyreoidea = Schilddrüse). Bleibt die Hormonproduktion hinter dem Bedarf des Körpers zurück, liegt eine Schilddrüsenunterfunktion (Hypothyreose) vor. Im Vergleich zu diesen Störungen sind Entzündungen und bösartige Tumoren der Schilddrüse selten.

☰ Die wichtigsten Schilddrüsenkrankheiten

Es empfiehlt sich, für die summarische Darstellung der wichtigsten Schilddrüsenkrankheiten von den allgemeinen Veränderungen der Form und Funktion der Schilddrüse auszugehen, also von ihren morphologischen und funktionellen Störungen: dem Kropf, der Überfunktion und der Unterfunktion. Diese Störungen sind nicht selbst Krankheiten, sondern gemeinsamer Ausdruck oder Folgezustand einer Reihe von Krankheiten. Dazu kommen noch die Krankheitsgruppen der Entzündungen und der bösartigen Tumoren, wogegen die Schilddrüse so wenig wie andere Organe gefeit ist.

☰ Der Kropf

Als Kropf oder Struma wird jede Vergrößerung der Schilddrüse bezeichnet. Der Kropf ist ein deutliches Indiz dafür, daß die Schilddrüse in Normalgröße Mühe hat, ihr Hormonproduktionssoll zu erfüllen. Dahinter steckt zumeist ein chronischer Mangel an Jod: dem Körper wird mit der Nahrung nicht genügend Jod zugeführt. Die Schilddrüse, die für ihre Hormonproduktion auf die Zulieferung des Hormonbausteins Jod angewiesen ist, versucht dem Mangel abzuhelfen, indem sie zusätzliches Schilddrüsengewebe bildet. Sie vermehrt ihre Drüsenzellen – ein Kompensationsmechanismus, der Eingeweihten als Hyperplasie geläufig ist. Offensichtlich ist die Hormonausbeute bei gleicher Gesamtjodmenge größer, wenn mehr Drüsenzellen das Jod unter sich aufteilen. Der Anteil des ungenutzten Jods pro Zelle wird dadurch verringert. Auf diese Weise steigert die Schilddrüse in der Not die Effizienz ihrer Jodverwertung.

Wie lange ein Kropf wächst, hängt wohl vom Grad der Jodverknappung ab und davon, in welchem Maße das Joddefizit über bestimmte Wachstumsfaktoren die Schilddrüse zum Wachsen zwingt. Wann aber ein Jodmangelzustand erreicht ist und wann noch nicht, ist individuell definiert. Die Fähigkeit der Drüsenzellen zur Jodverwertung ist von Person zu Person verschieden. So unterscheiden sich die Schilddrüsen in ihrem Jodbedarf. Was für die eine ein Mangel, mag für die andere, die das verfügbare Jod besser zu nutzen versteht, noch lange ausreichend sein.

Da der Kropf eine Anpassung der Schilddrüse an widrige Produktionsbedingungen darstellt, die dem Zwecke dient, den Schilddrüsenhormonhaushalt trotz Rohstoffmangel im Lot zu halten, ist bei Zweckerfüllung zunächst nicht mit einer Fehlfunktion des Kropfes zu rechnen. In der Tat: eine solche stellt sich meist erst nach vielen Jahren ein – vorausgesetzt, man gönnt dem Kropf ein ruhiges Dasein und läßt ihn lange genug unbehandelt.

Schilddrüsenüberfunktion

Die Schilddrüsenüberfunktion ist einerseits Ausdruck einer funktionellen Entgleisung bestimmter Schilddrüsenareale, die sich vom umgebenden Gewebe abgrenzen, autonom werden und eigene Wege gehen. Andererseits imponiert sie als Hauptelement eines umschriebenen Krankheitsbildes: der Basedowschen Krankheit.

Schilddrüsenautonomie

In Kröpfen, die lange Zeit therapeutisch unbehelligt bleiben, können sich einzelne Zellkomplexe dem regulierenden Einfluß übergeordneter Zentren entziehen und funktionell verselbständigen: sie werden zu »Knoten«, die vor Produktionseifer heißlaufen, sobald nur genügend Jod zur Verfügung steht. Der Fachmann bezeichnet einen solchen Knoten als autonomes Adenom. Völlig unabhängig und unbeirrt vom Pegelstand des Schilddrüsensteuerhormons produzieren diese Adenome ihre Hormone. Die ungezügelte Aktivität der heißen Knoten kann sich in der hormonellen Nettobilanz als Schilddrüsenüberfunktion bemerkbar machen: es wird dann soviel

Schilddrüsenhormon produziert, daß die Speicher überquellen und der Körper weit über seinen Bedarf hinaus damit überschwemmt wird.

Autonome Adenome entwickeln sich zwar bevorzugt in Kröpfen, finden aber nicht selten auch in normal großen Schilddrüsen einen fruchtbaren Boden. Also sind auch kropflose Menschen vor einer Hyperthyreose durch Schilddrüsenautonomie nicht sicher.

Eine Überfunktion ist definitionsgemäß auch da schon gegeben, wo das Steuerhormon, das die Schilddrüse zur Arbeit anstachelt, die normübliche Konzentration im Blut unterschreitet, der Schilddrüsenhormonspiegel hingegen noch normal ist. Der Körper nutzt hier seine Regulationsmöglichkeiten bis zum äußersten und kann so die unphysiologische Erhöhung der Schilddrüsenhormone vorerst verhindern. Infolgedessen spricht man in solchen Fällen von einer latenten Überfunktion: sie hält sich zunächst noch bedeckt, sie wird noch nicht manifest.

Basedowsche Krankheit

Wenn hinter einer Hyperthyreose keine Schilddrüsenautonomie steckt, spricht die Wahrscheinlichkeit für die Basedowsche Krankheit (nach dem Merseburger Arzt KARL ADOLF VON BASEDOW, 1799–1854), die sich auf diese Weise bemerkbar macht. Was man bemerkt, ist das Eingeständnis eines Irrtums: Das Immunsystem, die körpereigene Polizei, schickt fälschlicherweise seine Antikörpertruppen gegen die Drüsenzellen der eigenen Schilddrüse ins Feld. Diese werden aber nicht zerstört, sondern sie verwechseln die Autoantikörper mit dem stimulierenden Schilddrüsensteuerhormon (Thyreotropin oder kürzer TSH genannt) und lassen sich, gewissermaßen hinters Licht geführt, zu gesteigerter Aktivität anhalten. Dabei produzieren nicht nur einzelne Gewebeanteile vermehrt Hormone, sondern es wird die gesamte Schilddrüse in produktiven Aufruhr versetzt.

Im typischen Fall der Basedowschen Autoimmunkrankheit, unter den rund 60 Prozent der Fälle fallen, gesellen sich zur Hyperthyreose stark hervortretende Augäpfel. Dieses »Exophtalmus« benannte Symptom ist den gleichen Autoantikörpern anzulasten, die in der Schilddrüse ihr Unwesen und die Drüsenzellen zu unsinniger Überproduktion treiben. Die Augensymptome treten unter dem Banner Basedows ebenso schicksalhaft auf wie der Rest des Krankheitsbildes. Der wahre Urheber steckt in den Genen; demgemäß findet die Urhebung familiär gehäuft statt.

Schilddrüsenunterfunktion

Was darüber liegt, ist von Übel; was darunter liegt, aber nicht minder: Zuwenig Schilddrüsenhormon – und die Stoffwechselvorgänge in den Zellen kommen nicht richtig in Schwung. Das ist bei den Neugeborenen, die mit einer Hypothyreose geboren werden, nicht anders als bei älteren Kindern und Erwachsenen, die erst später daran erkranken. Nur die Folgen sind nicht die gleichen.

Angeborene Schilddrüsenunterfunktion

Auf einen schwungvollen Stoffwechsel sind vor allem die Organe angewiesen, die sich im Wachstum befinden. Deswegen sind Kleinkinder mit einer Schilddrüsenunterfunktion besonders gefährdet. Gerade die ist aber neben dem Diabetes die häufigste endokrine Erkrankung im Kindesalter. Bei angeborener Hypothyreose ist die Schilddrüse entweder zu klein oder gar nicht vorhanden. Und die Neugeborenen tragen schwer an den Folgen – zumal wenn die Hormonstörung nicht gleich nach der Geburt erkannt und behandelt wird. Unter der Last kommt nur ein Zwergwuchs zustande – und auch die geistige Entwicklung bleibt um Längen zurück. Kretinismus heißt dieses Krankheitsbild. So verheerend sind dabei die Verläufe, daß heute bei jedem Neugeborenen routinemäßig nach einer Hypothyreose gefahndet wird. Man darf der angeborenen Schilddrüsenunterfunktion keine Chance zur Entfaltung geben.

Erworbene Schilddrüsenunterfunktion

Man sollte glauben, die Hypothyreose sei eine häufige Folgeerscheinung der Jodmangelstruma. Dem steht entgegen, daß die Schilddrüse ja alle Anstrengung unternimmt, einem jodmangelbedingten Hormondefizit durch An- und Ausbau ihrer Produktionsstätten zuvorzukommen. Die Rechnung scheint aufzugehen: die Schilddrüsenunterfunktion läuft dem Kropf hinterher – und holt ihn doch nur selten ein. Zwar entstehen in der unbehandelten Struma mit der Zeit Erschöpfungsareale – ausgelaugte Bezirke, sogenannte kalte Knoten, aus denen der Hormonfluß versiegt und am Ende Zysten oder Verkalkungsherde hervorgehen. Aber die Hormonbilanz der Schilddrüse bleibt dennoch meist ausgewogen. Eine Hypothyreose im Gefolge eines Knotenkropfes ohne zusätzliche Krankheitsprozesse ist selten. Offensichtlich machen heiße Knoten, die sich anderwärts in der Schilddrüse aus einzelnen überaktiven Zellen heranbilden, die kalten Knoten funktionell wett.

So wird die Hypothyreose meist auf andere Weise erworben. Wenn man von Einwirkungen von außen absieht, sind am häufigsten Autoimmunprozesse, wie sie bei bestimmten Entzündungen der Schilddrüse auftreten, dafür verantwortlich zu machen. Will man von äußeren Einwirkungen aber nicht absehen, dann fällt der Blick auf die Ärzte in einer ungewohnten Rolle: ihrer Rolle als unfreiwillige Krankheitsverursacher. Denn Schilddrüsenoperationen oder Hyperthyreosebehandlungen mit radioaktivem Jod sind für den Patienten nicht selten mit einem Aufpreis verbunden: Er wird seine Überfunktion oder seinen Kropf zwar los, muß dafür aber zeitlebens eine chronische Unterfunktion und damit eine Abhängigkeit von Schilddrüsenhormontabletten in Kauf nehmen. Auch wer sich als Hyperthyreotiker bei der Einnahme von Schilddrüsenfunktionshemmern nicht an die verordnete Dosis hält, wird womöglich mit einer Hypothyreose bestraft. Bei älteren Menschen kann die Schilddrüsenunterfunktion auch vom altersbedingten Schwund ihres Schilddrüsengewebes herrühren.

Schilddrüsenentzündung

Nach dem zeitlichen Ablauf lassen sich verschiedene Formen der Schilddrüsenentzündung (Thyreoiditis) unterscheiden: die akute, die unvermutet und mit heftigen Schmerzen einsetzt; die subakute, die weniger dramatisch, aber durchaus schmerzhaft verläuft und Wochen bis Monate anhält; und die chronische, die unbemerkt beginnt, sich schleichend entwickelt und ein Leben lang andauert.

Hashimoto-Thyreoiditis

Die wichtigste Schilddrüsenentzündung ist die chronische Hashimoto-Thyreoiditis (nach dem japanischen Arzt HASHIMOTO, der sie vor 90 Jahren als erster beschrieb). Für diese Form der Thyreoiditis sind wie bei der Basedowschen Krankheit Autoantikörper verantwortlich zu machen, die jedoch nicht die Schilddrüsenzellen zur vermehrten Hormonproduktion anregen, sondern sie allmählich zerstören. Eine Unterfunktion ist die natürliche Folge. Da die chronische Schilddrüsenentzündung, die Hashimoto-Thyreoiditis, hier Ausdruck eines gegen den eigenen Körper gerichteten Aggressionsaktes des Immunsystems ist, gehört sie – zusammen mit der Basedowschen Variante der Hyperthyreose – zur Gruppe der Autoimmunkrankheiten. Ihre Häufigkeit spottet bisherigen Annahmen. Im Frühstadium läßt sich die Krankheit nur schwer in die Karten gucken. Diese werden häufig erst im Spätstadium auf den Tisch gelegt: im Folgezustand der Hypothyreose.

══ Schilddrüsenkrebs

Bösartige Tumoren gehören zu den seltenen Krankheiten der Schilddrüse. Pro Jahr erkranken von einer Million Menschen zehn bis 30 an Schilddrüsenkrebs, und fünf sterben daran. In der Regel geht der Krebs nicht mit einer Funktionsstörung einher. Er tritt zunächst nur als expandierender Knoten in Erscheinung, der mit gutartigen Knotenbildungen leicht zu verwechseln ist. Eine Vergrößerung der Schilddrüse, die von krebsigen Geschwulsten herrührt, wird bezeichnend als bösartige Struma bezeichnet.

══ Häufigkeit der Schilddrüsenkrankheiten

Könnte man nur zählen, wie man wollte, ergäbe sich ein klareres Bild davon, wie viele Menschen der Gesamtbevölkerung oder einer definierten Bevölkerungsgruppe zum Zeitpunkt der Untersuchung an einer bestimmten Krankheit leiden (die sogenannte Prävalenz) oder wie viele in einem umschriebenen Zeitraum an diesem Leiden erkranken (die sogenannte Inzidenz). Der Begriff der Dunkelziffer verrät, daß bei Häufigkeiten generell mit Unschärfen zu rechnen ist: auch im speziellen Fall der Schilddrüsenkrankheiten sind Häufigkeitsangaben mit einem Körnchen Jodsalz zu nehmen. Bei jedem Prävalenzhinweis ist also eine Relativierung mitzudenken.

══ Die Domäne der Epidemiologen

Epidemiologen sind Mediziner, die sich von Fachs wegen bemühen, die Häufigkeit von Krankheiten ins rechte Licht zu rücken. Sie wollen so verhindern, daß ein Teil davon im Dunkel bleibt. Für die Volkskrankheit Kropf hat sich ihr redliches Bemühen mittlerweile bezahlt gemacht: Die neue Hellziffer wird – es wurde bereits gesagt – mit 30 bis 40 Prozent veranschlagt. Freilich ist in vielen Lehrbüchern selbst neueren Druckdatums nach wie vor von 10 bis 15 Prozent die Rede.

Die Quoten, mit denen die Häufigkeit deutscher Schilddrüsenfehlfunktion derzeit beziffert werden, haben ihre Korrektur noch vor sich: Wie diese auszufallen hat, lassen Hochrechnungen der Ergebnisse aus epidemiologischen Untersuchungen an der Arbeiterschaft großer Betriebe erahnen. Demnach ist in Deutschland unter der arbeitenden Bevölkerung zusätzlich mit 420000 Fällen von Überfunktion und 135000 Fällen von Unterfunktion zu rechnen – auch wenn es sich bei der Mehrzahl um eine verkappte oder latente Fehlfunktion handelt, deren sich die betroffenen Funktionsträger gar nicht so recht bewußt sind.

Bezogen auf die Gesamtbevölkerung dürften die Schätzungen zu niedrig liegen. Sind doch die Frauen in der arbeitenden Bevölkerung unterrepräsentiert – und gerade sie gehören zu den Schilddrüsengestörten.

Häufigkeit der Schilddrüsenkrankheiten im Überblick

In der Regel sind Krankheiten in der Bevölkerung nicht gerecht verteilt: bestimmte Bevölkerungsgruppen werden großzügiger bedacht als andere. Alter und Geschlecht spielen dabei fast immer eine Rolle. Die Schilddrüsenkrankheiten machen hier keine Ausnahme. Also sind in der Tabelle 1, welche die fünf großen Gruppen der Schilddrüsenkrankheiten in der Reihenfolge ihrer Häufigkeit zusammenfaßt, die Geschlechtsverteilung und die bevorzugt betroffenen Lebensabschnitte mit angegeben.

Tab. 1

Schilddrüsenkrankheiten	Häufigkeit in % der Bevölkerung	Bevorzugtes Erkrankungsalter	Geschlechtsverteilung Frauen/Männer
Jodmangel-Struma	30–40%	Pubertät, Schwangerschaft, Wechseljahre	3 : 1
Unterfunktion			
angeboren	1 auf 3000	Lebendgeburten	1 : 1
erworben	10%	höheres Lebensalter	5 : 1
– manifest	3%		
– latent	7%		
Entzündungen	7%	jedes Alter, chronische Entzündungen vor allem ab 50.–60. Lebensjahr	5 : 1
Überfunktion	6%	Pubertät, Schwangerschaft, Wechseljahre	5 : 1
Autonomie			
– manifest	2%		
– latent	3%		
Basedow	1%		
bösartige Tumoren	25 pro Million Einwohner pro Jahr	jedes Lebensalter, bevorzugt 30.–60. Lebensjahr	3 : 1

— Frauen sind doppelt benachteiligt

Schilddrüsenkrankheiten haben fraglos eine ausgesprochene Vorliebe für das weibliche Geschlecht. Wer dennoch fragt, findet in Tabelle 1 die genauen Zahlangaben. Einmal mehr gereicht ein Mann-Frau-Verhältnis (das sich aus den Hellziffern für die geschlechtsspezifischen Prävalenzen bestimmt) der Frau zum Nachteil: dreimal bis fünfmal so häufig wie Männer fallen Frauen der eigenen Schilddrüse zum Opfer. Betroffene Frauen sind also doppelt benachteiligt. Lediglich bei den angeborenen Formen der Schilddrüsenkrankheiten ist der zusätzliche Nachteil für das weibliche Geschlecht aufgehoben: die Beschwernisse, die eine kranke Schilddrüse ihrem Träger zumutet, sind hier gleich auf beide Geschlechter verteilt.

Daß Schilddrüsenkrankheiten es auf Frauen besonders abgesehen haben, ist nicht verwunderlich. In den Zeiten hormoneller Umstellungen gerät das Hormonsystem leicht ins Straucheln und sein Haushalt aus dem Gleichgewicht. Solche Zeiten müssen die Frauen in ihrem Leben aber öfter durchmachen als die Männer: Zur Pubertät kommen die Schwangerschaft, die Stillzeit und die Wechseljahre. Überdies wird den Frauen eine solche Umstellung ein halbes Leben lang allmonatlich abverlangt: mag sein, daß das periodische Wechselspiel mit der Regelblutung der Schilddrüse, als dem »Sensibelchen« unter den hormonbildenden Organen, stärker zusetzt als anderen Drüsen.

— Familiäre Häufung

Schilddrüsenkrankheiten halten es mit der Familie: Nicht selten ergreifen sie von der ganzen Familie Besitz und sind darin dann gehäuft zu finden. Das heißt freilich nicht, daß nächste Verwandte von Schilddrüsenkranken unausweichlich auch selber schilddrüsenkrank werden; zudem wird oft eine Generation übersprungen. Mit einem erhöhten Risiko müssen sie gleichwohl rechnen und leben – wobei sich das Risiko nicht auf eine bestimmte Schilddrüsenstörung beschränkt. So können in ein und derselben Familie Überfunktionen und Unterfunktionen nebeneinander vorkommen. Die Familienbindung von Schilddrüsenkrankheiten erklärt die diagnostische Neugier des Arztes auf einschlägige Schilddrüsenerfahrungen unter den Angehörigen seiner Patienten.

Der Kropf und seine Folgen sind kein unausweichliches Schicksal. Denn der Jodmangel in unserer Nahrung, die häufigste Ursache der Schilddrüsenvergrößerung, kann einfach und risikolos ausgeglichen werden, z. B. durch generelle Verwendung von Jodsalz im Haushalt und bei der Produktion von Lebensmitteln des allgemeinen Verzehrs.

≡ Beschwerden bei Schilddrüsenkrankheiten

Beschwerden, die von der Schilddrüse ausgehen, sind entweder auf ein verstärktes Wachstum zurückzuführen oder auf eine Störung der Funktion, bei der wie bei allen endokrinen Krankheiten entweder zuviel des Guten oder zuwenig des Guten – nämlich des Schilddrüsenhormons – gebildet wird.

≡ Kropfbeschwerden

Eine wachsende Schilddrüse bereitet im allgemeinen keine Beschwerden, bis sie eine bestimmte Größe überschreitet. Dann geht es im Halsraum eng her: Atmen und Schlucken fallen schwer. Ein Kloß macht sich im Hals breit, ganz ohne psychischen Streß, und man verspürt einen ständigen Druck. Spätestens jetzt hat der Kropf Krankheitswert. Dazu können sich aber auch allgemeine Beschwerden gesellen: Leistungen lassen nach, Unruhe kommt auf, Angst schnürt neben dem Kropf die Kehle zu, Schlaf und Verdauung sind gestört, die Monatsregel wird zur Ausnahme. Nicht immer ist die vergrößerte Schilddrüse von außen sichtbar: mitunter wächst sie vornehmlich nach innen und fällt erst auf, wenn sie Beschwerden bereitet.

Damit ein Kropf beschwerlich wird, muß also nicht unbedingt die Funktion gestört sein. Was wächst, braucht Platz und fordert seinen Raum. Auch die Kropfbildung ist ein raumfordernder Prozeß. Wird die Forderung zu groß, kann sie nur auf Kosten anderer Organe erfüllt werden. Im Hals- und oberen Brustraum haben Luftröhre und Speiseröhre ihren angestammten Platz. Gegen die vordringenden Gewebemassen des Kropfes geraten die beiden Röhren jedoch ins Hintertreffen: »Von außen bedrängt, nach innen verengt!« Das gilt vor allem dann, wenn der Kropf nach unten wächst, dem Brustraum zu. Denn die obere Brustkorböffnung ist ein knöcherner Ring und im Gegensatz zu den Halswänden keiner Erweiterung fähig. So kann auch schon ein kleiner Kropf, falsch plaziert, Atemnot, Heiserkeit und Schluckstörungen mit sich bringen.

≡ Beschwerden bei Überfunktion

Bei Schilddrüsenüberfunktion sind die Schilddrüsenhormone nicht nur zuviel des Guten – sie tun auch zu viel davon: Der Stoffwechsel läuft auf Hochtouren; jede Zelle gibt, was sie hat. Das Beschwerdebild ist geprägt von den Befindensstörungen, die aus dem hektischen Stoffwechsel der Zellen und Organe resultieren: Heißhunger ohne Nahrungsentzug, Gewichtsverlust ohne Diät, Hitzewallungen ohne Kälte, Schwitzen ohne Anstrengung, dazu Wärmeempfindlichkeit und Schweißausbrüche. Sogar im Winter sitzt der Kranke gern am offenen Fenster. Der Schlaf ist gestört, die Nächte werden länger. Der Tag aber wird von Nervosität beherrscht: die innere Ruhe geht verloren und macht anhaltender Gereiztheit Platz. Für das soziale Umfeld gewinnt der Hyperthyreotiker instrumentelle Bedeutung: er wird zur Nervensäge. Sein Blutdruck versucht sich in höheren Regionen, das Herz schlägt rascher und läßt sich in seinem Rhythmus manchmal lebensgefährlich stören.

▬ Beschwerden bei Unterfunktion

Bei der Schilddrüsenunterfunktion kommt der Stoffwechsel in den Zellen nicht so recht in Fahrt: Er läuft auf Sparflamme. Der Patient verfällt in eine allgemeine Schwäche, wird lethargisch, bewegt sich wenig, ermüdet leicht, schläft vermehrt und friert selbst in überheizten Räumen. Seine Muskeln sind steif und krampfen gern. Er spricht heiser, hört schwer und legt an Gewicht zu. Sein Puls ist langsam, sein Blutdruck eher niedrig, sein Haar spröde und womöglich ausfallend, seine Haut trocken. Außerdem sieht er verquollen aus: undank teigiger Schwellungen des Unterhautgewebes im Gesicht.

Die Hypothyreose dokumentiert eindrucksvoll die Bedeutung des Hormonhaushalts für die seelische Befindlichkeit: Das Interesse an Umfeld und Umwelt schwindet, Lustlosigkeit wächst, die Stimmung verstimmt sich zur Depression. Die Merkfähigkeit läßt nach, das Denken fällt noch schwerer als sonst. Apathie macht sich breit.

▬ Beschwerden bei Schilddrüsenentzündungen

Die bedauerlichen Veränderungen, welche die chronische Entzündung, als unterschwelliger Schwelbrand des Schilddrüsengewebes, auf Dauer in dem befallenen Drüsenorgan anrichtet, lassen sich zwar mit technischen Hilfsmitteln sichtbar machen, dem Bewußtsein des Schilddrüseneigners aber bleiben sie verborgen: Die Reizschwelle der lokalen Schmerzsensoren, die für die Krankmeldung an den zerebralen (im Großhirn befindlichen) Erkennungsdienst zuständig sind, ist zu hoch eingestellt. So waltet die Hashimoto-Thyreoiditis lange im Untergrund, und gibt sich häufig erst in ihrem Spätstadium an den Symptomen der Hypothyreose zu erkennen.

Die akuten Entzündungen sind da von einem anderen Kaliber: Heimlichkeit ist ihnen fremd. Sie stellen von Anfang an klar, was Sache ist. Schmerz ist ihr Marken- und Erkennungszeichen. Dafür lassen sie für gewöhnlich die Schilddrüse unversehrt zurück, wenn sie nach meist kurzem und heftigem Umtrieb mit oder ohne therapeutischem Druck ihre Wirkstätte wieder verlassen.

Beschwerden bei Krebs der Schilddrüse

Wie die meisten anderen Spielarten des gräßlichen Körpertieres treibt der Schilddrüsenkrebs sein Unwesen heimlich und tückisch. Nur gelegentlich wuchern krebsige Kropfknoten so schnell, daß die anatomische Nachbarschaft in Bedrängnis und der Tumor beschwerlich zu Bewußtsein kommt.

Teste sich, wer will!

Selbsttestung liegt im Trend. Der Trend läßt sich für die medizinische Früherkennung nutzen. Wir setzen auf das Trendbewußtsein des Lesers, der sich hier selbst ein Bild vom Jodstatus und vom Funktionszustand seiner Schilddrüse machen kann.

Test zur Erfassung des eigenen Jodstatus

Der Jodruf deutscher Schilddrüsen wird oft lange Zeit überhört. Wer seine Ohren für diesen Notruf schärfen und Einblick in seine Jodversorgungslage gewinnen will, der wähle die für ihn zutreffenden Antworten auf die folgenden Fragen und teste an den dazugehörigen Punktzahlen zugleich sein Additionsvermögen.

Wer fragt, dem soll auch Antwort werden

Wo leben Sie?

in Norddeutschland	1
in der Mitte Deutschlands	3
in Süddeutschland	4

Ihr Geschlecht?

Frau?	5
Mann?	1

Bevorzugen Sie mit Jodsalz hergestellte Back- und Fleischwaren sowie Fertignahrungsmittel?

Immer	1
Gelegentlich	5
Nie	10

Verwenden Sie zu Hause Jodsalz?

immer	1
gelegentlich	5
nie	10

Wie oft essen Sie Meeresfisch?

mehr als 2 x pro Woche	1
mindestens 1 x pro Woche	5
weniger als 1 x pro Woche	10

Nehmen Sie vorbeugend Jodidtabletten ein?

Regelmäßig	−30
Gelegentlich	−15
Nie	0

Die Zahl der Punkte bringt es an den Tag: Wer es auf deren 31 oder mehr bringt, lebt mutmaßlich in Jodarmut. Weniger ist hier mehr: Wer zwischen 16 und 30 Punkte erreicht, ist des Jodmangels nur verdächtig. Wer aber unter 16 Punkten bleibt, darf sich vorerst sicher fühlen: Seine Jodversorgung gibt zu keiner Besorgnis Anlaß.

Beurteilung der eigenen Schilddrüsenfunktion

Wer sich eine Vorstellung vom Funktionszustand seiner Schilddrüse machen möchte, beantworte die nachfolgenden Fragen. Durch einfaches Zählen seiner Ja-Stimmen erhält er dann seine *Schilddrüsenfunktionszustandseigentestungspunktzahl* (das längste Wort in diesem Buche – Mark Twain, beredter Spötter wider deutsche Bandwurmwörter, hätte seine Freude – und seinen Spott – daran gehabt!). Dem Leser wird nicht entgehen, daß die Fragen auf die wichtigsten Beschwerden abzielen, die bei einer Über- oder Unterfunktion der Schilddrüse zu erwarten sind.

Ja oder Nein? – das ist die Frage

Haben Sie ohne erkennbaren Grund an Körpergewicht ab- oder zugenommen?
Leiden Sie unter Schlafstörungen?
Ist Ihnen ohne äußeren Anlaß häufig heiß oder kalt?
Haben Sie trockene Haut?
Sind Sie oft grundlos nervös oder hektisch?
Haben Sie öfter Herzrasen?
Sind Sie oft müde, obwohl Sie genug schlafen?
Leiden Sie unter Atemnot oder Schluckbeschwerden?
Haben Sie des öfteren Durchfall oder Verstopfung?

Man muß kein konsequenter Ja-Sager sein, um sich einer Funktionsstörung verdächtig zu machen. Wer mehr als vier Fragen bejaht, sollte auch zur Untersuchung seiner Schilddrüse ja sagen – dann aber konsequent.

Anatomie und Funktion der Schilddrüse

Damit Ratschläge auf fruchtbaren Boden fallen, gilt es, diesen zu bereiten. Soll der Patient verstehen, warum ihm dieses abverlangt und jenes angeraten wird, muß er in die sachlichen Zusammenhänge eingeweiht werden – und sich darin auch einweihen lassen. Soviel Zeit muß sein. Wer seiner oder anderer Menschen Schilddrüsenkrankheit mit besserem Verständnis begegnen will, der lese den folgenden Abschnitt über den Aufbau und die Funktion der Schilddrüse. Nur vor dem Hintergrund des Gesunden ist Krankhaftes zu begreifen.

☰ Überblick

Die Schilddrüse ist eine endokrine Drüse: sie sondert ihr Sekret nach innen ab, nämlich in die Gewebeflüssigkeit und von da ins Blut. Solche Sekrete heißen Hormone. Die Schilddrüsenhormone stehen im Dienste des Stoffwechsels; ihr Dienst ist unverzichtbar, ihr Fehlen mit dem Leben unvereinbar. Entscheidender Bestandteil der Schilddrüsenhormone ist das Jod, das über Wasser und Nahrung aufgenommen wird.

Die Konzentration der Schilddrüsenhormone im Blut wird über einen Regelkreis in bestimmten Grenzen konstant gehalten: Sinkt oder steigt der Hormonspiegel über Gebühr, werden Hormonausschüttung und Hormonproduktion von der Hirnanhangdrüse aus über das Schilddrüsensteuerhormon Thyreotropin (kurz TSH genannt) gesteigert oder gebremst. Die Order von ganz oben darf dabei nicht fehlen: Herrscht im Blut ein niedriger Schilddrüsenhormonstand, setzt die Hormonzentrale im Zwischenhirn mit seinem Freisetzungshormons (kurz TRH genannt) zusätzlich Thyreotropin aus der Hirnanhangdrüse frei.

Im Konzert der endokrinen Drüsen spielt die Schilddrüse die erste Geige: sie gibt den Ton an, und solange dieser harmonisch ist, bleibt der Wasserhaushalt ausgewogen und die Körpertemperatur konstant. Nach ihrem Takt, den sie mittels der Schilddrüsenhormone angibt, werden in den Zellen die Grundnährstoffe gewechselt: Kohlenhydrate, Fette, Eiweiß. Auf diese Weise nimmt sie Einfluß auf Wachstum und körperliche Entwicklung. Aber auch die psychische Entwicklung hängt von ihr ab, ja die psychische Befindlichkeit überhaupt. Ihre Stoffwechselwirkungen verknüpfen die Aktivität der Schilddrüse mit dem Sauerstoffbedarf des Körpers: Je nach Pegelstand der Schilddrüsenhormone steigt oder sinkt der Sauerstoffverbrauch.

Auf einen Nenner gebracht: der Schilddrüse obliegt die Rolle des Antreibers. Eine Einbuße ihrer Funktion bremst, eine Steigerung ihrer Funktion beschleunigt die körperlichen und psychischen Lebensvorgänge.

Solange die Funktion der endokrinen Drüsen intakt ist, walten sie im Verborgenen, ja fast im Geheimen. Immerhin heißen ihre Säfte auch Sekret. Ihre Wirkung freilich bleibt oft nicht ganz so verborgen und geheim. Die Schilddrüse allerdings zeichnet sich durch beides aus: ein geheimes Walten **und** Wirken. Ihr Sekret-Service bereitet gewissermaßen den physiologischen Boden für das körperliche und seelische Gleichgewicht des Menschen.

☰ Anatomie der Schilddrüse

Wenn die Schilddrüse erkrankt, verändert sich häufig ihre Gestalt und ihr innerer Aufbau. Will man diese Veränderungen begreifen, muß man sich ein Bild von ihrer normalen Beschaffenheit machen können. Unter Umständen werden umliegende Strukturen in das Krankheits- oder das therapeutische Geschehen mit einbezogen: so gilt es zu verstehen, in welcher Lage die Schilddrüse sich befindet und welche Beziehungen sie zu ihren Nachbarorganen unterhält. Die Anatomie der Schilddrüse gibt darüber Auskunft.

═ Lage und Gestalt der Schilddrüse

Unter dem Schildknorpel des Kehlkopfes, der beim Mann als Adamsapfel bekannt ist und den Taufpaten für die Schilddrüse abgab, schmiegt sich diese mit ihren zwei Seitenlappen und einem schmalen Mittellappen wie ein Schmetterling der Luftröhre an. Die Flügel des Drüsenfalters reichen bis an die Speiseröhre; ihre unteren Pole markieren den Übergang des Halses in den Brustkorb. Die großen Blutgefäße ziehen zusammen mit den Halsmuskeln seitlich an den Drüsenlappen vorbei (Abb. 1).

Die Schilddrüse ist nicht von Anbeginn an unter dem Schildknorpel heimisch: erst kurz vor der Geburt wandert sie in die Halsregion ein. Ihren Ursprung hat sie unterhalb der Zunge, und in seltenen Fällen verpaßt sie den Absprung vom Zungengrund oder bleibt auf ihrem Weg nach unten oberhalb des Kehlkopfes hängen. Den Kröpfen allerdings ist die Lage der Schilddrüse gleichgültig. Sie können an jeder Stelle wachsen, auch wenn es zuweilen schier unerträglich eng wird.

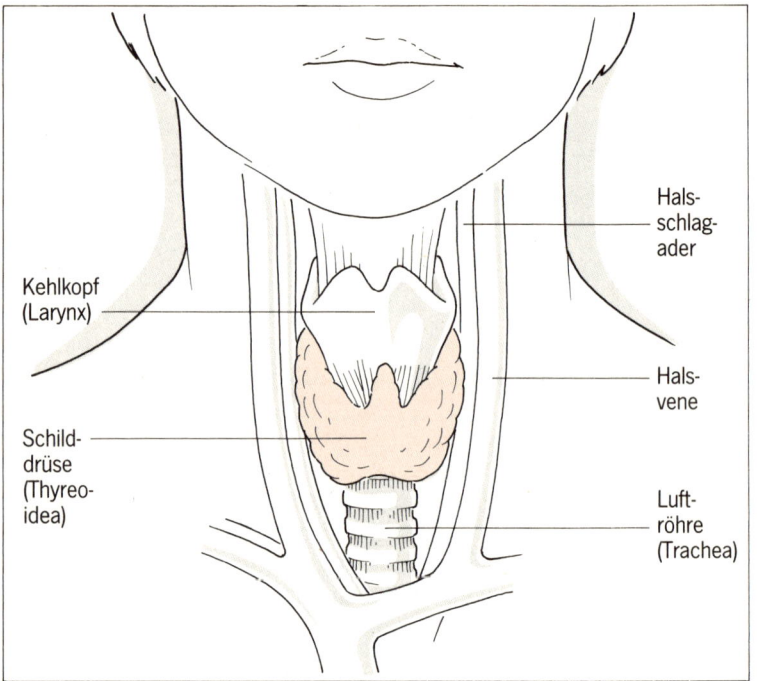

Kehlkopf
(Larynx)

Schild-
drüse
(Thyreo-
idea)

Hals-
schlag-
ader

Hals-
vene

Luft-
röhre
(Trachea)

Abb. 1   Die Schilddrüse liegt wie ein Schmetterling in der vorderen Halsregion unterhalb
des Kehlkopfes vor der Luftröhre.

Streckt ein schlanker Mensch den Kopf nach hinten, können sich
am Hals die Konturen seiner Schilddrüse abzeichnen, auch wenn diese normal groß ist. Umgekehrt ist an einem gedrungenen Hals, etwa bei einem beleibten Menschen, selbst eine deutlich vergrößerte Schilddrüse nicht unbedingt auszumachen.

Die Chancen, einen Kropf an solchen Hälsen zu sichten, sind un-
gleich größer, wenn der Kropffahnder den Kropfverdächtigen beim Schluk-
ken beobachtet. Da die Schilddrüse über ihre bindegewebige Kapsel mit der
Luftröhre verwachsen ist, vollzieht sie beim Schlucken die Aufwärtsbewe-
gung der Luftröhre mit. Springt nun die im Schlucktakt hüpfende Schilddrüse dem Betrachter ins Auge, ist ein Kropf zwar noch nicht verbürgt – doch
eine eingehendere Untersuchung zu empfehlen.

Schwer zu tragen hat man übrigens an der Schilddrüse nicht – jedenfalls solange kein Kropf daraus wird. Ein solcher kann es nämlich extremfalls auf 2000 Gramm bringen. Bei der Geburt ist die gesunde Schild-

drüse gerade zwei Gramm schwer. Nach der Kindheit und Jugend, den Phasen ihres stärksten physiologischen Wachstums, wiegt sie bei der Frau bis zu 18 Gramm, beim Mann bis zu 25 Gramm. Im höheren Lebensalter wird sie dann wieder kleiner und leichter.

Die wichtigsten anatomischen Nachbarn

Neben der Luftröhre mit dem Kehlkopf und der unmittelbar dahinter verlaufenden Speiseröhre, die mit der Schilddrüse in hautnahem Kontakt stehen und deren räumlichen Übergriffen zuallererst ausgesetzt sind, gibt es zwei weitere anatomische Anwohner, die in krankhafte Verläufe ihres Drüsennachbarn mit hineingerissen werden können: der Nerv, von dem die Funktion der Stimmbänder und damit die Stimme abhängt, und die Nebenschilddrüsen, deren Hormon das Kalzium vom Knochen ins Blut treibt, wenn das Blutwasser den gewünschten Härtegrad vermissen läßt. Beide werden nicht durch das Krankheitsgeschehen in der Schilddrüse an sich gefährdet – wohl aber durch Therapiemaßnahmen an derselben (s. S. 123 ff).

Der Nerv der Stimme

Der Nerv, an dem die Stimme hängt, ist ein direkter Abkömmling des zehnten der zwölf Hirnnerven. Er zieht beidseits halsabwärts in den Brustkorb hinein, schlingt sich dort um ein großes Blutgefäß, kehrt sich nunmehr halsaufwärts und strebt an der Hinterfläche des Schilddrüsenlappens vorbei dem Kehlkopf zu (Abb. 33, S. 124), wo er die inneren Kehlkopfmuskeln und damit auch die Stimmbänder »nervt«. Ob seiner Rückläufigkeit wird dieser Stimmbanderreger und Stimmgeber als Rückläufer bezeichnet und findet sich im Anatomiebuch entsprechend als »Nervus recurrens«. Darüber hinaus ist er bei jeder Schilddrüsenoperation ein Dorn im Auge des Chirurgen und im Falle seiner Versehrung dem Patienten eine Quelle leidiger Heiserkeit. Nur gut, daß diese Quelle meistens bald wieder versiegt.

Die Nebenschilddrüsen

Die Schilddrüse kommt nicht alleine – sie hat ihre steten Begleiter, die sie treu und zuverlässig beschatten. In der Tat hält der Drüsenfalter an seinen vier Flügelspitzen noch etwas parat: nämlich je eine pfefferkorngroße Nebenschilddrüse (Abb. 34, S. 125). Darin wird das Parathormon gebildet, das mit der Regulation des Blutkalziumsspiegels betraut ist und diesen innerhalb enger Grenzen konstant hält (Abb. 34, s. S. 125). Die Nebenschilddrüsen sind kaum mehr als Stränge von Epithelzellen: Zellen also, die an den Häuten und Schleimhäuten die Oberschicht (das Deckepithel) darstellen und in den Drüsen, eigens zum Drüsenepithel ausgebildet, mit der Herstellung und Freisetzung der jeweiligen Hormone beauftragt sind. Und so heißen die Nebenschilddrüsen denn auch Epithelkörperchen.

Aufbau der Schilddrüse

Anatomisch ist die Schilddrüse kein reines Organ: sie kann dem klassischen Ideal der Einheit von Struktur und Funktion nicht gerecht werden. Auswärtige Elemente sind fernher eingewandert und haben sich ungefragt auf schilddrüsigem Terrain angesiedelt. Ungeachtet des umringenden Schilddrüsengewebes verfolgen sie nun ihre eigenen Ziele – diese sogenannten C-Zellen. Auf sich gestellt schließen sie sich zusammen und bilden häufig kleine Gruppen: funktionelle und strukturelle Mini-Enklaven in einem fremden, aber keineswegs feindlichen Organ.

Das eigentliche Schilddrüsengewebe

Die hormonbildenden Schilddrüsenzellen (Thyreozyten) sind so angeordnet, daß sie zahllose winzige Hohlräume mit einem Durchmesser von rund einem Zehntel Millimeter bilden: die Schilddrüsenfollikel (Abb. 2). Diese enthalten das Schilddrüsenkolloid, ein dickflüssiges Gemisch mit Kohlenhydrat und Fett als Grundsubstanz und dem Trägereiweiß Thyreoglobulin als entscheidendem Bestandteil. Im Kolloid sind die Schilddrüsenhormone, eingebettet in Thyreoglobulin, jederzeit abrufbereit gespeichert. Die Menge des Kolloids, die Form und Größe der Follikel und die Gestalt der Schilddrüsenzellen, welche die Follikelbegrenzung darstellen, ändern sich je nach Funktionszustand der Schilddrüse.

Die Schilddrüse gehört zu den bestdurchbluteten Organen des Körpers. Ihre Gefäß-Infrastruktur erfüllt vollauf die logistischen Erfordernisse für eine angemessene Versorgung der Körperzellen mit Schilddrüsenhormon. Die Follikel geben bei Bedarf hormontragendes Thyreoglobulin an die Schilddrüsenzellen zurück, woher die Hormone, vom Thyreoglobulin befreit, sich unverzüglich in die reichlich vorhandenen Gefäße begeben. Im normalen Funktionszustand sind die Follikel groß und kolloidträchtig. Bei einer Überfunktion sind die Follikel klein und enthalten nur wenig Kolloid:

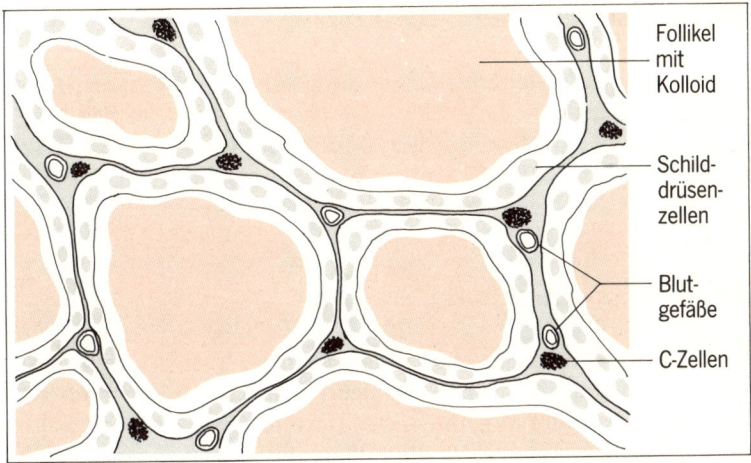

Follikel
mit
Kolloid

Schild-
drüsen-
zellen

Blut-
gefäße

C-Zellen

Abb. 2   Feingewebliche Struktur der Schilddrüse. Die von den Schilddrüsenzellen
gebildeten Follikel enthalten Kolloid. Zwischen den Follikeln verlaufen Blutgefäße
und liegen die sogenannten C-Zellen.

Es wird dabei eben nicht nur mehr Hormon produziert, sondern auch mehr
Hormon ausgeschüttet, so daß die Speicher gar nicht voll werden. Auf diese
Weise kann auch eine normalgroße Schilddrüse dem Körper zuviel Schilddrüsenhormone antun. Oft sind bei der Überfunktion die Hormonfertigungs-
stätten jedoch überdimensioniert. Die Fließbänder laufen dann nicht nur
schneller, sie fassen auch mehr: So wird die Produktivität zweifach gesteigert.

C-Zellen

Eingestreut zwischen den Follikeln finden sich die organfremden
C-Zellen (Abb. 2), die unabhängig von der Schilddrüse und deren Funktion
ihr eigenes Süppchen kochen: sie produzieren das Hormon Calcitonin, das
als Gegenspieler des Parathormons (s. S. 95) an der Regulation des Calcium-
spiegels im Blut mitwirkt, indem es diesen bei Bedarf senkt. Von diesen
C-Zellen kann ein seltener Schilddrüsenkrebs seinen Ausgang nehmen: das
medulläre Karzinom (vgl. S. 229).

≡ Funktion der Schilddrüse

Die Schilddrüse ist zuständig für die Bildung, Speicherung und Verteilung der Schilddrüsenhormone. Zur Funktion der Schilddrüse zählen aber auch die Aufgaben, die das Gespann der beiden Schilddrüsenhormone, gewissermaßen als verlängerter Arm der Schilddrüse, im Körper wahrnimmt, und die Wirkungen, die es im Dienste dieser Aufgaben erzielt.

≡ Bildung der Schilddrüsenhormone

Die Schilddrüse bildet die Hormone Trijodthyronin und Tetrajodthyronin (Kurzform: Thyroxin). Den chemischen Bezeichnungen läßt sich entnehmen, daß ein Molekül dieser Hormone drei (tri) bzw. vier (tetra) Atome Jod enthält (Abb. 3). Da diese Wortungetüme unbequem zu handhaben

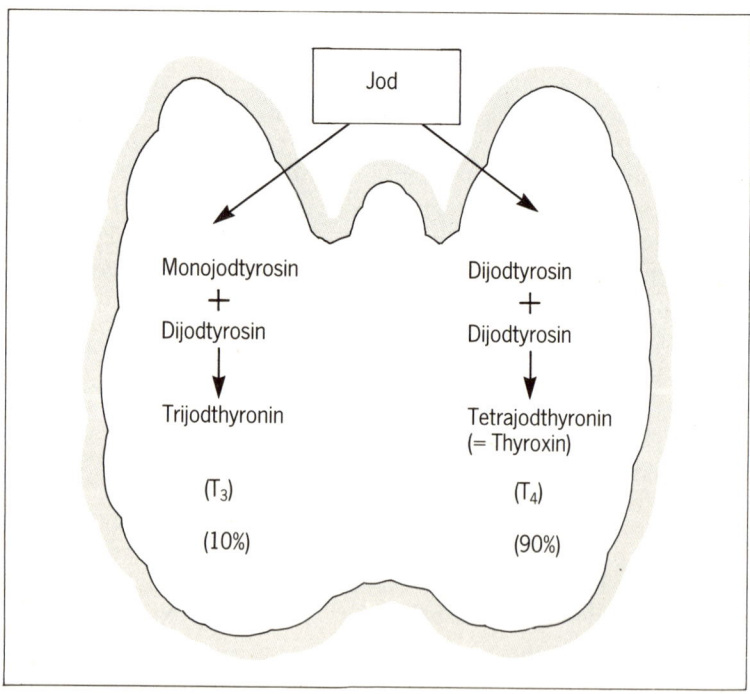

Abb. 3   Ablauf der Synthese der Hormone T3 und T4 in der Schilddrüse.

sind, behilft man sich in der medizinischen Praxis mit den Abkürzungen T3 und T4 – um beispielsweise die Konzentration der Schilddrüsenhormone im Blut anzugeben. In dieser Kurzform werden sie der Einfachheit halber auch in diesem Buch des öfteren erscheinen.

Jod als Hormonbaustein

Für die Herstellung ihrer Hormone ist die Schilddrüse auf den Rohstoff Jod angewiesen. Dessen Knappheit in der Nahrung ist verantwortlich für die Kropflastigkeit der deutschen Bevölkerung, ja sie ist die häufigste Ursache von Schilddrüsenkrankheiten überhaupt. Die Schilddrüse benötigt täglich 150 bis 300 Mikrogramm (Millionstelgramm) Jod, um soviel T3 und T4 zu bilden, wie der Körper pro Tag verbraucht. Insgesamt enthält die

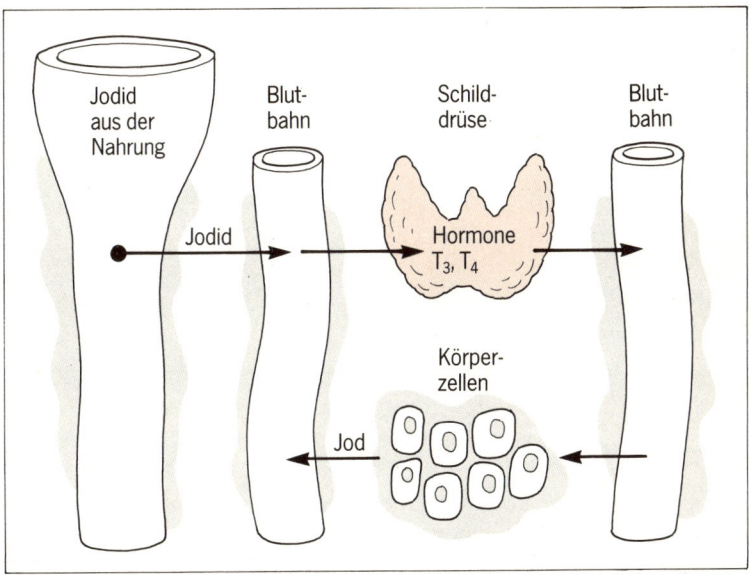

Abb. 4   Jodkreislauf: Über den Magen-Darm-Kanal und das Blut gelangt das mit der Nahrung aufgenommene Jod in die Schilddrüse. Dort wird es für die Bildung der beiden Schilddrüsenhormone T3 und T4 benötigt. Das Blut transportiert die Hormone zu den Körperzellen. Beim Abbau der Hormone frei werdendes Jod gelangt erneut in die Blutbahn und wird entweder wieder von der Schilddrüse aufgenommen oder mit dem Harn und Stuhl ausgeschieden.

gesunde Schilddrüse rund 10 mg Jod. Den Jodnachschub holt sie sich aus dem Blut: Sie ist eine immerfängische Jodfalle, in der sich das durchströmende Jod ausweglos verfängt (Abb. 4).

Für die Jodhascherei müssen die Schilddrüsenzellen (besagte Thyreozyten) Energie aufwenden: Die Aufnahme in die Zelle geschieht durch einen aktiven Transport. Im Innern der Zelle sitzt ein Eiweiß namens Thyreoglobulin, unter dessen Bausteinen die Aminosäure Tyrosin besonders häufig vertreten ist. An ihm beweist das Jod seine Anhänglichkeit: ein oder zwei Jodatome hängen sich jeweils an ein Tyrosin. In der doppelt jodierten Form wird dieses dann gesellig. Es paart sich mit seinesgleichen zum Thyroxin (T4) oder, weit weniger häufig, mit der einfach jodierten Form zum Trijodtyrosin (T3). Zuletzt kommt auf neun T4-Paare ein T3-Paar (Abb. 3).

Gebettet in Thyreoglobulin verlassen T3 und T4 den Ort ihrer Paarung, das Innere der Schilddrüsenzelle, und lassen sich im Kolloid außerhalb der Zelle, aber innerhalb der Follikel nieder (Abb. 2), bis sie zu gegebener Zeit wieder ins Zellinnere berufen werden. Von dort treten sie, des Thyreoglobulins ledig, ihre vorherbestimmte Reise im Blutstrom an, um zuletzt in irgendwelchen Körperzellen ihre Mission auftragsgemäß zu erfüllen (Abb. 4).

Die Bedeutung der Schilddrüsenhormone

Aufgabe und Wirkung der Schilddrüsenhormone machen ihre Bedeutung für den Organismus aus. Freilich lassen sich ihre Aufgaben nur aus ihren Wirkungen erschließen – vorausgesetzt, man begreift die Wirkungen auf einer ganz allgemeinen Ebene. Die Trennung dieser beiden funktionellen Aspekte ist mithin nur eine begriffliche.

Aufgaben der Schilddrüsenhormone

»Hormon« kommt aus dem Griechischen und bedeutet soviel wie Antreiber. In der Tat treiben die Schilddrüsenhormone den Stoffwechsel an – und steigern so nebenbei die Wärmeproduktion und den Sauerstoffverbrauch. Ohne die Schilddrüsenhormone bliebe der Stoff – ob nun Zucker, Fett oder Eiweiß – ungewechselt in den Zellen liegen. Ohne sie würden weder die Knochen wachsen noch das Gehirn reifen. Ihr chronischer Mangel hat in der Phase des Wachsens und Werdens verheerende Konsequenzen.

Die Schildddrüsenhormone führen die Nahrung ihrer letzten Bestimmung zu: mit ihrer Hilfe gewinnt der Körper daraus die Energie, die ihn am Leben erhält. Sie bestimmen, wieviel Energie umgesetzt wird: demgemäß richtet sich der Grundumsatz nach ihrer Blutkonzentration. Und sie bestimmen auch, wie rasch die Energie bei den verschiedenen Stoffwechselprozessen freigesetzt wird.

Somit hängt es von den Schilddrüsenhormonen ab, ob der Stoffwechsel und damit der gesamte Organismus mit normaler Drehzahl, auf Sparflamme oder auf Hochtouren läuft. Darüberhinaus veranschaulicht die Funktion der Schilddrüse eindrucksvoll die Rolle der Hormone als Vermittler zwischen Leib und Seele: Funktionsstörungen schlagen auf das Seelenleben zurück und ziehen die seelische Befindlichkeit in Mitleidenschaft. Der Zusammenhang ist auch sprachlich verbürgt: Im Munde des Volkes wurde die Schilddrüse zur »Temperamentsdrüse«.

Naturwissenschaftlicher Denkart verpflichtet, mag sich dem nüchternen Mediziner indes ein anderer Vergleich aufdrängen: Weil ohne Schilddrüsenhormone der Stoffwechsel ebenso erlöschen würde wie eine Flamme, der man den Sauerstoff entzieht, begreift er die Schilddrüse als einen »Blasebalg der inneren Verbrennung«.

___ Wirkungen von T3 und T4

Letztlich ist das dreifach jodierte Schilddrüsenhormon T3 die Triebfeder, die dafür sorgt, daß der energiereiche Stoff, der aus der Nahrung stammt, in den Zellen gewechselt wird. Stoffwechsel heißt, Masse in Energie verwandeln. Bei dem Wechselgeschäft ist das T3 auf zuverlässige Helfer in der Zelle angewiesen: auf Gene, die es mittels seiner guten Beziehungen zum Zellkern zur Eiweißsynthese anstachelt, und auf zahlreiche Enzyme, die es zu aktivieren versteht. Dabei entfacht T3 insbesondere das Feuer, in dem die Kohlenhydrate verbrennen, um sich in Energie aufzulösen.

Da die Zellen ihre energiereichen Stoffe ohne die Hilfe der Schilddrüsenhormone nicht zu nutzen wüßten, ist jede einzelne Zelle, die leben und überleben will, davon abhängig – eine Abhängigkeit, die durchaus gesund, ja lebenserhaltend ist, und in die sich natürlich auch alle Organe und Funktionssysteme des Körpers fügen müssen. Ob Nervensystem, Herz, Magen-Darm-Trakt, Muskulatur, Knochen, Haut, Haare oder Keimdrüsen – sie alle sind der Schilddrüse und ihren Abkömmlingen auf Gedeih und Verderb ausgeliefert (Abb. 5).

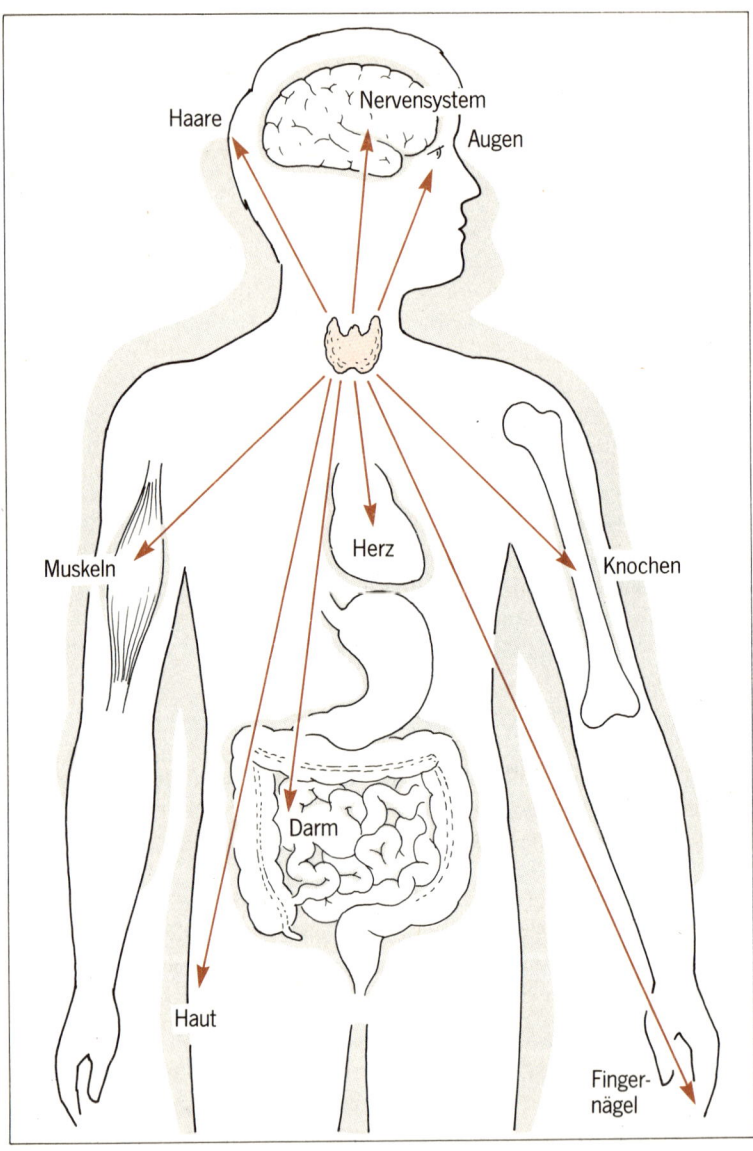

Abb. 5   Wenn die Schilddrüse aus dem Gleichgewicht gerät und zu wenig oder zu viel Hormone produziert, werden viele Organsysteme in Mitleidenschaft gezogen.

Angesichts dieser universellen Rolle der Schilddrüsenhormone wird auch verständlich, weshalb eine normale körperliche und geistige Leistungsfähigkeit einen intakten T3- und T4-Haushalt voraussetzt. Die vitale Bedeutung der Schilddrüsenhormone läßt sich an den Folgen einer gestörten Schilddrüsenfunktion eindrücklich ablesen.

Speicherung der Schilddrüsenhormone

So wichtig sind die Schilddrüsenhormone für den Körper, daß er sie auf Vorrat produzieren und in den Schilddrüsenfollikeln stapeln läßt. Als Vorratsbehälter dient das Schilddrüsenkolloid, mit dem die Follikel befüllt sind (Abb. 2). Die Gesamtheit der Follikel bildet das Reservedepot, die Gesamtheit des Kolloids das Reservoir an T3 und T4, das im Depot untergebracht ist. Das Trägereiweiß Thyreoglobulin ist die Verpackung, und so verpackt sind T3 und T4 im Kolloid gut aufgehoben, bis sie daraus nach Bedarf ins Blut abgegeben werden – auf dem Umweg über die Drüsenzellen (Thyreozyten). Der gespeicherte Vorrat an Schilddrüsenhormonen entspricht ungefähr der Menge, die der Körper in acht Wochen unter regulären Bedingungen verbraucht.

Schilddrüsenhormone im Blut

Durch ständige Abgabe von Schilddrüsenhormonen aus den Speichern der Schilddrüse wird die Konzentration an freiem Thyroxin (FT4) und freiem Trijodthyronin (FT3) im Blut konstant gehalten. Dazu parallel läuft unter regulären Bedingungen die Produktion in den Drüsenzellen, und so werden die Speicher alsbald wieder gefüllt. Die Schilddrüse liefert einen mittleren Tagesertrag von 100 Mikrogramm T4 und 10 Mikrogramm T3 (Abb. 6).

Nur ein geringer Teil der Schilddrüsenhormone läßt sich frei im Blutstrom treiben; alle übrigen Hormonmoleküle schiffen sich zunächst auf eigens dazu bestimmten Transporteiweißen ein und machen sich dergestalt auf den Weg zu ihrer unbekannten Zielzelle (Abb. 6). Einen Anlegeplatz finden allerdings nur die freitreibenden Hormone, und die allein sind biologisch aktiv. Wo die Hormonmoleküle zuletzt landen, ist indes ungewiß. Sicher ist, daß sie in jeder Zelle einen Anlegeplatz, einen passenden Rezeptor finden. Denn von den Schilddrüsenhormonen sind alle Zellen abhängig, und über den großen Blutstrom mit seinen Verzweigungen und Verästelungen werden alle Zellen von ihnen gleichermaßen bedient.

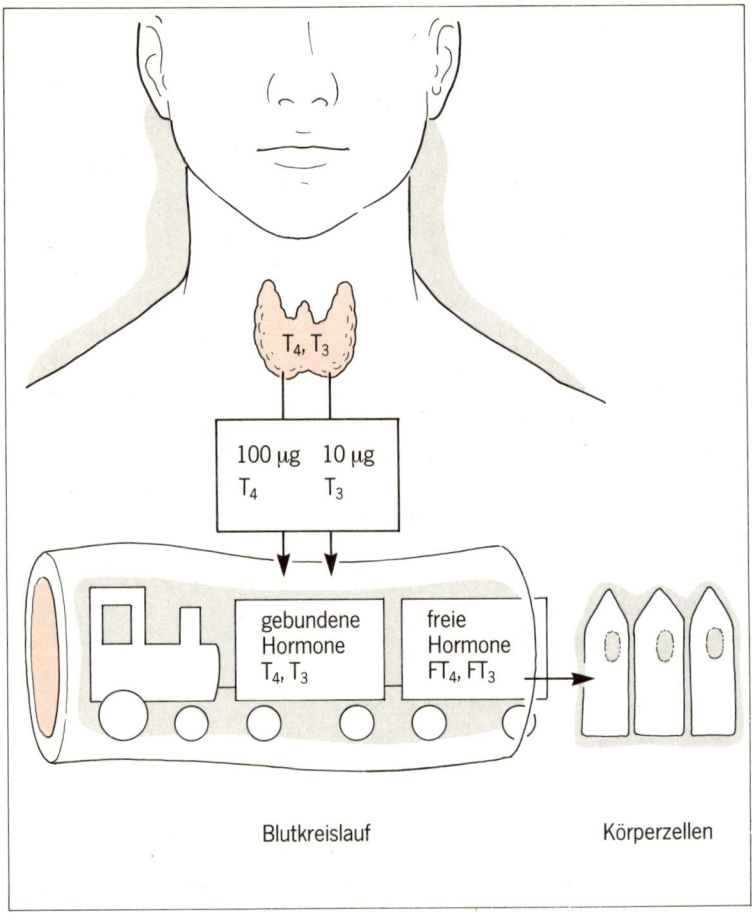

Abb. 6   Die von der Schilddrüse abgegebenen Hormone T3 und T4 werden im Blut an
          Transporteiweiß gebunden und vor Eintritt in die Körperzellen freigesetzt. Dabei
          wird T4 in T3 umgewandelt.

Im Blut wird T4 durch Abspaltung eines Jodatoms im selben Maße in das eigentlich wirksame T3 umgewandelt, wie dieses von den Zellen verbraucht wird. Da aber auf neun Anteile T4 ein Anteil T3 kommt, halten sich die beiden Schilddrüsenhormone unterschiedlich lange in der Blutbahn auf: Die Hälfte des T3 finden binnen 19 Stunden einen Abnehmer, vom T4 ist nach acht Tagen noch die Hälfte unterwegs. T3 wird also zehnmal so schnell verbraucht wie T4. Kein Wunder! T4 muß erst zu T3 werden, damit die Zellen etwas davon haben.

Regulationssystem Schilddrüse

Funktionen des Körpers sind in der Regel als Regelprozesse beschreibbar: Ein Zustand wird trotz wechselhafter Bedingungen durch Regulation konstant gehalten, andererseits aber an geänderte Bedürfnisse angepaßt. Die Funktion, um derentwillen die Schilddrüse einverleibt wurde, ist ein Beispiel für diese Art von körperlicher Steuerung.

Organisatorische Voraussetzungen

Ein System, das der Koordination und Regulation, im weiteren Sinn also der Organisation von Organ- und Körperfunktionen dient, muß selber entsprechend organisiert sein. Die Organisation des Hormonsystems, mit übergeordnetem Zentrum (dem Aufsichtsrat) im Hypothalamus des Zwischenhirns und der darunterliegenden Hirnanhangdrüse, der Hypophyse, als Steuerzentrale (dem Vorstand), ist auch für die Schilddrüse (die Fabrik) verbindlich (Abb. 7).

In der Hypophyse entsteht das Schilddrüsensteuerhormon Thyreotropin (oder TSH, das Schilddrüsen-stimulierende Hormon), mit dessen Hilfe die Zentrale im Obergeschoß das Hormonspiel der Schilddrüse inszeniert. Ohne den Antrieb von oben, allein auf sich gestellt, vermag die Schilddrüse mit ihrem Hormonertrag gerade ein Fünftel des normalen Bedarfs zu decken.

Das Prinzip des Regelkreises

Die Organisation des Hormonsystems erlaubt die Regulation der einzelnen Hormonhaushalte nach dem Prinzip des Regelkreises. Die Drüsen in der Peripherie, die über die stimulierenden und hemmenden Impulse der zentral freigesetzten Steuerhormone entweder ins Schwitzen geraten oder vorübergehend trockengelegt werden, sind als Teil des Regelkreises nicht nur von peripherer Bedeutung. Im Sinne einer negativen Rückkopplung wirken sie auf die Steuerzentrale zurück und schließen so den hormonellen Regelkreis.

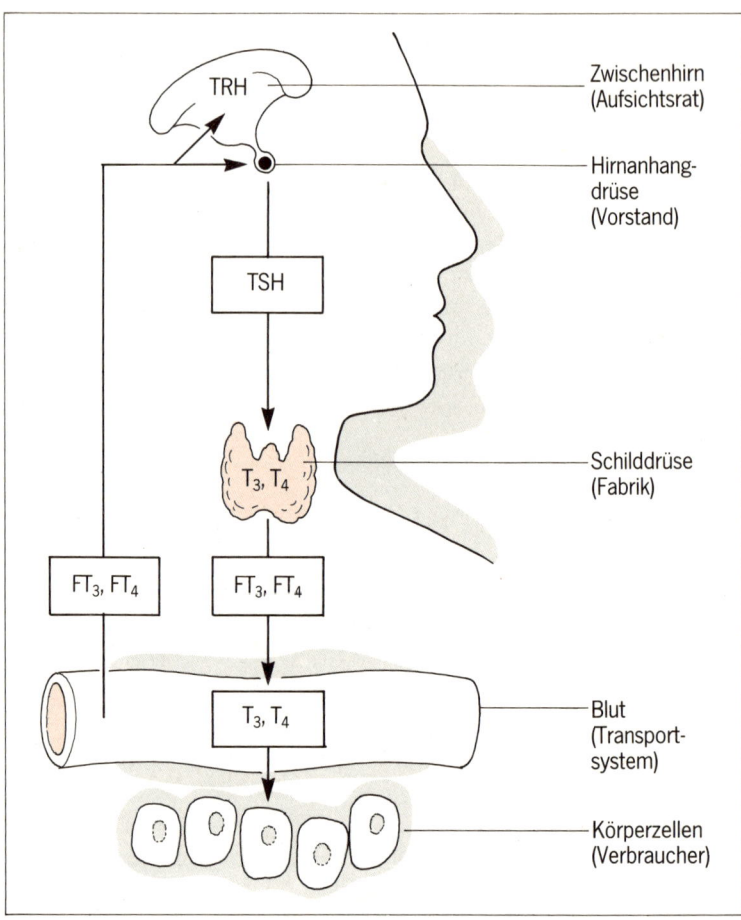

Abb. 7   Übergeordnete Zentren passen die Produktion der Schilddrüsenhormone dem
Bedarf der Körperzellen durch einen Regelkreis ständig an. Aufsichtsrat und
Vorstand erhalten vom Transportsystem und den Verbrauchern in der
Peripherie ständig entsprechende Rückmeldungen.

Zur Veranschaulichung des Regelkreisprinzips darf einmal mehr
das vielstrapazierte Beispiel der Thermostat-regulierten Zentralheizung bemüht werden (Abb. 8): Bei Absinken der Temperatur (des Stoffwechsels) des
Heizkörpers (der Körperzellen) stimuliert der Thermostat (die Hirnanhangdrüse) den Brenner (die Schilddrüse). Dieser heizt (über die Schilddrüsenhormone) dem Heizkörper (den Körperzellen) kräftig ein. Die Temperatur
(der Stoffwechsel) steigt an. Umgekehrt wird der zweite Schuh daraus.

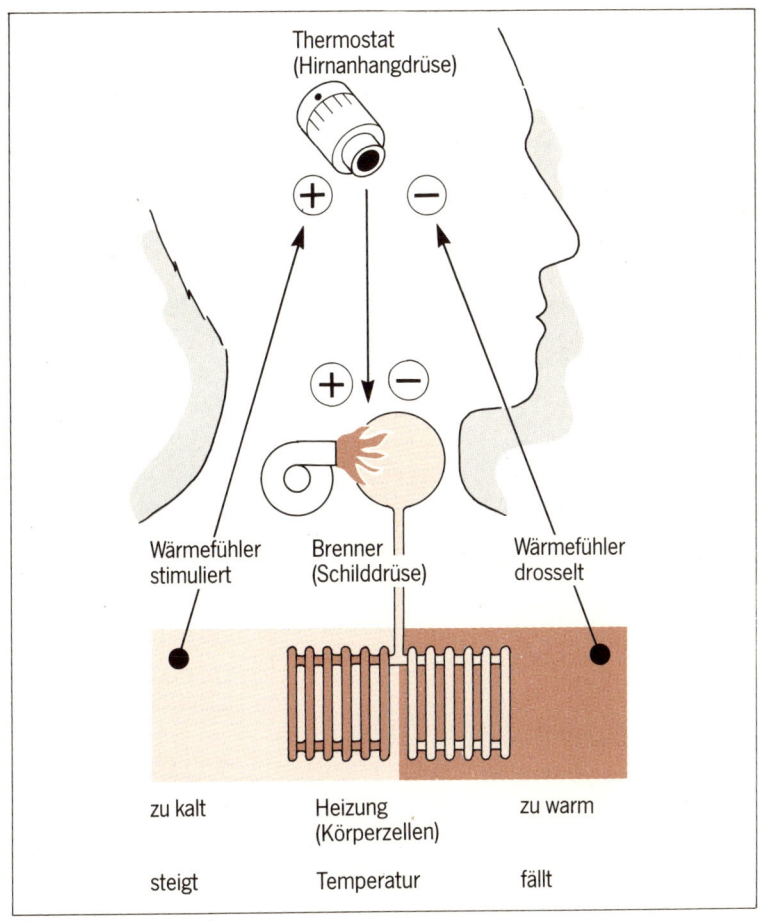

Thermostat
(Hirnanhangdrüse)

Wärmefühler
stimuliert

Brenner
(Schilddrüse)

Wärmefühler
drosselt

zu kalt

Heizung
(Körperzellen)

zu warm

steigt   Temperatur   fällt

Abb. 8   Vergleich des Schilddrüsenregelkreises (siehe Abb. 7) mit der Funktion des
          Thermostaten bei einer Zentralheizung. Bei abfallender Temperatur des Heiz-
          körpers (Körperzellen) wird über den Wärmefühler (Hirnanhangdrüse) der Brenner
          (Schilddrüse) stimuliert, bei steigender Temperatur, d. h. Überversorgung der
          Körperzellen, dagegen gedrosselt.

Für seine bewußten Handlungen begehrt der Mensch positives
Feedback: er fühlt sich dann unterstützt und bleibt im seelischen Gleichgewicht. Sein Körper indessen hält es bei seinen automatischen, unbewußten
Regulationsprozessen mehr mit negativem Feedback: er erhält sich so sein
physiologisches Gleichgewicht.

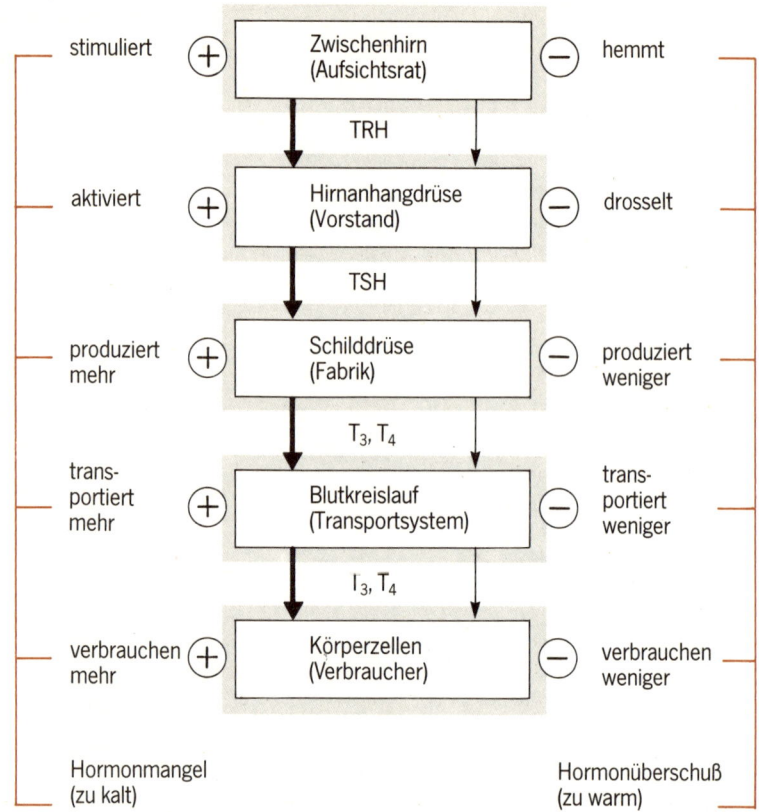

Abb. 9 Reaktion des Regelkreises (siehe Abb. 7) bei einem Mangel bzw. Überschuß an Schilddrüsenhormonen in den peripheren Körperzellen.

Regulation der Schilddrüsenfunktion

Soll der Stoffwechsel in den Zellen reibungslos vonstatten gehen, muß der Schilddrüsenhormonspiegel im Blut innerhalb bestimmter Grenzen konstant bleiben. Dies ist die Vorgabe an Hormonzentrum und Steuerzentrale. Die Zellen, als Endverbraucher, nehmen sich soviel Schilddrüsenhormon, wie sie für ihre Stoffwechselvorgänge gerade benötigen. In Zeiten großer Nachfrage nimmt die Konzentration von T3 und T4 im Blut ab.

Der abfallende Hormonspiegel wird vom Hypothalamus (Teil des Zwischenhirns) und seinem treuesten Anhang, der Hypophyse registriert (Abb. 9). Die Hypophyse setzt vermehrt TSH frei, der Hypothalamus verstärkt diesen Effekt mit einer zusätzlichen Freisetzungsanweisung über sein im Zwischenhirn gebildetes Thyreotropin-Freisetzungshormon (TRH), und als Ergebnis dieser konzertierten Aktion pegelt sich der Schilddrüsenhormonspiegel im gewünschten Bereich ein. Umgekehrt werden bei einer Konzentration von T4 und T3 jenseits dieses Bereichs Sekretion und Produktion der Schilddrüse durch eine geringere Abgabe des Steuerhormons (TSH) so lange gebremst, bis der normale Pegelstand erreicht ist.

Um wieder im wirtschaftlichen Bilde zu sein: das begrenzte Angebot (an Schilddrüsenhormonen) des Marktes (Blutes) kann den Bedarf (der Zellen) nicht decken. Der Vorstand (in der Hypophyse) reagiert prompt und veranlaßt (durch sein Thyreotropin), bestärkt (durch das TRH) vom Aufsichtsrat (im Hypothalamus), eine Steigerung der Produktion in der Fabrik (Schilddrüse). Übersteigt das Angebot die Nachfrage, zielen die Befehle von oben in die andere Richtung: die Produktion wird gedrosselt. So übt sich der Körper in Marktwirtschaft!

Auch in der physiologischen Marktwirtschaft spielt sich manches verdeckt ab. Wie der Aufsichtsrat mit seinem Regulationshormon den Vorstand unter Druck setzt, damit dieser mit seinem Steuerhormon TSH die gefaßten Beschlüsse an die Produktionsstätte weitergibt, ist derzeit noch ein Firmengeheimnis.

Arztbesuch und ärztliche Untersuchungen

☰ Überblick

Individuelle Krankheiten haben ihre Geschichte und ihre Vorgeschichte. Im ärztlichen Sprechzimmer endet mit des Patienten mündlicher Überlieferung seiner Beschwerden die Vorgeschichte seiner Krankheit und beginnt zugleich deren eigentliche Geschichte mit der Dokumentation durch den Arzt. Die erste Wegstrecke dieser Geschichte führt von einer vorläufigen Orientierung über spezifische diagnostische Maßnahmen zur Diagnose. Diese Orientierung gewinnt der Arzt über die Anamnese, die Darstellung der Krankheitsvorgeschichte *durch* den Patienten, und die körperliche Befunderhebung *am* Patienten. Anamnese und körperliche Untersuchung sind die Grundpfeiler der Begegnung zwischen Arzt und Patient. Sie begründen deren Dialog.

Ergibt die Anamnese, daß bei den Beschwerden des Patienten die Schilddrüse ihre Hormone oder gar einen Kropf im Spiel haben könnte, wird der Arzt bei der körperlichen Untersuchung sein Augenmerk darauf richten und mit zwei ergänzenden Untersuchungen Klarheit über Wohl oder Wehe der Schilddrüse suchen: Er wird im Blut die Schilddrüsenhormone und, wichtiger noch, das Schilddrüsensteuerhormon TSH bestimmen. Und er wird mittels Ultraschall Lage, Form, Größe und Gewebsstruktur der Schilddrüse prüfen. Weisen die Befunde auf eine Schilddrüsenkrankheit, folgen weisungsgemäß als spezifische diagnostische Maßnahmen weitere Bluttests und die Szintigraphie, ein Verfahren, das die Aktivität der Schilddrüse in einem Funktionsabbild festhält. Funktionslose Knoten werden punktiert; blieben sie punktionslos, liefe man Gefahr, einen bösartigen Tumor zu übersehen. Zur Klärung spezieller Fragen kommen neben der herkömmlichen Röntgenuntersuchung auch die modernen diagnostischen Verfahren zu ihrem Recht: die Röntgen- und die Kernspin-Computertomographie. Zuletzt kommt zur bunten Palette der diagnostischen Maßnahmen noch eine Reihe von Untersuchungen, die im Dienste der Therapie stehen und diese vorbereiten oder überwachen helfen.

☰ Vorläufige Orientierung

Anamnese und körperliche Untersuchung gehören zusammen: Sie sind die erste und ursprünglichste Informationsquelle im Bemühen des Arztes um die Diagnose. Die Anamnese verhilft dem Arzt zu Mutmaßungen über die Krankheit, die hinter den Beschwerden des Patienten steckt. Bei der körperlichen Untersuchung versucht der Arzt, die Angaben des Patienten durch eigene Beobachtung zu belegen und darüber hinaus zu prüfen, ob die erhobenen Befunde in das mutmaßliche Krankheitsbild passen.

Vorgeschichte (Anamnese)

Sprechstunde kommt von Sprechen. In dem dafür bestimmten und danach benannten Zimmer nimmt der Patient mit dem Kundtun seiner Krankheitsvorgeschichte den Dialog mit dem Arzt auf. Bei diesem ersten Dialog sind die Rollen klar verteilt, durch ihn wird das Sprechzimmer zugleich auch ein Zuhörzimmer: Der Patient hat das Sagen, der Arzt hat das Zuhören – und das Fragen. Mit seinem Fragen hilft der Arzt dem Sagen des Patienten auf die Sprünge. Das soll aber nicht darüber hinwegtäuschen, daß die Grundbedeutung jeder Arzt-Patient-Begegnung auf den zwei großen existenziellen Patientenfragen gründet: »Was fehlt mir?« und »Kann mir geholfen werden?«

In manchen Fällen, wie bei der Krebsvorsorge, sind freilich in jenem ersten Dialog die Rollen vertauscht: wenn nämlich der Patient keine Beschwerden hat und, keiner Krankheitszeichen gewahr, vom Arzt wissen will, ob er gesund ist, oder jedenfalls über bereits erkannte und behandelte Krankheiten hinaus gesund ist. Der Patient hat dann keine *Krankheits*geschichte zu erzählen, wohl aber, auf ärztliches Befragen hin, seine *Kranken*geschichte – auch wenn diese sich in wenigen Kinderkrankheiten erschöpfen mag.

Dem Zwecke dieses Buches gemäß wird hier übrigens für den Dialog zwischen Arzt und Patient eine besondere Ausgangssituation vorausgesetzt, die immer dann gilt, wenn der Patient schon mit einer Verdachtsdiagnose den Experten aufsucht oder an ihn überwiesen wird. Nach dieser Voraussetzung liegt der Verdacht hier vonvorneherein auf einer Schilddrüsenkrankheit: der Experte soll den Verdacht entkräften oder in einen Beweis ummünzen.

Nicht selten ist auch die Diagnose bereits gestellt, und gefragt ist weitere Abklärung, Verlaufsbeobachtung oder therapeutische Stellungnahme durch den Spezialisten. Die zugehörigen, anderwärts erhobenen Befunde gehören dann zur jüngsten Vorgeschichte des zu beurteilenden aktuellen Krankheitsgeschehens: am besten, der Patient findet sich samt diesen (zu Papier gebrachten) Befunden zur spezialistischen Nachuntersuchung ein. Was man schwarz auf weiß besitzt, kann man in solchem Fall getrost zum Arzte tragen.

—   *Der Patient hat das Sagen*

Was der Patient also fragenunterstützt zu berichten hat, sind die Beschwerden und Symptome, welche die Vorgeschichte der zu erkennenden Schilddrüsenkrankheit ausmachen (s. Seite 58–60). Für diese stehen zur Auswahl: der Kropf, die Krankheiten, die mit einer Hyperthyreose oder Hypothyreose einhergehen, dann die Entzündungen der Schilddrüse und zuschlechterletzt der Schilddrüsenkrebs.

Zu den klassischen Symptomen einer vergrößerten Schilddrüse gehört das Druckgefühl in der vorderen Halsgegend. Ein Kropf ist niemandes Kragenweite, und so kann dem Kropfträger der Kragen leicht zu eng werden: Womöglich beschleicht ihn das Empfinden, den Hals in der Schlinge zu haben. Andere Patienten berichten von einem Kloß im Hals – sofern sie nicht den Bayern zugehörig sind. Denn die vermuten auch ohne Bezug zur sonntäglichen Schweinshaxe dort eher einen »Knödel«.

Bisweilen ist der Kloß im Hals allerdings auch Beilage zu einer Herzkrankheit oder zu einem hohen oder niedrigen Blutdruck. Die Vorgeschichte sollte an den Tag bringen, ob das Kloß- oder Knödelgefühl an körperliche Belastung oder bestimmte andere Zustände gekoppelt ist.

Akute Beschwerden im Halsbereich wie starke Schluck- und Sprechstörungen oder heftige Schmerzen lassen eine Krankheit befürchten, die schnell behandelt werden muß. Tauchen im Hohheitsgebiet der Schilddrüse unversehens Knoten auf, kann dahinter eine Einblutung in eine Zyste stecken oder in seltenen Fällen ein bösartiger Tumor, dessen Ursprung jedoch nicht unbedingt in der Schilddrüse selbst liegt.

Symptome, hinter denen sich eine Schilddrüsenüberfunktion verbirgt, kommen auf leisen Sohlen: Sie schleichen sich in den Körper ein, ziehen sich zwischenzeitlich wieder zurück und sind womöglich obendrein noch maskiert. Das gilt insbesondere dann, wenn die Hyperthyreose den Autonomiebestrebungen einzelner Schilddrüsenbezirke entspringt. So wird das autonome Adenom denn auch der »große Schauspieler« genannt. Der Patient klagt oft über untypische Beschwerden, die keine guten Leitsymptome zur Diagnose abgeben. Sie führen eher in die Irre und machen dem Arzt die Erkennung schwer.

Um die richtige Fährte nicht zu verpassen, muß der Arzt als Fährtensucher die Möglichkeit einer Schilddrüsenüberfunktion erwägen, wenn der Patient auf unregelmäßigen Herzschlag und unerklärlichen Gewichtsverlust, auf Muskelschwäche und veränderte Stuhlfrequenz, auf Antriebsarmut und ständige Verstimmtheit zu sprechen kommt. Die Überfunktion durch Schilddrüsenautonomie gehört grundsätzlich auf die diagnostische

Fahndungsliste. Man wird auf ihre Maskerade dann nicht so leicht hereinfallen.

___ *Der Arzt stellt Fragen*

Nicht jeder Patient ist sich bewußt, daß er das Sagen hat. So muß der Arzt an der rechten Stelle mit der rechten Frage nachhelfen; womöglich muß er den Patienten überhaupt erst zum Reden bringen, wenn nicht gar ihm die ganze Krankheitsvorgeschichte aus der Nase (oder Schilddrüse) ziehen.

Bei der Krankheitsvorgeschichte kommt es auf Richtigkeit an, also ist Aufrichtigkeit des Patienten gefragt. Die Bereitwilligkeit dazu kann zwar prinzipiell, nicht aber in jedem einzelnen Punkt vorausgesetzt werden – zumal wenn es sich um einen Schwachpunkt handelt. Vom Arzt hingegen ist Geduld und Verschwiegenheit in allen Punkten gefordert.

Muß er sich doch zuweilen auch in familiäre Belange des Patienten mischen und beispielsweise Fragen zu seinen Eltern und Geschwistern stellen. Das gehäufte Auftreten einer Krankheit in der Familie kann für das aktuelle Leiden des Patienten von Bedeutung sein. Man weiß heute, daß in so mancher Erbmasse Gene stecken, die den Boden für eine Schilddrüsenfunktionsstörung bereiten – womöglich den gleichen Boden, auf dem auch der Kropf gedeiht.

Weitere Fragen des Arztes dienen zur Ergänzung der Anamnese: Er wird sich sachkundig nach den Beschwerden erkundigen, über die der Patient von sich aus keine vorgeschichtliche Kunde gibt, die aber zu den bereits bekundeten Symptomen passen. Erzählt der Patient etwa von ständiger Müdigkeit und Kälteempfindlichkeit, wird der Arzt, einer Hypothyreose angedenk und ihren Symptomen eingedenk, nach einer unerklärlichen Zunahme des Körpergewichts und nach Stuhlverstopfung fragen. Eine Liste typischer ärztlicher Fragen im Dienste einer lückenlosen Vorgeschichtsüberlieferung mutmaßlicher Schilddrüsenkrankheiten findet sich auf den folgenden Seiten.

Unerläßlich ist die Frage nach den Medikamenten, die der Patient einnimmt. Es gilt auf jene Mittel zu achten, die auf die Schilddrüsenfunktion nebenwirken. Eine Reihe von Medikamenten können Arzt und Patient hinters Licht führen: sie geben ein falsches Bild von bestimmten Laborwerten, die zur Beurteilung der Schilddrüsenfunktion herangezogen werden. Zu nennen sind hier die östrogenhaltigen Anti-Baby-Pillen, ja überhaupt alle Östrogenpräparate. Überdies muß der Arzt sich bei Frauen im gebährfähigen Alter vergewissern, ob sie nicht gerade dabei sind, diese Fähigkeit un-

Ärztliche Fragen vor der Schilddrüsenuntersuchung

Welche Fragestellung sind Anlaß für die Konsultation?

_____

_____

_____

_____

Kreuzen Sie bitte jeweils eine der Antworten an:	Ja, schon immer	In letzter Zeit vermehrt	Gelegent- lich	Nie
Verspüren Sie Kloß- oder Engegefühl im Halsbereich?				
Haben Sie eine Abneigung gegen hochschließende Kleider?				
Haben Sie Luftnot – in Ruhe?				
– bei körperlicher Belastung?				
Bemerken Sie ein Anschwellen der Halsregion bei Aufregung?				
Haben Sie Schmerzen im vorderen Halsbereich?				
Neigen Sie zu Nervosität und Reizbarkeit?				
Fühlen Sie sich innerlich unruhig?				
Bestehen Schlafstörungen?				
Neigen Sie zu Schwitzen?				
Haben Sie vermehrten Stuhlgang?				
Besteht ein Bluthochdruck?				
Neigen Sie zu Überaktivität?				
Beobachten Sie einen schnellen Pulsschlag?				
Haben Sie gesteigerten Appetit?				
Fühlen Sie sich müde und träge?				
Neigen Sie zu depressiver Stimmungslage?				
Frieren Sie vermehrt?				
Neigen Sie zu Stuhlverstopfung?				
Neigen Sie zu niedrigem Blutdruck?				
Besteht Haarausfall?				
Ist Ihre Haut trocken und spröde?				
Sind Ihre Fingernägel brüchig?				
Beobachten Sie eine Leistungsminderung?				
Ist der Pulsschlag langsamer geworden?				

Hat sich Ihr Körpergewicht in letzter Zeit ungewollt verändert? Ab- ☐ / zugenommen ☐ ?

Wenn ja um wieviel kg? _____ und in welchem Zeitraum? _____

Haben Sie Beschwerden im Bereich der Augen? Z. B. Schwellung der Augenlider, Augentränen, Augenjucken, Hervortreten der Augen, verschwommenes Sehen, Doppeltsehen (Zutreffendes bitte unterstreichen).

Sonstige Augen-Beschwerden: _____

_____

In welcher Gegend sind Sie aufgewachsen? _____

Ist bei blutsverwandten Familienmitgliedern eine Schilddrüsenkrankheit bekannt?   ja ☐   nein ☐

Wenn ja, bei wem? _____

Welche Krankheit? (Kropf, Überfunktion, Unterfunktion, Entzündung, Krebs?) _____

Wurde Ihre Schilddrüse schon einmal untersucht?

Wann?	Diagnose?	Behandlung? (Medikamente, Operation, Bestrahlung?)

Wurde bei Ihnen bereits eine nuklearmedizinische <u>Untersuchung</u> mit radioaktiven Substanzen durchgeführt?   ja ☐   nein ☐

Wenn ja, wann? (Jahr) _____   Welches Organ? _____

Wurde schon einmal eine <u>Behandlung</u> mit radioaktiven Substanzen durchgeführt?   ja ☐   nein ☐

Wenn ja, wann? (Jahr) _____   Welches Organ? _____

Wurde schon einmal eine (Röntgen-) Strahlentherapie durchgeführt?   ja ☐   nein ☐

Wenn ja, wann? (Jahr) _____   Welches Organ? _____

Grund: _____

Erhielten Sie in letzter Zeit jodhaltige Röntgenkontrastmittel? (z. B. zur Untersuchung der Nieren, Galle, Blutgefäße u. a.)

Jahr	Untersuchung

Sind bei Ihnen Allergien bekannt? Wenn ja, welche? _____

_____

_____

Ist eine Blutgerinnungsstörung bekannt?   ja ☐   nein ☐

Nehmen Sie Medikamente ein, die die Blutgerinnung hemmen?   ja ☐   nein ☐

Wenn ja, welche (z. B. Marcumar) _____

Ärztliche Fragen vor der Schilddrüsenuntersuchung

Frühere Krankheiten und Operationen (außer Schilddrüsenkrankheiten):

Jahr:	

Bitte geben Sie <u>alle</u> Medikamente an, die Sie z. Zt. einnehmen (einschließlich der „Antibabypille" und gynäkologischer Hormone):

Name des Medikamentes	Dosis	Name des Medikamentes	Dosis

Genußmittel: Kaffee? (Tassen/Tag) _____   Nikotin? (Art, Anzahl/Tag) _____

               Tee? (Tassen/Tag) _____   Alkohol? (Art/Menge/Tag) _____

Weitere Informationen, Krankheiten und Beschwerden, die nicht die Schilddrüse betreffen und die Sie für wichtig halten:

Für Frauen:

Datum der letzten Regelblutung: _____   Besteht ein unerfüllter Kinderwunsch?   ja ☐   nein ☐

Bestehen Menstruationsstörungen?   ja ☐   nein ☐   Besteht eine Schwangerschaft?   ja ☐   nein ☐   unbestimmt ☐

Geburten:

Datum	Normalgeburt	Kaiserschnitt	Fehlgeburt

Datum: _____   Unterschrift _____

ter Beweis zu stellen. Denn auch die Schwangerschaft erhöht das Östrogen im Blut.

Weist die Krankheitsvorgeschichte, die der Patient erzählt, auf eine Schilddrüsenüberfunktion, ist der Arzt verpflichtet, nach außergewöhnlicher Zufuhr des Hormonbausteins Jod zu fragen. Denn die Anwendung jodhaltiger Medikamente oder Röntgenkontrastmittel ist für die Schilddrüse eine Versuchung, der sie bisweilen nicht gewachsen ist: Einzelne Gewebeareale werden übermütig angesichts der Jodflut: Sie streben nach Autonomie und verweigern sich der Kontrolle durch die Hypophyse, werden dabei überaktiv und kommen ins Schwitzen. Ihr Sekret läßt die Schilddrüsenhormonwerte im Blut nach oben klettern.

—— Die Bedeutung der Anamnese

Informationen sind der Stoff, aus dem die Diagnosen sind. So ist der Weg zur Diagnose mit Informationen gepflastert. Sie sind die Mosaiksteinchen, deren Gesamtheit das Bild abgibt, aus dem der Arzt die Diagnose liest. Er muß das Bild nur auf einen begrifflichen Nenner bringen.

Die Krankheitsvorgeschichte skizziert die Vorlage für die Mosaiksteinchen, die der Arzt bei der körperlichen Untersuchung und den nachfolgenden diagnostischen Maßnahmen sammelt und die er an die richtige Stelle setzen muß. Um auf ein früheres Bild zurückzukommen: Die Informationen, die der Arzt aus der Anamnese gewinnt, verhelfen ihm – soweit sie für die zu erkennende Krankheit relevant sind – auf die Fährte, die er auf dem nächsten Diagnosewegstück, dem der körperlichen Untersuchung, weiterverfolgt.

Der Arzt, der hier zunächst als Sammler und Spurenleser, vor allem aber als Gesprächspartner des Patienten auftritt, stützt sich auf ein doppeltes Fundament: Mit einem Bein steht er auf dem Boden der wissenschaftlichen Medizin, aus dem ihm seine speziellen Fachkenntnisse zugewachsen sind und, genährt von ständiger Fort- und Weiterbildung, auch weiterhin zuwachsen. Mit dem anderen Bein aber steht er auf dem Boden einer patientenorientierten, humanistischen Medizin, die dem Patienten in seiner Ganzheit gerecht zu werden versucht. Beide Fundamente bestimmen seine persönlichen Erfahrungen im Umgang mit kranken Menschen. Vor allem der Vergleich, nach Maßgabe dieser Erfahrungen, mit gleichartigen oder ähnlichen Krankheitsfällen und dem Verhalten der Patienten in diesen Fällen, hilft dem Arzt bei der Krankheitserkennung – und fast mehr noch bei der Krankheitsbehandlung.

Körperliche Untersuchung

Die körperliche Untersuchung ist die Fortsetzung des Arzt-Patient-Dialogs mit anderen Mitteln. Nach wie vor hat der Arzt das Fragen, nur wendet sich sein Fragen diesmal an den Leib des Patienten. Durch die Anamnese auf die Fährte gesetzt und die Diagnose witternd, wird der Arzt seine Fragen stellen. Nun muß der Patient seinen Körper sprechen lassen. Und klug gefragt, gibt der Körper brauchbare Antwort. An der Körperbefragung lassen sich die allgemeine Untersuchung und die Inspektion der Schilddrüse begrifflich unterscheiden – und demgemäß auch getrennt darstellen.

Allgemeine Untersuchung

Aus der eben getroffenen Unterscheidung ist ersichtlich, daß der Arzt die körperliche Untersuchung nicht auf die Halsregion beschränken wird. Er will dem Patienten nicht nur an die Kehle: er will alle Organe in Augenschein nehmen, auf die sich eine Funktionsstörung der Schilddrüse am ehesten und stärksten auswirkt: Augen, Herz, Lunge, Haut und, stellvertretend für die Nerven, den Patellarsehnen- oder Unterschenkelkickreflex (vgl. auch Seite 93).

Die routinemäßige Messung von Puls und Blutdruck erhält in der Schilddrüsendiagnostik einen zusätzlichen Sinn. Beide werden von den Schilddrüsenhormonen beeinflußt: zuviel davon läßt sie steigen, zuwenig davon läßt sie sinken. Mit seiner Abhörvorrichtung, dem Stethoskop, unternimmt der Arzt einen Lauschangriff auf Herz und Lunge: Der Fachmann nennt's Auskultation: Er will zum Beispiel hören, ob die Atmung verändert, der Herzschlag unregelmäßig ist.

In jedem Fall wird der Arzt ein Auge auf die Augen des Patienten werfen: Sind die Augenlider geschwollen? Ist die Bindehaut gerötet? Schwillt der Tränenfluß an? Gewinnen die Augäpfel an Prominenz? Rollen die Augen wie eh und je, oder haben sie an Beweglichkeit eingebüßt? An der Betroffenheit der Augen ist die Basedowsche Krankheit leicht zu erkennen.

Eine feuchtwarme Haut, ein Zittern der ausgestreckten Finger, ein rascher Puls: Wenn das Beschwerdebild dazu paßt, hat die Schilddrüsenüberfunktion gute Chancen auf den Diagnosezuschlag. Sind dagegen die Haare spröde, die Fingernägel brüchig, der Puls langsam, ist die Haut trocken, blass, schuppig und schlecht durchblutet, dann spricht, bei entsprechenden Beschwerden wohlgemerkt, viel – und vielleicht schon genug – für eine Schilddrüsenunterfunktion.

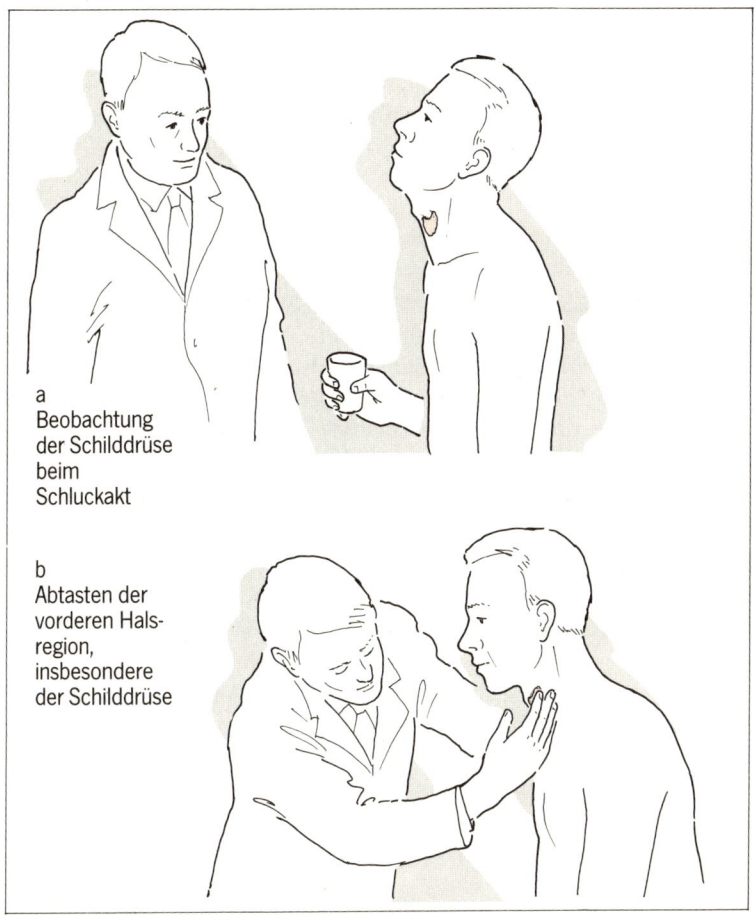

a
Beobachtung
der Schilddrüse
beim
Schluckakt

b
Abtasten der
vorderen Hals-
region,
insbesondere
der Schilddrüse

Abb. 10 Untersuchung der Schilddrüse durch den Arzt:
a: Beobachtung (Inspektion) und b: Abtasten (Palpation) der Schilddrüse in der
vorderen Halsregion.

Was für die Beschwerden gilt, gilt indes auch für die Zeichen, mit denen der Körper auf eine Schilddrüsenfehlfunktion und auf die ärztliche Befragung antwortet: nur selten treten sie in typischer Ausprägung zutage. Insbesondere bei älteren Menschen ist dies zu bedenken: So wie mögliche Schilddrüsenfunktionsbeschwerden im Ensemble anderer Alterssymptome untertauchen, jedenfalls nicht ins verbale Bewußtsein dringen und sich da- her auch nicht in der Krankheitsvorgeschichte niederschlagen, so verschwinden auch objektive Krankheitszeichen inmitten der Vielzahl altersbedingter Veränderungen. Bei geschärftem Blick und Bewußtsein des Arztes dürfte es zu einer leisen Ahnung dennoch reichen. Eine verbindliche Antwort auf die Diagnosefrage ist ohnehin erst von speziellen diagnostischen Untersuchungen zu erwarten.

Inspektion der Schilddrüse

Normalerweise tritt die Schilddrüse nach außen nicht in Erscheinung: Sie läßt sich auch vor dem Arzt nicht blicken. Lediglich der Schildknorpel des Kehlkopfs fällt, namentlich in seiner männlichen Ausprägung als Adamsapfel, ins aufmerksame Auge. Bei zurückgebeugtem Kopf allerdings mag sich die Drüse in Schmetterlingsgestalt am schlanken Hals dem Beobachter gelegentlich zu erkennen geben: zumal beim Schluckakt, wo der Schmetterling – inspiriert von der Bewegung des Schildknorpels – auf und ab flattert (Abb. 10 a).

Sehen kommt vor Tasten. Wenn aber der Arzt am hintübergeneigten Kopf des Patienten beim Schluckakt außer dem im Schlucktakt tanzenden Schildknorpel nichts wahrnimmt, wird er mit den Fingern die Schilddrüsenregion abtasten (palpieren), um auf diese Weise das Organ zu orten und seine Größe, seine Gewebestruktur und eventuelle knotige Veränderungen festzustellen (Abb. 10 b). Verspürt der Patient dabei trotz zarter Tasthand einen Druckschmerz, darf der Schilddrüse eine Entzündung unterstellt werden. Verspürt hingegen der Arzt unter seinen Händen ein Schwirren der Schilddrüse, so hat ihn sein Handauflegen zwar nicht der Heilung, aber immerhin der Diagnose näher gebracht, welche »Hyperthyreose« lauten könnte. Die heißlaufenden Hormonproduktionsmaschinen der Schilddrüse dröhnen nicht – sie schwirren (Abb. 11).

Nicht zu vergessen ist bei der Untersuchung der Schilddrüse der Griff zum Stethoskop. Denn das von Natur aus diskrete Organ mag dem Lauscher an der Halswand durchaus wichtige Hinweise preisgeben: Zwar verrät ein gut vernehmlicher Blutpuls nicht viel mehr als eben dies; wenn aber beim Einatmen des Patienten ein pfeifendes Geräusch, ein sogenannter Stridor, zu vernehmen ist, dann fühlt sich die Luftröhre eingeengt. Dann kann der Pfeifton auch ein Signal sein: er könnte einen Kropf signalisieren. Es ist so selten nicht, daß die Schilddrüse sich kropfüber an die Luftröhre drängt und ihr die Luft nimmt. Hingegen könnte ein Pulsieren und Schwirren der Schilddrüse, das mit stethoskopischer Hilfe dem Arzt verstärkt zu Ohren kommt, die lautmalerische Begleitung einer Hyperthyreose darstellen.

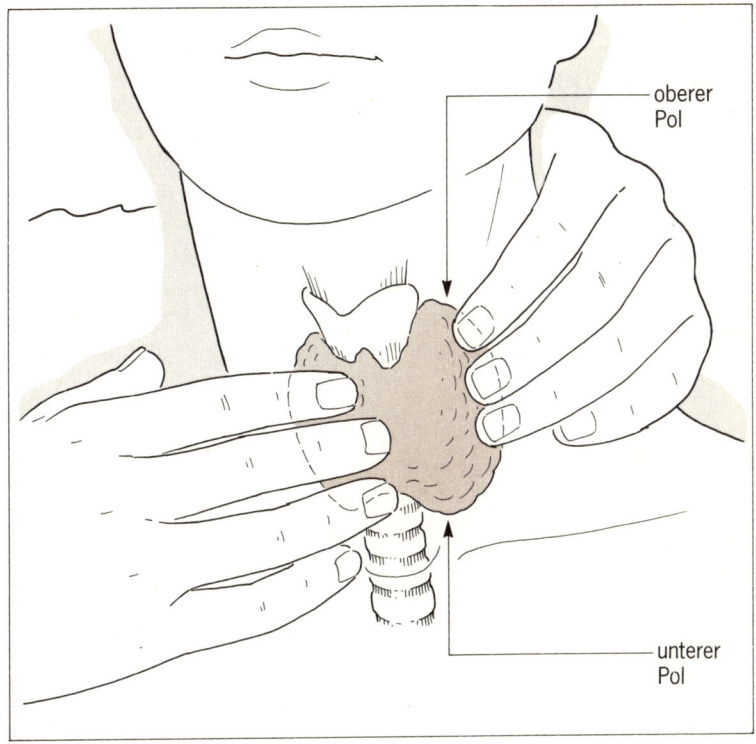

oberer
Pol

unterer
Pol

Abb. 11   Abtasten der beiden Schilddrüsenlappen durch den hinter dem Patienten stehenden Arzt.

≡ Spezielle diagnostische Maßnahmen

In früheren Zeiten war der Arzt nach der körperlichen Untersuchung am Ende des Diagnosewegs und womöglich auch am Ende seiner Möglichkeiten: aus wenigen Mosaiksteinen mußte er sich das ganze Bild zu-
rechtlegen und eine Diagnose fällen. Heute wird zunächst einmal kräftig
weitergesammelt: Vorgeschichte und körperlicher Befund werden ergänzt
durch Labortests und Untersuchungen, die einen gewissen technischen Aufwand erfordern.

Fällt aus Vorgeschichte und körperlicher Untersuchung kein Verdacht einer Schilddrüsenkrankheit auf den Patienten, genügt der unauffäl-

lige Befund zweier einfacher diagnostischer Maßnahmen, um der Schilddrüse Gesundheit zu bescheinigen: der Ultraschalluntersuchung und der Bestimmung des Schilddrüsensteuerhormons TSH im Blut.

Ist dagegen die Schilddrüse einer morphologischen oder funktionellen Anomalie verdächtig, wird der Arzt neben diesen beiden Untersuchungen in der Regel noch weitere diagnostische Verfahren einsetzen. Immerhin gilt es, den Verdacht in einen Beweis zu verwandeln. Welche Maßnahmen dies im Einzelfall sind, hängt von der Richtung des Diagnosewegs ab. Zur Auswahl stehen neben einer ganzen Reihe weiterer Blutuntersuchungen die Schilddrüsenszintigraphie, die Feinnadelpunktion, die herkömmliche Röntgenuntersuchung und schließlich die Röntgen- und die Kernspin-Computertomographie.

Ultraschalluntersuchung

Wenn man in den Körper hineinruft, so schallt es zurück. Wie es aber zurückschallt, hängt davon ab, wo der Schall reflektiert wird. Gemeint sind hier freilich nicht die menschliche Stimme oder andere vertraute Töne. Das Prinzip gilt für den Schall, den man nicht hört, weil seine Frequenz jenseits der menschlichen Hörgrenze liegt: den lautlosen Schall, den Ultraschall. Hören kann man ihn nicht, dafür aber sehen. Genauer gesagt: man sieht sein Echo, auf Bild gebannt – ein Echo, das entsteht, wenn der Ultraschall auf Körperstrukturen trifft und reflektiert wird, ein Bild vom beschallten Gewebe. Das ganze Verfahren heißt Sonographie, zu deutsch: Schallaufzeichnung. Da eigentlich das Echo aufgezeichnet wird, ist oft auch von Echographie die Rede. Im übrigen können Nachhall und Echo zwar störend sein, schädlich aber sind sie nicht: Mit unerwünschten Nebenwirkungen ist bei der Ultraschalluntersuchung der Schilddrüse also nicht zu rechnen. Vorbehaltlos darf – und sollte – sie die körperliche Untersuchung ergänzen.

Sonographie der Schilddrüse

Mit der Methode des unhörbaren Schalls, der unter die Haut geht, läßt sich besser als mit jedem anderen Verfahren die Schilddrüse lokalisieren und in ihrer Form und Größe bestimmen. Da die Schilddrüse sich nicht hinter dem Schild des gleichnamigen Kehlkopfknorpels versteckt, sondern sich vor diesem direkt an die Halswand lehnt, ist sie dieser einfachen und unschädlichen Echolotung besonders leicht zugänglich. Damit dem Zugang auch sonst nichts im Wege steht, liegt der Patient so, daß sein Kopf mittels einer Nackenrolle nach hinten leicht überstreckt ist (Abb. 12a).

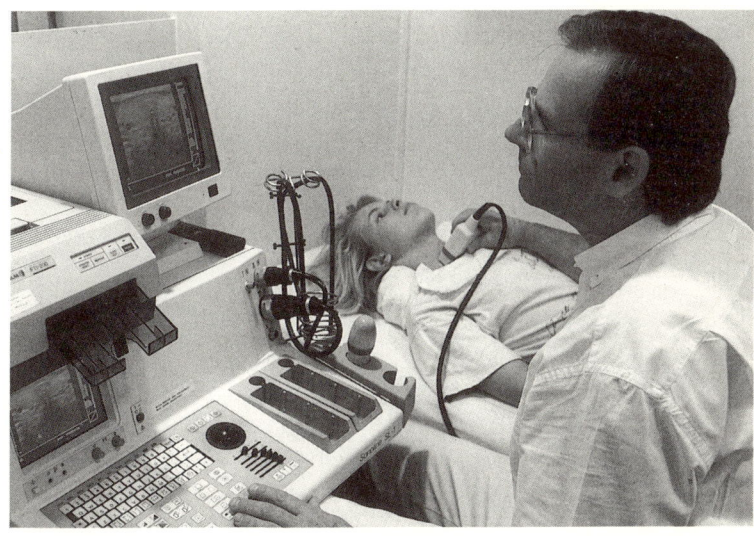

Abb. 12a Untersuchung der Schilddrüse mit Hilfe des Ultraschalls.

Die Leitfähigkeit für Ultraschallwellen läßt sich durch ein Kontaktgel verbessern: demgemäß wird die Haut im vorderen Halsbereich damit bestrichen. Anschließend wird die Halsregion mit dem Schallkopf abgetastet. Je nach Beschaffenheit des Schilddrüsengewebes werden die Ultraschallwellen unterschiedlich stark reflektiert. Auf dem Monitor erscheint das Echobild der Schilddrüse. Er ist möglichst so angebracht, daß der Patient die Untersuchung, die sich meist in einem abgedunkelten Raum abspielt, mitverfolgen kann.

Jeder Schilddrüsenlappen wird so beschallt, daß je ein Echobild im Quer- und im Längsschnitt entsteht. Aus Länge, Breite und Tiefe der beiden Lappen werden das Volumen und daraus die Gesamtgröße und das Gewicht der Schilddrüse errechnet (Tabelle 2). Ebenso lassen sich auch Teilbereiche der Schilddrüse näher kennzeichnen. Auf diese Weise ist es möglich, Größenveränderungen des Drüsenorgans und einzelner Knoten zu verfolgen und zu dokumentieren. In Abb. 12b sind typische Ultraschallmuster schematisch zusammengefaßt. Naturgetreue Sonogramme sind in den Abb. 18–22 den entsprechenden Szintigrammen gegenübergestellt (s. Farbtafeln I–IV).

Tabelle 2   Grenzwerte des normalen Schilddrüsenvolumens (sonographisch ermittelt: sie gelten nur für das Jodmangelland Deutschland; in jodreichen Regionen sind die Werte gerade mal halb so groß!)

Alter/Geschlecht	Volumen (entspricht Gewicht in Gramm)
Neugeborene	1,5–2 ml
1- bis 2jährige	2–3 ml
3- bis 4jährige	3 ml
5- bis 6jährige	4 ml
7- bis 10jährige	6 ml
11- bis 12jährige	7 ml
13- bis 14jährige	8–10 ml
15- bis 18jährige	15 ml
erwachsene Frauen	18 ml
erwachsene Männer	25 ml

▬ Auswertung

Bei normaler Anordnung ihrer Follikel wirft die gesunde Schilddrüse unter Beschallung ein Echo, das zum Bild gewandelt ein gleichmäßiges Gewebsmuster ergibt. Die vergrößerte Schilddrüse, der Kropf, weist das gleiche Gewebsmuster auf (Abb. 12b und 18b, Farbtafel I) – solange sich noch keine Knoten eingenistet haben.

Echofreie Bezirke im Sonogramm entlarven Zysten im Innern der Schilddrüse, Sammelstellen überflüssiger Flüssigkeiten im Gewebe, wie sie von Einblutungen herrühren. Starke Echos, hinter denen kein Gewebe mehr erkennbar ist, verraten Kalkeinlagerungen, die sich in verschiedener Verteilung, Ausdehnung und Form in alten Kröpfen breitmachen (Abb. 12b).

Dokumentiert das Echobild in der Schilddrüse hingegen echoreichere oder echoärmere Aeale im Vergleich zum übrigen Gewebe, handelt es sich entweder um überproduktive (»heiße«) oder um stillgelegte (»kalte«) Knoten der guten, gelegentlich aber auch der bösen Art (Abb. 12b und 18–22, s. Farbtafeln I–IV). Das Echo des Ultraschalls gibt im übrigen auch präzise Auskunft über die Abmessung solcher Knoten.

Bei Autoimmunkrankheiten wie der Basedowschen Krankheit oder der chronischen Thyreoiditis Hashimoto hat die Schilddrüse dem Ultraschall weniger entgegenzusetzen als in unversehrter Verfassung: Die Follikel sind arm an Kolloid und reflektieren den Ultraschall vermindert, so daß

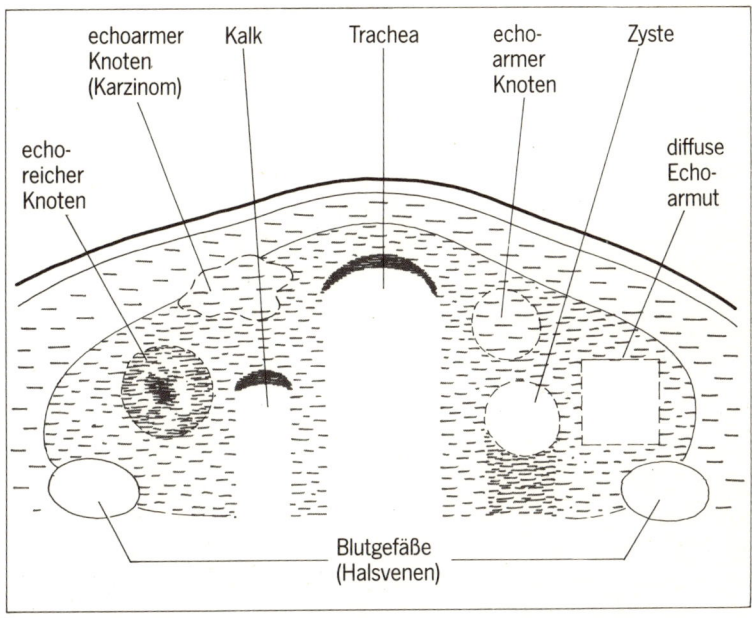

echoarmer Knoten (Karzinom)
Kalk
Trachea
echoarmer Knoten
Zyste
echoreicher Knoten
diffuse Echoarmut
Blutgefäße (Halsvenen)

Abb. 12 b Schematische Darstellung verschiedener Ultraschallmuster im Bereich der Schilddrüse: Unter der Haut in der echoarmen Halsmuskulatur findet sich das dichte feingranulierte Echomuster des normalen Schilddrüsengewebes. Bei Krankheiten der Schilddrüse sind diffuse oder lokalisierte Änderungen des Echomusters möglich. Die diffuse Echoarmut findet sich bei der Basedowschen Krankheit und bei der Hashimoto-Thyreoiditis. Echofreie Knoten mit dahinterliegender Schallverstärkung entsprechen einem mit Flüssigkeit gefüllten Hohlraum im Sinne einer Schilddrüsenzyste. Echoreiche Knoten, z. T. mit einem komplexen Muster, entsprechen meist gutartigen Veränderungen der Schilddrüse. Echoarme Knoten bestehen aus Gewebe, das gutartig, autonom umgewandelt oder bösartig sein kann (s. auch Abb. 18–22 auf den Farbtafeln S. I–IV).

sich ein echoarmes Gewebemuster ergibt. Darüberhinaus ist die autoimmunisierte Schilddrüse naturgemäß stärker durchblutet als die gesunde. Mit einer speziellen Methode, der Farb-Doppler-Sonographie, läßt sich die vermehrte Durchblutung des Schilddrüsengewebes und einzelner Bezirke und Knoten darstellen – und sogar bunt darstellen (Abb. 22c, Farbtafel IV).

Die Beschallung der Schilddrüse und anderer Organe mit hochfrequenten Schallwellen jenseits der Hörgrenze ist äußerst patientenfreundlich: der Beschallte spürt nichts, hört nichts, und was er sieht, so er überhaupt hinguckt, tut nicht weh. Und auch sonst ist die Sonographie nebenwirkungsfrei: sie hat noch niemandem geschadet.

Zwar lassen sich mit dem vielsagenden schweigenden Schall die diagnostischen Verdachtsmomente erhärten, die sich aus der Anamnese und der körperlichen Untersuchung ergeben, nicht aber die Diagnose sichern. Immerhin trägt das Sonogramm einen gewichtigen Mosaikstein zu dem Bild bei, das sich der Arzt vor der Diagnose machen muß. Um diese verbindlich zu stellen, bedarf es weiterer Untersuchungen. Vor allem gilt es die Schilddrüsenfunktion zu prüfen. Die Labortests stehen im Dienste dieser Aufgabe. Dazu kommt noch die Szintigraphie (s. Seite 80): Mit ihrer Hilfe werden die Strukturveränderungen der Schilddrüse, die im Echobild ans Licht kommen, auf ihre funktionelle Wertigkeit untersucht. Das Szintigramm ist ein Funktionsabbild der Schilddrüse: daraus ist für jede beliebige Stelle des Drüsenschmetterlings der dazugehörige Funktionszustand ablesbar.

___ Sonographie der Augenhöhlen

Blickt ein Patient beim gesammelten Erzählen seiner Krankheitsvorgeschichte und bei der körperlichen Untersuchung dem Arzt so in die Augen, daß diesem sich der Gedanke an die Basedowsche Krankheit aufdrängt, dann wird der Schilddrüsenspezialist, falls bewandert in den neuesten Dingen der Sonographie, nicht bei der Beschallung der Schilddrüse bewenden lassen. Er (oder der Augenarzt) wird mit einem speziellen Ultraschallgerät ein Echobild der Augenhöhlen (ein Orbita-Sonogramm) erstellen – und seinen Gedanken an Basedow bestätigt finden, wenn er daraus eine Schwellung der Augenmuskeln und des Fettgewebes in den Augenhöhlen abliest. Zur Sonographie der Schildrüse gehört also nicht selten auch jene der Augenhöhlen – so wenig selten wie die Basedowsche Hyperthyreose mit Augenbeteiligung eben vorkommt.

═══ Blutuntersuchungen

Nach der Sonographie (die Reihenfolge ist nicht zwingend!) werden die Patienten dann zur Blutentnahme gebeten: Sie geben 10 bis 20 Milliliter von ihrem Venenblut – denn soviel braucht man für die diagnostischen Blutuntersuchungen.

Tabelle 3 Normwerte von Schilddrüsenparametern

1. Blutwerte

Basales TSH	0,3–4,0 mE/l
TSH nach TRH	Anstieg um 2,0–25 mE/l
Gesamt T_4	5,0–12,0 μg/dl (65–155 nmol/l)
Freies T_4	0,8–2,0 μg/dl (10–26 pmol/l)
Gesamt T_3	0,7–2,0 μg/dl (1,10–3,10 nmol/l)
Freies T_3	2,5–6,0 pg/ml (3,8–9,2 pmol/l)
Thyroxinbindendes Globulin (TBG)	13–30 mg/l (220–510 nmol/l)
Thyreoglobulin:	unter 4 ng/ml bei völlig fehlender Schilddrüse
	unter 50 ng/ml bei Gesunden
	unter 70 ng/ml bei Jodmangel
Thyreoglobulin-Antikörper (TAK)	unter 100 IE/ml
Mikrosomale (TPO)-Antikörper (MAK)	unter 60 IE/ml
TSH-Rezeptor-Antikörper (TRAK)	unter 9 IE/l negativ
	über 14 IE/l positiv
Calcitonin	unter 1,5 ng/l (unter 43,9 pmol/l)
Parathormon	10–65 pg/ml

2. Jodausscheidung im Harn — über 150 μg/g Kreatinin (unter 300 μg/g Kreatinin)

3. Achillessehnenreflexzeit — 250–350 msec.

Was noch normal, was schon verdächtig ist: keiner vermag's zu sagen, wenn ihm nicht eine Richtschnur gespannt ist, die ihm die Abweichungen seiner Meßwerte vor Augen führt. Die in diesem Buch verwendete Richtschnur folgt Normwerten, die für das Labor des Senior-Autors gelten (Tabelle 3). Sie muß nicht unbedingt mit derjenigen anderer Labors übereinstimmen. Daran ist zu denken, wenn man als Patient mitunter auf unterschiedliche Normen und Bezugswerte stößt.

Welche Blutuntersuchungen durchzuführen sind, hängt davon ab, welche diagnostische Fährte der Arzt verfolgt. Muß man nach Krankheitsvorgeschichte, körperlicher Untersuchung und Sonographie davon ausgehen, daß eine Schilddrüsenkrankheit vorliegt, ist zu deren näherer Bestimmung in der Regel eine Kombination mehrerer Bluttests angezeigt.

Schilddrüsensteuerhormon TSH

Der TSH-Spiegel im Blut spiegelt den Funktionszustand der Schilddrüse: Zeigt er ein normgerechtes Bild, kann bei intaktem Regelkreis die Hormonproduktion nicht »aus dem Takt« sein (Abb. 7, s. S. 50). Das TSH-Spiegelbild scheidet also die störungsfreie oder entstörte von der gestörten Schilddrüsenfunktion (Abb. 13). Seine Bestimmung ist mithin eine Art Weichenstellung für das weitere Vorgehen: Wenn keine Schilddrüsenfehlfunktion abzusehen ist, wird man von weiteren diagnostischen Maßnahmen absehen. Muß man sie indes als gesichert ansehen, wird man es gerade auf ergänzende Untersuchungen absehen. Denn ein abweichender TSH-Wert gibt noch keine Auskunft über die Ursache der Fehlfunktion.

Dagegen geben die T3 und T4-Spiegel im Blut ein mißverständliches Bild der Schilddrüsenfunktion wieder (Abb. 9, s. S. 52). Da ihre Aus-

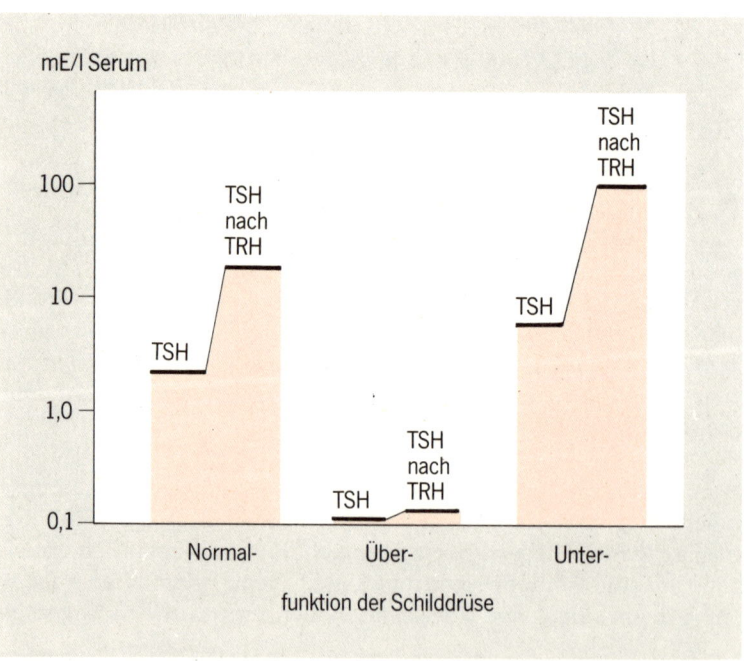

Abb. 13   Typische Blutspiegel des Steuerhormons Thyreotropin (TSH) und deren Reaktion auf eine Stimulation mit dem übergeordneten TSH-freisetzenden Hormon TRH bei Normal-, Über- bzw. Unterfunktion der Schilddrüse.

schläge in die eine oder andere Richtung über das Steuerhormon TSH alsbald ausgeglichen werden, verhalten sie sich in den Anfängen einer Schilddrüsenüber- oder -unterfunktion noch normkonform, während das TSH im ersten Fall bereits erniedrigt und im zweiten Fall bereits erhöht ist. Man spricht dann von einer latenten, das heißt verkappten Funktionsstörung.

Um Abweichungen zu erkennen, muß man, wie gesagt, die Normwerte kennen (und anerkennen). Die Norm verlangt im Falle des TSH eine Konzentration von 0,3 bis 4 Milli-Einheiten pro Liter Serum (s. Tabelle 3, s. S. 71). Bei manifester Überfunktion mit klar erhöhten T3- und T4-Werten ist der TSH-Spiegel deutlich abgesunken oder gar nicht mehr feststellbar (Abb. 13). Umgekehrt weist die Normabweichung des TSH bei der unverkappten Hypothyreose deutlich nach oben (Abb. 13).

Normative Kräfte wirken nicht auf einen klar abgegrenzten Bereich hin: sie streuen um diesen Bereich. So gibt es auch für die TSH-Werte eine Grauzone im Umfeld des Normintervalls. Fallen die gemessenen Werte in diese Grauzone, gilt es zu entscheiden, ob ihnen ein Krankheitswert zukommt oder ob sie gewissermaßen nur extreme Normalwerte darstellen.

— TRH-Test

Als Entscheidungshilfe wird der TRH-Test (Abb. 13) zu Rate gezogen. Mit diesem Test läßt sich auch klären, ob die Hypophyse ihrer Schilddrüsensteuerfunktion angemessen nachkommt, wenn sich das T4 im Blut über die untere Normgrenze hinwegsetzt. Es kann nämlich passieren, daß trotz eines normverletzend niedrigen T4-Spiegels das TSH normal (oder in der Grauzone) bleibt: die Hirnanhangdrüse ist dann selber krank, und die Hypothyreose geht auf ihr Konto, nicht auf das der Schilddrüse. Deshalb spricht man hierbei von einer sekundären Hypothyreose. Die geht dann allerdings mit Störungen weiterer Drüsen einher, die ebenfalls von der kranken Hirnanhangdrüse fehlgesteuert werden. Bei Steuerproblemen dringen die Hormonstörungen also geballt auf den Körper ein.

Beim TRH-Test wird mit dem Schilddrüsenregulationshormon aus dem Hypothalamus (Abb. 7, s. S. 50), der obersten Etage des Hormonkonzerns, die Hirnanhangdrüse zur Freisetzung ihres Schilddrüsensteuerhormons stimuliert, um nicht zu sagen: provoziert. Es handelt sich also um eine Steuerprüfung: Kann die Hypophyse ihre Steuerpflicht gegenüber der Schilddrüse erfüllen?

Nach der Blutentnahme zur Bestimmung des TSH-Wertes und womöglich anderer schilddrüsendiagnostischer Blutwerte wird das TSH-freisetzende Hormon TRH mit einem Nasenspray in jedes Nasenloch gesprüht. Die Stimulation kann auch über eine Injektion von TRH in eine Armvene erfolgen. Ob Nasenloch oder Armvene: der Hirnanhangdrüse ist es egal, von wo aus sie stimuliert wird. Da aber nach der Injektion mancher Körper mit Kopfschmerzen, Schwindel, Herzklopfen, Übelkeit und Harndrang seinen Unwillen bekundet, bleibt man im allgemeinen lieber beim Spray. In jedem Fall wird 30 Minuten nach der TRH-Gabe der so Beschenkte erneut zur Ader gelassen: am TSH-Spiegel ist zu erkennen, ob sich die Hirnanhangdrüse hat stimulieren lassen (Abb. 13, s. S. 72).

Geht es normal zu, gelingt es dem TSH unter dem stimulierenden Einfluß des TRH, sich stärker zu konzentrieren: Sein Blutspiegel steigt um 3–25 Millieinheiten pro Liter Serum an (s. Tabelle 3, s. S. 71). Bleibt der Anstieg aus oder ist die Antwort des TSH nur schwach zu vernehmen, hat die Hirnanhangdrüse versagt: sie sieht sich ersichtlich außerstande, ihren Auftrag zu erfüllen. Womöglich macht ihr eine latente Schilddrüsenüberfunktion einen Strich durch die Rechnung. Umgekehrt weist eine überschießende Antwort mit einer Verdichtung der TSH-Konzentration auf über 25 Milli-Einheiten pro Liter Serum auf eine latente Unterfunktion der Schilddrüse hin.

Macht sich der Patient mit seinem TSH-Wert oder dem Ergebnis seines TRH-Tests einer Über- oder Unterversorgung mit Schilddrüsenhormonen verdächtig, wird die Bestimmung der Schilddrüsenhormone T3 und T4 im Blut den Beweis erbringen und zudem Aufschluß über den Schweregrad der Schilddrüsenfehlfunktion.

___ Schilddrüsenhormone T3 und T4

Während früher die Konzentrationen der Schilddrüsenhormone T_3 und T_4 – ungeachtet ihrer Bindung an ein Trägereiweiß – im Blut gemessen wurde (Abb. 14 unten), hat man es heute bevorzugt auf den freien Anteil der Schilddrüsenhormone (FT3 und FT4) abgesehen (Abb. 6, s. S. 48 und Abb. 14 Mitte). Die Bevorzugung hat ihren Grund: der Gesamthormonspiegel kann sich nämlich unabhängig von der Schilddrüsenfunktion verändern, wenn die Fraktion der Trägereiweiße im Blut durch unerwünschte Begünstigung zu stark wird, wie das beispielsweise ein überhöhter Östrogenspiegel zuwege bringt (s. S. 76). Die Gesamtkonzentration der Schilddrüsenhormone im Blut würde in einem solchen Fall falsche Tatsachen vorspiegeln:

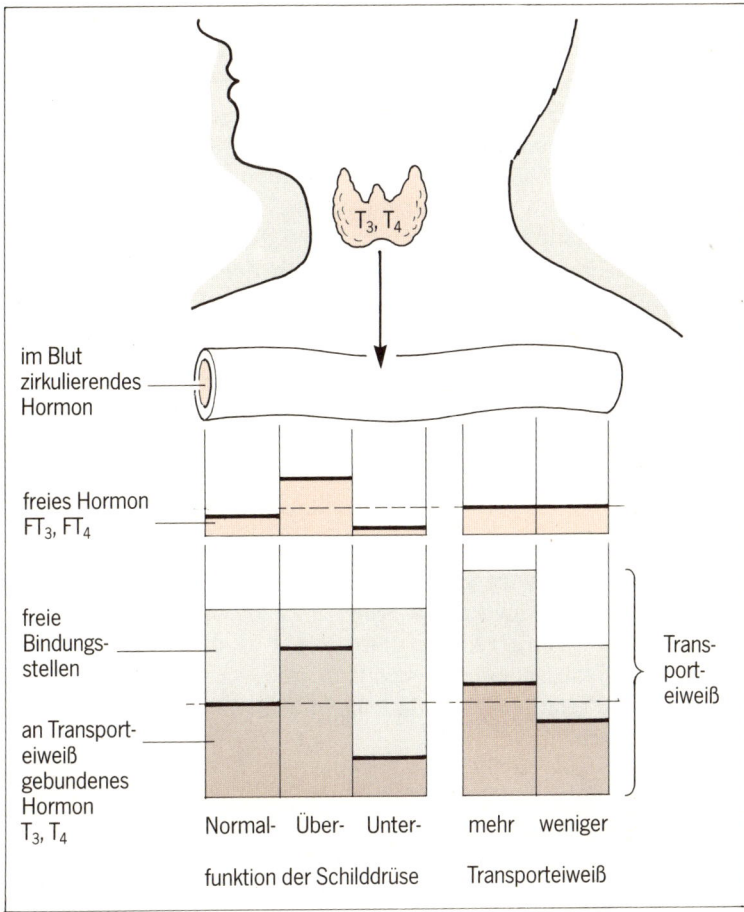

Abb. 14 Änderung der Schilddrüsenhormonspiegel bei verschiedenen Funktionszustän-
den der Schilddrüse bzw. verschiedenen Bindungskapazitäten im Serum
(die gestrichelte Linie repräsentiert den mittleren Normalwert).

Sie wäre zu hoch und könnte zur unannehmbaren Annahme einer Überfunktion verleiten. Mit der Bestimmung der freien Schilddrüsenhormone wird
diese Fehlerquelle trockengelegt.

Darüber hinaus ist an den Blutspiegelschwankungen der freien
Schilddrüsenhormone die Versorgungslage der Körperzellen genauer abzu-
lesen: der Mangel ebenso wie der Überfluß. Die Versorgunglage ist in einem

gesunden Gleichgewicht, wenn das freie Thyroxin (FT4) mit 0,8 bis 2,0 ng/dl (Nanogramm = Milliardstelgramm) und das freie Trijodtyronin (FT3) mit 2,5 bis 6 pg/dl (pikogramm = Billionstelgramm) im Serum vertreten ist (s. Tabelle 3, s. S. 71). Ein größerer Serumanteil bedeutet für die Körperzellen als Verbraucher ein ständiges Überangebot: sie stehen unter Kaufzwang, hamstern Schilddrüsenhormon – und haben an den überflüssigen Folgen des Überflusses zu leiden. Ein geringerer Serumanteil hingegen stürzt die Körperzellen in die Hormonarmut: ihr Stoffwechsel wird gedrosselt. So diese Drosselung nur weit genug geht, wird die Zelle gewissermaßen erdrosselt.

Um der Drosselung seiner Zellaktivitäten bei beginnender Unterversorgung und chronischer Jodverknappung möglichst lange zu entgehen, ist der Körper stets auf Kompensation aus. So vermag er die Gesamt-T3-Konzentration und damit auch den Anteil an freiem T3 noch eine Weile über der unteren Normgrenze zu halten, während das Gesamt-T4 und das freie T4 bereits im Defizit sind. Das Vermögen macht sich bezahlt: T3 ist nämlich das biologisch aktivere und obendrein jodärmere der beiden Schilddrüsenhormone.

Die Konzentration freier Schilddrüsenhormone bleibt nicht unbehelligt von den Stoffwechselwirren eines nieren-, leber- oder anderweitig schwerkranken Körpers. Auch bestimmte Medikamente können das Bild verfälschen. Naturgemäß wirken sich solche Einflüsse jedoch stärker auf das gesamte Plenum der Schilddrüsenhormone aus als auf die kleine Fraktion der Freien.

___ Trägereiweiße für Schilddrüsenhormone (TBG)

Die Schilddrüsenhormone sind im Blut zu 99 Prozent an Trägereiweiße gebunden (s. S. 47). Unter Östrogentherapie, in der Schwangerschaft und bei akuten Leberkrankheiten mag die Konzentration der Trägereiweiße, namentlich des **Thyroxin-bindenden Globulins (TBG)**, erhöht, bei seltenen angeborenen Krankheiten und schwerer Einschränkung der Leberfunktion auch erniedrigt sein. Da das TBG vermöge seiner Schlepperdienste dem T4 Speicherraum im Blut einräumt (gewissermaßen ein Außenspeicher, zusätzlich zum Innenspeicher der Schilddrüse), wirkt sich sein verändertes Dienstleistungsangebot auf die Gesamtmenge der im Serum befindlichen Schilddrüsenhormone aus. So ist es manchmal angeraten, sich nicht allein auf die Bestimmung des freien und »geschleppten« T3 und T4 zu verlassen, sondern auch ein Auge auf den Hauptschlepper TBG zu werfen. Wird die Schleppernorm eingehalten, so kommen auf einen Liter Serum 13 bis 30 Milligramm TBG (s. Tabelle 3, s. S. 71).

Bei manchen Familien findet sich kraft Erbrecht eine Mehr- oder Minderproduktion des TBG mit entsprechend erhöhten oder erniedrigten Schilddrüsenhormonspiegeln. Von einer Über- oder Unterfunktion der Schilddrüse kann dabei aber keine Rede sein. Im Falle dieser Raritäten mag die alleinige Bestimmung der Schilddrüsenhormonspiegel ohne gleichzeitigen Blick auf den TSH-Spiegel in die Irre führen.

Thyreoglobulin

Thyreoglobulin, das Verpackungseiweiß der Schilddrüsenhormone im Kolloid der Schilddrüsenfollikel (s. Abb. 2, S. 41), ist ein ausschließliches Produkt der Schilddrüse. Zudem ist es eng verquickt mit der strukturellen und funktionellen Integrität der Schilddrüse und daher nicht indifferent gegenüber deren Krankheiten. In der Tat: ein normwidrig erhöhtes Thyreoglobulin (über 50 ng/ml, s. Tabelle 3, s. S. 71) ist Ausdruck einer Desintegration (ein edles Wort für eine schlechte Sache: nämlich Zerstörung oder tiefgreifende Schädigung) der Schilddrüsenzellen, bei der es gewissermaßen mit Gewalt aus der angestammten Zelle herausgerissen und in den Blutstrom befördert wird. Die nachfolgende Erhöhung des Thyreoglobulins kann die durch die gewaltsame Vertreibung geschehene Erniedrigung wohl kaum wieder gutmachen. Jedenfalls kommt sie zustande, und zwar durch Entzündungen der Schilddrüse, durch Knotenbildung, bei der manche Zellen unvermeidlich Schaden nehmen, und durch ausgeprägten Jodmangel. Umgekehrt kann eine allmähliche Normalisierung des Thyreoglobulinspiegels (unter 50 ng/ml) beispielsweise die fortschreitende Heilung einer – sagen wir – subakuten Thyreoiditis anzeigen.

Schilddrüsen-Antikörper

Von den Autoantikörpern, den körpereigenen Abwehrsubstanzen, die irrtümlich die eigene Schilddrüse aufs Korn nehmen, haben zwei eine praktische Bedeutung: Die **Thyreoglobulin-Antikörper** (TAK), die dem Thyreoglobulin, der Eiweiß-Verpackung der Schilddrüsenhormone im Kolloid der Schilddrüsenfollikel, das Speicherdasein schwer machen, und die **mikrosomalen Antikörper** (MAK), die es auf die Mikrosomen, abgegrenzte kugelige Gebilde im Inneren der Zellen, abgesehen haben.

MAK (die neuerdings unter der Kurzform TPO für thyreoidale Peroxidase die Abkürzungslandschaft noch unwegsamer machen) und TAK (s. Tabelle 3, s. S. 71) kennzeichnen nicht nur die entzündlichen Autoimmunkrankheiten der Schilddrüse wie die chronische Thyreoiditis nach Hashimoto, sondern auch die Basedowsche Krankheit mit ihrem Kernstück, der Hyperthyreose.

Die Schilddrüsenüberfunktion im Rahmen der Basedowschen Krankheit ist allerdings einem anderen Heer von Antikörpern zuzulasten, das die Schilddrüsenzellen ausgerechnet da angreift, wo der Rezeptor für das Schilddrüsensteuerhormon TSH aus der Hirnanhangdrüse sitzt. Daher heißen diese fehlgeleiteten Autoantikörper **TSH-Rezeptor-Antikörper** (TRAK). So ein Rezep*tor* ist tatsächlich eine Art Tor: für alle, die den richtigen Schlüssel dazu besitzen. Hier freilich ist der Schlüssel in falschen Händen. Den Zellen ist es gleich: sind die TSH-Rezeptoren erst einmal besetzt, tun sie, was das dadurch ausgelöste Signal sie tun heißt: sie steigern Synthese und Sekretion der Schilddrüsenhormone. Auf diese Weise übernehmen die TRAK die stimulierende, nicht aber die regulierende Funktion des TSH, kurbeln die Drüsenzellen unkontrolliert an und fehlsteuern den Schilddrüsenhormonspiegel in die Höhe.

Der Nachweis von TRAK ist für die Diagnose der Basedowschen Krankheit maßgebend. Bei erhöhtem TRAK-Spiegel ist die Krankheit in vollem Schwange (s. Tabelle 3, s. S. 71). Zumeist jedenfalls – doch mitunter bleibt der TRAK-Spiegel hoch, während die Aktivität der Hyperthyreose nachläßt. Das Umgekehrte gilt erst recht nicht vorbehaltlos: Bleibt die Fahndung nach TRAK erfolglos, ist die Basedowsche Hyperthyreose noch lange nicht auszuschließen. Denn nicht immer kehren die TRAK der aufgewühlten Schilddrüse den Rücken und gehen mit dem Blut auf Wanderschaft. Darüberhinaus blockiert eine seltene Untergruppe der TRAK, die überdies familiär gehäuft auftritt, die Rezeptoren in den Schilddrüsenzellen. Das schwächt in Einzelfällen die Aussagekraft dieser Laboruntersuchung.

Raritäten sind in der Medizin häufig. Allein im Bereich Schilddrüsendiagnostik, Abteilung Antikörper, sind mehrere davon zu finden. So auch die Antikörper gegen T3 und T4: sie können zum einen der Bestimmung der Schilddrüsenhormone den Anstrich des Unbestimmten verleihen, zum anderen die Wirkung von Schilddrüsenhormontabletten zunichte machen.

─── Tumormarker

Nicht selten hinterlassen bösartige Tumoren ihre Spuren im Blut oder in anderen Körperflüssigkeiten: Stoffe, deren Auftreten oder erhöhte Konzentration im Serum bestimmte Tumoren markiert und die deswegen Tumormarker heißen. Bilden die Krebszellen Hormone, so wirken eben diese in ihrem Überfluß als Tumormarker. Auch die Schilddrüse kann auf diese Weise Zeugnis von den Wucherbestrebungen eines Krebses ablegen, allerdings nicht mit ihren eigentlichen Hormonen, sondern mit ihrem Adoptivhormon, dem *Calcitonin*.

Die zwischen die Schilddrüsenfollikel eingestreuten C-Zellen (s. Abb. 2, s. S. 41), die zwar anatomisch, nicht aber funktionell zur Schilddrüse gehören, vergessen auch im Falle ihrer Entartung nicht, wes Art sie sind: unter dem Namen »medulläres Schilddrüsenkarzinom« produzieren sie Calcitonin (Seite 229), bis dieses im Blut erhöht als Marker seines karzinomen Erzeugers in Erscheinung tritt. Dazu gesellt sich gelegentlich das *Carcino-embryonale Antigen* (kurz und eingängiger als *CEA* bezeichnet), das bei vielen bösartigen Tumoren ein Signal der Bösartigkeit setzt.

Wird die krebskranke Schilddrüse dann operativ entfernt, darf im Blut kein Calcitonin mehr nachweisbar sein (s. Tabelle 3, s. S. 71). Taucht es dennoch irgendwo im Körper auf, dann als Erkennungsmal weiter- oder wiederwuchernden (medizindeutsch: rezidivierenden) Krebsgewebes. Bei der Nachsorge von Patienten mit medullärem Schilddrüsenkarzinom übernimmt die Messung von Calcitonin im Blut daher eine wichtige Rolle: An ihr orientiert sich die Fahndung nach Tumorrezidiven und nach Tochtergeschwulsten (Metastasen), die aus der Verschleppung von Krebszellen und deren Ansiedelung anderwärts im Körper entstehen. Da das medulläre Schilddrüsenkarzinom familiär gehäuft auftritt, läßt sich mit einer Calcitoninbestimmung als Tumorsuchaktion bei äußerlich gesunden Blutsverwandten betroffener Patienten der äußere Eindruck bestätigen oder widerlegen.

Bei den bösartigen Tumoren, die von den Schilddrüsenzellen selbst ausgehen, übernimmt das *Thyreoglobulin* den Part des Tumormarkers. Ist das entartete Drüsengewebe nach Radikaloperation der Schilddrüse und anschließender Tumorzellentreibjagd mit radioaktivem Jod (s. Seite 239) ausgemerzt, hat der Körper keine Thyreoglobulinquelle mehr – so daß dem Blut kein Thyreoglobulin mehr zufließt. Findet sich im Serum dennoch mehr als 4 ng/ml (dieser Wert ist ein Zugeständnis an ungenaue Meßgeräte: tatsächlich darf kein Thyreoglobulin mehr im Körper sein), muß irgendwo noch gesundes Schilddrüsengewebe vorhanden sein – aber auch Gewebe der bösen Art, wie dann zu befürchten steht.

═══ Harnuntersuchung

Insoweit der Harn durch seine Beschaffenheit Zeugnis ablegt von den Vorgängen der körperlichen Innenwelt, hat der Arzt damit ein bequemes und patientenfreundliches Diagnoseinstrument an der Hand. Für die Erkennung von Schilddrüsenkrankheiten hat die Harnuntersuchung durchaus Bedeutung. Denn an ihr dokumentiert sich die Jodversorgungslage des Patienten.

—— *Jodbestimmung im Harn*

Jod wird mit der Nahrung zugeführt, verschafft sich über den Darm Zutritt in die Blutbahn des Körpers und läßt sich mit dem Blut treiben, der Schilddrüse zu. Diese fängt sich aus dem Blut soviel Jod wie sie kann, der Rest scheidet über die Nieren aus. Bei jodverknappter Nahrung ist dieser Rest gering. So ergibt der Jodgehalt des Harnwassers ein indirektes Maß für die Jodversorgung des Harnlassers. Das Urinjod gibt Auskunft über den Jodmangelzustand des Körpers. Umgekehrt läßt sich an ihm der Erfolg einer Jodtherapie oder einer Jodprophylaxe ablesen – ebenso wie der Nachweis einer ungebührlichen Jodexposition (s. Tab. 3, S. 71).

══ Schilddrüsen-Szintigraphie

Organe, deren Funktionstüchtigkeit insgesamt oder in einzelnen Abschnitten fraglich ist, müssen einen Funktionsnachweis erbringen. Die Szintigraphie ist ein Verfahren, das die anatomische Beschaffenheit eines Organs in Beziehung setzt zu seinem Funktionszustand. Hier wird die Brükke zwischen Struktur und Funktion geschlagen und bildlich dokumentiert. Jedem anatomischen (oder morphologischen) Punkt des Organs wird eine funktionelle Wertigkeit zugeordnet. So liefert die Szintigraphie ein anatomisch gegliedertes Funktionsabbild. Demgegenüber drückt sich in den Blutwerten die Nettofunktion des Gesamtorgans aus.

—— *Wann empfiehlt sich eine Szintigraphie?*

Wenn die tastende Hand des Arztes auf unerwarteten Widerstand stößt, der Ultraschall ein ungleichmäßiges Echo wirft, sich Laborwerte nicht an vorgegebene Normen halten – kurzum: wenn die Schilddrüse sich knotiger Umwandlung oder gestörter Funktion verdächtig macht, dann wird die Szintigraphie zu Rate gezogen. Sie soll verraten, welche Knoten heiß oder kalt, welche Abschnitte der Schilddrüse in ihrer Funktion verändert sind.

Die Logik des Verfahrens läßt ahnen, daß die Schilddrüsen-Szintigraphie auch manch anderem Zwecke zugute kommt. In der Tat: sie wird erfolgreich als Suchgerät eingesetzt, wenn bei einem Patienten die Schilddrüse am Hals nicht aufzufinden ist, weil sie bei ihrer entwicklungsgeschichtlichen Wanderung auf halbem Wege stecken geblieben ist. Aber auch ein Kropf an ungewohnter Stelle läßt sich auf szintigraphische Weise leicht ausfindig machen: beispielsweise eine Zungengrundstruma oder ein fußwärts wachsender Kropf, der bereits in den Brustkorb eingetaucht ist.

Wertvolle Dienste leistet die Schilddrüsen-Szintigraphie im Vorfeld von chirurgischen Eingriffen und von Radiojodbehandlungen: Mit ihr läßt sich einerseits das Operationsterrain sondieren, gerade wenn es darum geht, die funktionstüchtigen Schilddrüsenanteile zu erhalten, und andererseits die jeweils notwendige und hinreichende Radiojodmenge ermitteln.

Was für die Vorsorge gut ist, mag auch der Nachsorge dienlich sein – nämlich der Nachsorge von operierten, und zumal wegen Schilddrüsenkrebses operierten Patienten: Nach chirurgischer Verkleinerung oder Entfernung der Schilddrüse lassen sich verbliebene Schilddrüsenreste oder im Körper verstreute Tochtergeschwülste (Metastasen) von Schilddrüsenkrebsen im Szintigramm erkennen und auf diese Weise orten.

Es versteht sich, daß bei solch einer Ganzkörpergroßfahndung nach Abkömmlingen von Primärtumoren der Schilddrüse ein Szintigramm des ganzen Körpers erstellt werden muß. In anderen Fällen mag es angezeigt scheinen, nur das Skelett szintigraphisch zu untersuchen, um gezielt mit Hilfe des Knochenszintigramms Knochenmetastasen zur Anzeige zu bringen.

Prinzip und Durchführung der Szintigraphie

Von künstlich »radioaktivierten« Substanzen läßt sich der Körper hinters Licht führen: er nimmt sie auf wie normale Stoffe und treibt mit ihnen seine Stoffwechselgeschäfte. Injiziert man also eine Spurendosis radioaktiven Jods (Radiojod) in die Blutbahn, wird es in der Jodfalle der Schilddrüse abgefangen und von dieser für ihre Zwecke genutzt. Der Patient hat für einige Stunden eine strahlende Schilddrüse: sie ist während dieser Zeit nicht nur aktiv, sondern auch radioaktiv. Und diese Radioaktivität spiegelt die physiologische (oder eben die pathologische, die krankhafte) Aktivität der Schilddrüse. Je nach Funktionszustand nehmen die Schilddrüsenzellen das Radiojod in unterschiedlicher Menge auf und geben die Radioaktivität in unterschiedlichem Maße ab. Von einer normalen und normal funktionie-

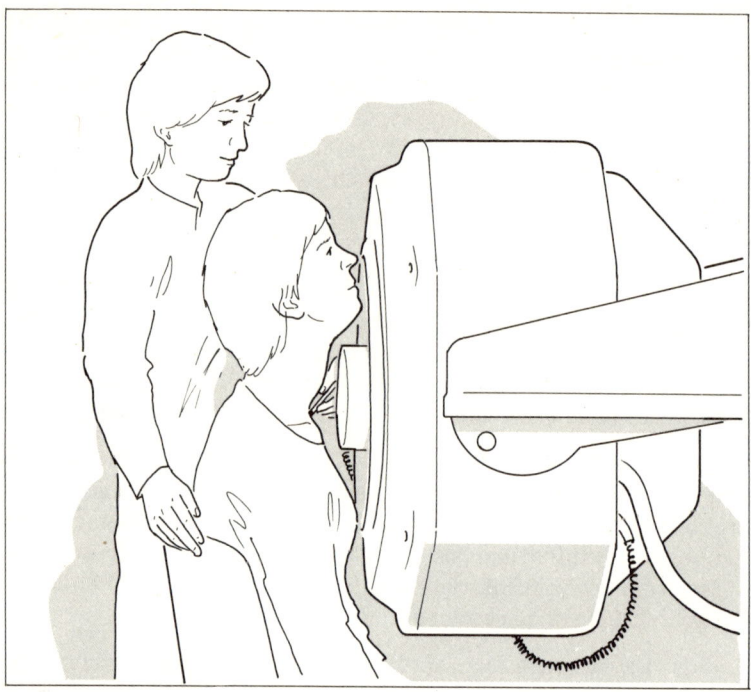

Abb. 15   Bei der Szintigraphie wird eine radioaktive Indikator-Substanz in die Blutbahn injiziert, die sich wenige Minuten später in der Schilddrüse anreichert und deren
Strahlung mit einem Detektor gemessen wird. Die Methode ermöglicht Aussagen
über Lage, Größe und Funktionszustand der Schilddrüse und deren Knoten.

renden Schilddrüse ist somit ein gleichmäßiges (homogenes) (Radio-)Aktivi-
tätsmuster mittlerer Intensität zu erwarten.

Neuerdings wird übrigens statt Radiojod vornehmlich das radioaktive Technetium verwendet, so daß die Schilddrüse doppelt getäuscht wird.
Sie vermeint im Technetium Jod vor sich zu haben, greift gierig zu – und
kann damit nichts anfangen. Es läßt sich gar nicht erst in die Schilddrüsenhormone einbauen. Den Ergebnissen des Verfahrens tut dies keinen Abbruch – lediglich die im Brustkorb abgelegten Teile großer Kröpfe machen
dem Technetium zu schaffen. Dem Patienten kann es nur recht sein: Für ihn
ist dieses künstliche radioaktive Element, das mit einer Halbwertzeit von
nur sechs Stunden innerhalb eines Tages seine gesamte Strahlung ver-
schießt, im Gegensatz zu dem längerlebigen Radiojod kaum belastend – jedenfalls weit weniger als die Strahlung, welcher der Bürger im Alltag über
das Jahr ausgesetzt ist.

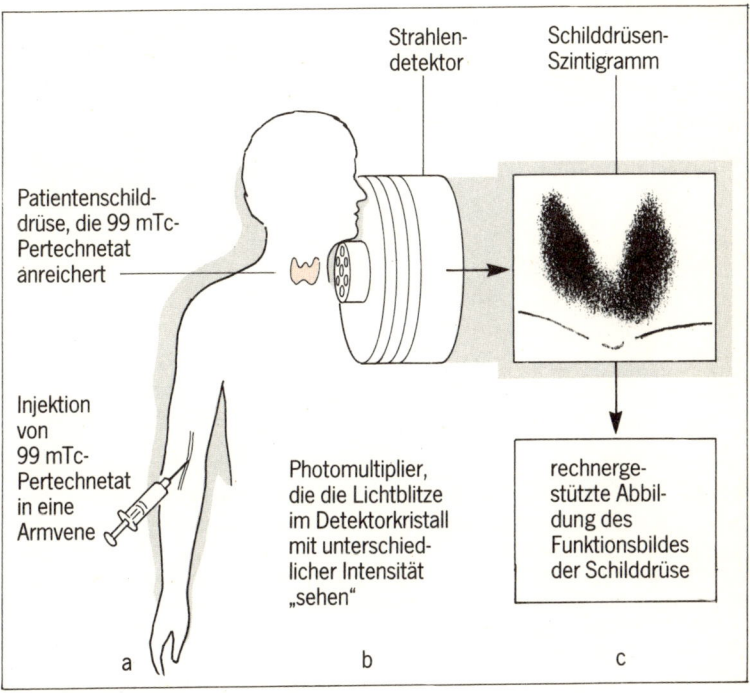

Abb. 16   Prinzip der Schilddrüsenszintigraphie:
a) Injektion der kurzlebigen radioaktiven Indikatorsubstanz 99m-Tc-Pertechnetat.
b) Aufzeichnung der in der Schilddrüse angereicherten Radioaktivität.
c) Durch nachgeschalteten Rechner Darstellung eines Funktionsabbildes der
   Schilddrüse (s. auch Abb. 18–22, Farbtafeln I–IV).

Ein hochempfindlicher Strahlendetektor, meist eine sogenannte Gamma-Kamera (Abb. 15), zeichnet die radioaktive Strahlung von der Schilddrüse des sitzenden oder liegenden Patienten auf. Dabei werden die Lichtblitze (lateinisch: scintillae), welche die Strahlen im Detektor hervorrufen, bildlich festgehalten: Was herauskommt, ist ein Szintigramm (Abb. 16), eine funktionelle Bestandsaufnahme der Schilddrüse ins Bild gesetzt.

Auswertung des Szintigramms

Die ungleichmäßige Aufnahme und mithin auch Abgabe von Radioaktivität der Schilddrüse drücken sich im Szintigramm in der wechselnden Häufigkeitsdichte der bildgewordenen Lichtblitze aus. Die Unterschiede werden durch farbige Kodierung unterstrichen: So geben die Farben gelb

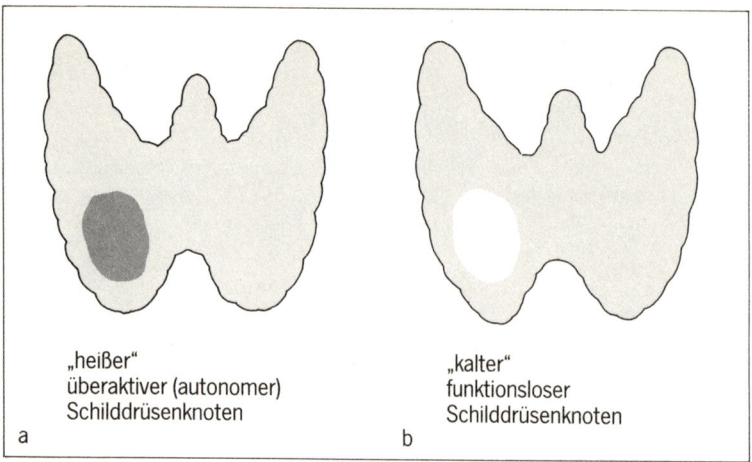

Abb. 17   a) Sogenannter »heißer« (überaktiver) Knoten im rechten unteren Schilddrüsen
pol. Der Knoten produziert autonom, d. h. unabhängig von übergeordneten
Regulationszentren.
b) Sogenannter »kalter« (inaktiver) Knoten im rechten unteren Schilddrüsenpol.
Bei den inaktiven Schilddrüsenarealen handelt es sich meist um gutartige
Zysten, degenerierte Gewebsbezirke oder Verkalkungsherde, die kein Schilddrüsenhormon mehr produzieren.

und rot eine starke, die Farben grün und blau dagegen eine schwache Abstrahlung – und damit Schilddrüsenaktivität – zu verstehen (s. Abb. 18 – 22,
Farbtafeln I – IV).

Die genaue Auswertung übernimmt dabei die elektronische Daten-
verarbeitung. Der Computer hat, wie auch sonst in solchen Dingen, das letzte Wort bei der Berechnung der Radioaktivität, die nach Maßgabe des Funk-
tionszustands in der Schilddrüse insgesamt oder in einzelnen autonomen
Knoten angereichert ist und entsprechend abstrahlt. Er macht dem Arzt
deutlich, ob die Schilddrüse knotenweise heiß oder kalt (Abb. 17 a und b) geworden ist, ob diese also die radioaktive Substanz (oder funktionell: den radioaktiven Indikator) gleichmäßig (Abb. 18) oder eben in einzelnen Gewebe-
bezirken verstärkt oder verschwächt (Abb. 19 – 22) speichert (s. Farbtafeln I
– IV).

Doch kann auch eine gleichmäßige Anreicherung in stärkerem
oder schwächerem Maße erfolgen: Ersteres ist bei Jodmangel der Fall oder
bei der Basedow-Hyperthyreose (Abb. 22, s. Farbtafel IV), letzteres bei der
Hypothyreose, bei Entzündungen, bei einer Jodüberladung der Schilddrüse

Tabelle 4   Normwerte für den „Uptake" im Schilddrüsen-Szintigramm

Bei Gesunden	2–4%
Nach Jodexposition	unter 2%
Bei Jodmangel	2–8%
Bei Hyperthyreose	über 4%

– und nicht zuletzt unter der Behandlung mit Schilddrüsenhormonpräparaten (s. S. 110). – Im übrigen spricht der Fachmann in diesem Zusammenhang auch vom Radiojod- oder Technetium-Uptake der Schilddrüse. Aufnahme, Anreicherung, Speicherung – dies alles ist Uptake (Tabelle 4). Somit ist klar, daß das englische Wort das gewichtigere ist. Überdies verleiht man sich damit einen internationalen Anstrich.

Allerdings kann die Szintigraphie Knoten auch übersehen. Im Gegensatz zur Sonographie ist sie nämlich eine oberflächliche Methode: es fehlt ihr die Tiefe und der Blick in die Tiefe. Sie versteht sich nicht darauf, die dritte Dimension zu nutzen und muß sich daher mit den zwei Dimensionen der Länge und Breite bescheiden. Die Tiefenausdehnung der Schilddrüse wird nicht eigens erfaßt, sondern lediglich auf die zweidimensionale Bildfläche projiziert, so daß alle Tiefenschichten in eine Ebene gebannt sind. Kein Wunder, daß dabei mitunter auch kritische Information verloren geht. So bleiben Knoten, gerade wenn sie von gesundem Gewebe umgeben sind, hin und wieder im Szintigramm unkenntlich.

Suppressions-Szintigramm

Andere Knoten wiederum geben sich funktionell unverbindlich. Sind sie noch in der lauen Mitte normaler Aktivität oder sind sie doch eher heiß? Das Szintigramm bleibt die Antwort vorerst schuldig. Im Frühstadium bietet sich keine Handhabe: weder diagnostisch noch therapeutisch. Es fordert allenfalls auf zur Wiederholung der Szintigraphie unter veränderten Bedingungen. Und so geschieht es dann auch. Nun prüft man gezielt auf Autonomie, indem man kurzfristig (zum Beispiel zwei Wochen) ein Schilddrüsenpräparat verabreicht, damit über das sinkende TSH die Aktivität der Schilddrüse in allen ihren Bezirken unterdrückt werde – außer in den autonomen, versteht sich. Aber die gilt es ja gerade herauszufinden (Abb. 17 a). Zeigt das Wiederholungsszintigramm, daß sich die zuvor fraglich heißen Areale nunmehr fraglos heiß gegen die gedämpfte Aktivität ihres Umfeldes abheben, so spricht dies dafür, daß die Hirnanhangdrüse die Kontrolle über diese Areale verloren hat. Sie sind dann tatsächlich autonom.

Der Computer macht's möglich: er ermittelt die funktionelle Masse des Schilddrüsengewebes, oder anders gesagt: den funktionstüchtigen Anteil der Schilddrüse. Mit dieser Information läßt sich errechnen, wieviel Radiojod für eine geplante Therapie mit innerer Bestrahlung vonnöten ist (s. Seite 141).

── Szintigraphie mit bewegtem Detektor

Bisweilen ist es nach einem ersten szintigraphischen Befund »warmer« und »kalter« Knoten sinnvoll, die Szintigraphie statt mit einer unbeweglichen Gamma-Kamera mit einem altmodischen bewegten Scanner zu wiederholen. Dieses Gerät tastet rund 15 Minuten mit einem Detektor die Schilddrüsenregion in Schleifen ab und projiziert den Tastbefund Zeile um Zeile auf Papier: was herauskommt, ist ein grobes Funktionsabbild der Schilddrüse. Bei diesem Verfahren lassen sich tastbare Knoten maßstab- und lagegetreu in das Szintigramm projizieren, so daß ihre Lokalisation und ihr Funktionszustand exakt bestimmt werden können – exakter und zuverlässiger als mit Markierungsvorrichtungen an der Gammakamera. Auch die mit Ultraschall aufgespürten Knoten lassen sich auf diese Weise genau zuordnen. Der Feinnadelpunktion, insbesondere wo sie den klärungsbedürftigen, funktionslosen Arealen gilt, kommt das gerade recht: ihr Stich findet dann sicher den Weg ins »Kalte«.

══ Feinnadelpunktion der Schilddrüse

Punktionen machen den Arzt zum Gewinner: Mit ihrer Hilfe gewinnt er Gewebeproben, Aufschluß über die Diagnose und mit Glück sogar den Wettlauf mit der Zeit im Falle bösartiger Tumoren. Der Punktgewinn ist ein doppelter: Er gewinnt Einblick in die leidigen kalten Knoten und Einsicht in ihre Artigkeit, sei diese nun gut oder böse.

── Knoten als Zielpunkt der Schilddrüsenpunktion

Angesichts der vielen Kröpfe in unseren Landen ist die hohe Zahl deutscher Schilddrüsenknoten keine Überraschung: auf dem Boden eines Kropfes gedeihen sie besonders gut. In der Regel stellen diese Knoten kein ernsthaftes Problem dar. Trotzdem gilt es herauszufinden, was es damit auf sich hat. Immerhin bedürfen Knoten der Lösung – jedenfalls die Knoten in der Schilddrüse. Die Antworten auf die nachstehenden Fragen bereiten die Entknüpfung vor.

- Ist der Knoten heiß vor Produktionseifer oder sind seine Produktionsstätten stillgelegt?
- Werden die Organe und Gebilde, die sich einträchtig um die Schilddrüse scharen, wie die Luftröhre, die Speiseröhre, Blutgefäße oder Nerven, durch den Knoten beeinträchtigt?
- Ist der Knoten Ausdruck eines Krebses, der in der Schilddrüse sein Unwesen treibt?

Knoten ist also nicht gleich Knoten. Er kann aus Schilddrüsenzellen bestehen oder aus Zysten, sackartigen Hohlräumen, in denen sich Flüssigkeit sammelt wie in einer Zisterne. Er kann das Bruttohormonalprodukt der Schilddrüse gewaltig steigern oder leicht senken. Er kann von der guten und er kann von der bösen Art sein. Meistens aber steckt hinter dem Knoten ein gutartiges Erschöpfungsareal, ein Stück ausgelaugtes Gewebe, wie es langdauernder Jodmangel mit sich bringt.

Gelegentlich schürzen sich Knoten viele Jahre nach einer therapeutischen (nicht aber diagnostischen) Röntgenbestrahlung der Halsregion. Diese kalten Knoten tragen in sich den Keim des Bösen, von Strahlen gesät – und mitunter geht die Saat auf: Alle kalten Knoten zusammen gerechnet, findet sich bei fünf Prozent ein Krebs. Die Ursache bleibt meist im Dunkel.

Bei diesen und anderen kalten Knoten empfiehlt sich der Griff des Arztes zur Nadel zum Zwecke der Punktion. An der Nadel scheidet sich das Gute vom Bösen – aber nur in vier von fünf Fällen wird so die Diagnose geklärt. Beim fünften muß die Punktion wiederholt oder die Klärung in einer Operation gesucht werden.

Durchführung der Schilddrüsenpunktion

Die Punktion eines Schilddrüsenknotens ist unter Wahrung aller Kautelen eine einfache Sache. Bei acht von zehn Knoten bringt sie die Information, um derentwillen der Arzt sie ausführt. Die Ausführung läuft auf eine Einführung hinaus: eingeführt wird die Nadel, die so fein und dünn ist (dünner als bei der Blutentnahme), daß der Patient den Einstich verpaßt, wenn er nicht aufpaßt. Also kann auf eine örtliche Betäubung verzichtet werden.

Ort des ganzen Geschehens ist meist die Praxis, das Geschehen selbst ein ambulantes. Bevor es aber soweit ist, wird die Haut an der Stichstelle desinfiziert. Dann geht der Arzt mit desinfizierter oder steril behandschuhter Hand zur Sache: er punktiert treffsicher den zuvor palpatorisch (tastend), sonographisch oder szintigraphisch lokalisierten verdächtigen

Knoten (Abb 23). Für Treffsicherheit sorgt die Sichtkontrolle auf dem Ultraschallmonitor. Gefährlich ist diese punktuelle Untersuchung nicht. Höchst selten nur kommt es zu einer leichten Nachblutung oder Einblutung. Um einer solchen gewahr zu werden, bleibt der Patient fünfzehn Minuten unter Beobachtung.

Der Gedanke an einen Stich in die Kehle erweckt im Patienten zwar zunächst andere Vorstellungen: aber nach getaner Tat fragt er meist: »War das schon alles?« Die Frage darf ruhigen Gewissens bejaht werden. Selbst wenn, wie in besonderen Fällen, ein kleiner Gewebsverband mittels einer Stanzbiopsie (bei der die Gewebsprobe mit einer etwas dickeren Nadel ausgestanzt wird) entnommen wird. Auch der Schmerzempfindliche wird hierbei nur wenig empfinden.

Vorsicht schützt nicht nur vor Gefahr, sondern zudem vor Nachwehen – auch wenn sie hier erst nach der Tat anempfohlen wird. Einen vollen Tag sollte der Punktierte sich Sport und andere körperliche Anstrengung schon versagen – ein Versagen, das dem Versager nicht weh und womöglich gut tut.

Ein Wort der Beruhigung für Überbesorgte und Krebsfürchtige: Bei der Feinnadel-Punktion, wie sie heute geübt wird, bleibt die theoretisch mögliche Verschleppung von Krankheitskeimen oder Krebszellen (im Falle eines Schilddrüseninfekts oder -krebses, versteht sich) praktisch reine Theorie. Jedenfalls kommen solche Vorkommnisse extrem selten vor (für Zifferngläubige: in 0,003 Prozent der Fälle).

Mehr Grund zu Beunruhigung hätten Patienten, die an einer Blutgerinnungsstörung leiden oder gerinnungshemmende Medikamente einnehmen, – wenn bei ihnen denn eine Feinnadel-Punktion durchgeführt würde. Aber die verbietet sich hier von selbst. Für alle anderen Patienten jedoch gilt: die Punktion der Schilddrüse ist nicht belastender als jede Blutentnahme aus der Armvene.

Auswertung des Punktats

Das Material, das mit einer Punktion gewonnen wird, heißt Punktat. Unter dem Mikroskop erreicht das angefärbte Punktat dann seine volle Geltung: Die darin befindlichen Zellen werden auf ihre Beschaffenheit und Normabweichung geprüft. Lassen die Punktate Veränderungen erkennen, so sind sie zumeist gutartig, gelegentlich entzündlich und nur sehr selten krebsverdächtig oder krebsbezeigend.

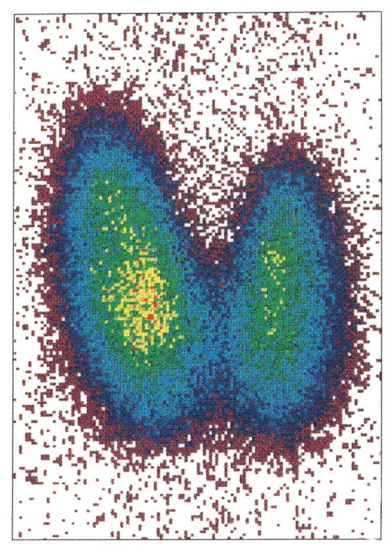
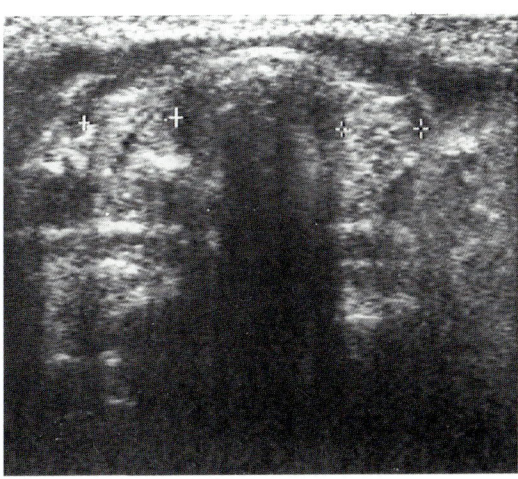

Abb. 18   a) Rechts betonte, noch normal große, den radioaktiven Indikator gleichmäßig
anreichernde Schilddrüse.
b) Dazugehöriger Querschnitt des Schilddrüsengewebes im Ultraschallbild
(siehe auch Abb. 12 b, s. S. 8).

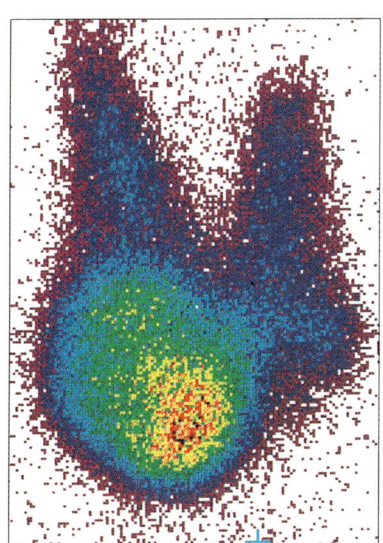
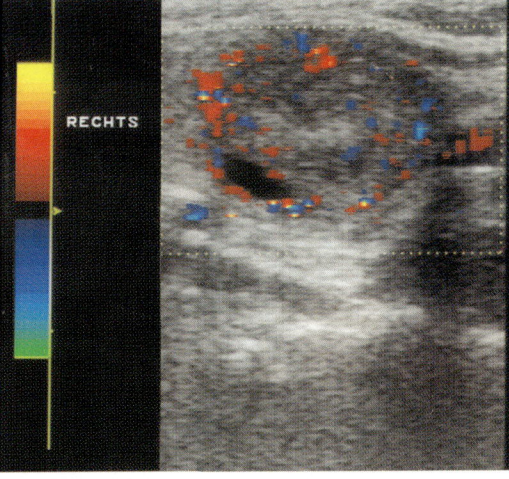

Abb. 19   a) Heißer Knoten im rechten unteren Schilddrüsenpol.
b) Farbkodiertes Sonogramm mit Darstellung der Struktur und Durchblutung des
heißen Knotens.

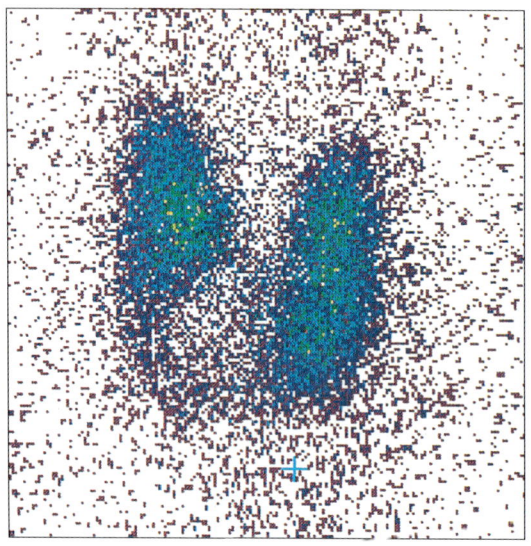

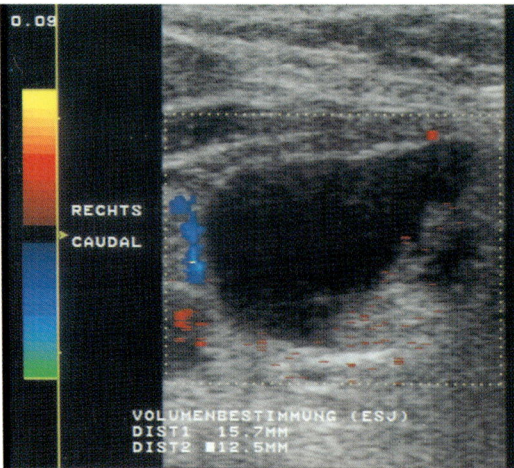

Abb. 20   a) Szintigraphisch inaktives Areal im rechten unteren Schilddrüsenanteil im Sinne
             eines »kalten« Knotens.
           b) Dazugehöriges farbkodiertes Sonogramm der Schilddrüse mit Darstellung ei-
             nes zystisch degenerierten Knotens.

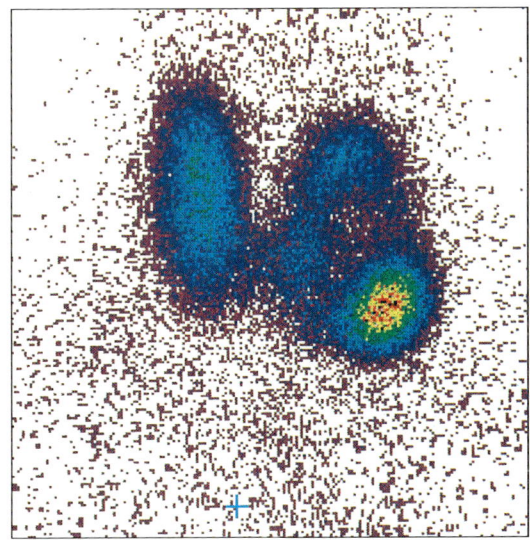

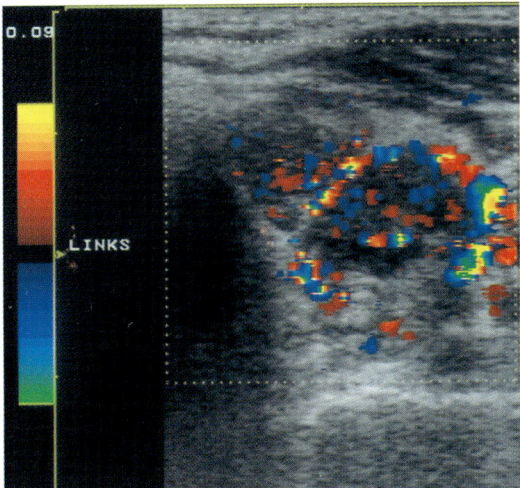

Abb. 21   a) Nebeneinander eines »kalten« und »warmen« Areals im Bereich des linken unteren Schilddrüsenpols.
b) Dazugehöriges farbkodiertes Sonogramm mit Darstellung mehrdurchbluteter
Anteile im knotig umgewandelten Schilddrüsengewebe.

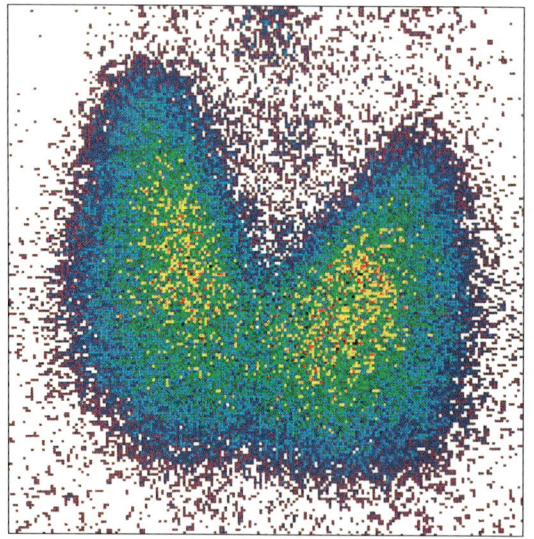

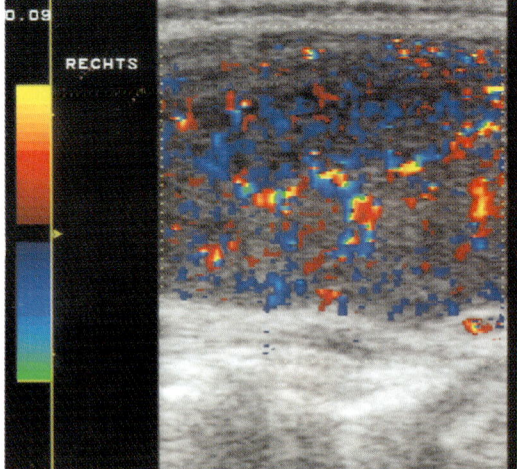

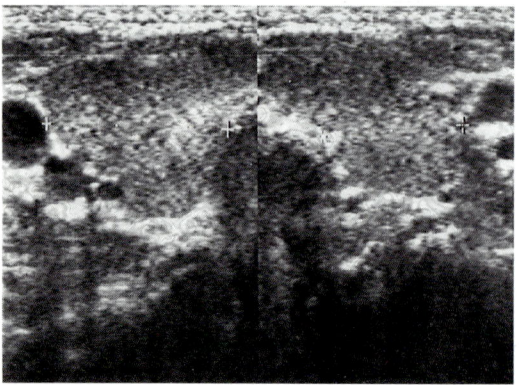

Abb. 22
a) Beidseits diffus vergrößerte
Schilddrüse mit hoher Aufnahme
des radioaktiven Indikators bei
Basedow-Hyperthyreose.
b) Farbkodiertes Sonogramm mit
diffuser Mehrdurchblutung der
überaktiven Schilddrüse.
c) Aufgelockerte echoarme Struktur des Schilddrüsengewebes im
Querschnitt des Ultraschallbil-
des mit Ausdehnung beider
Schilddrüsenlappen in die Tiefe.

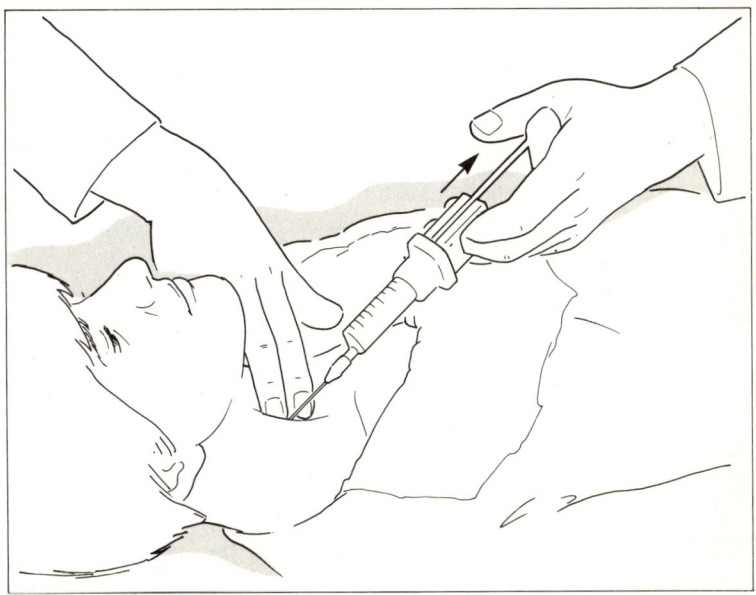

Abb. 23   Feinnadelpunktion eines Schilddrüsenknotens.

Rund 15 Prozent der Punktate entziehen sich allerdings einer sicheren Beurteilung: der Pathologe sieht sich dann außerstande, die Normabweichler der guten Art oder der bösen Art zuzuordnen. Ein Teil dieser Punktate enthalten nicht genügend Zellen für eine zuverlässige Diagnose. In den übrigen Fällen hat sich die Feinnadel-Punktion bezahlt gemacht: Arzt und Patient wissen nun Bescheid. Der Bescheid hat unzählige Patienten vor einer überflüssigen Schilddrüsenoperation bewahrt.

— _Diagnostische Bedeutung der Schilddrüsenpunktion_

Die Feinnadel-Punktion ist eine wesentliche Station auf dem Diagnoseweg zu den Schilddrüsenkrankheiten. Das Ergebnis der feingeweblichen Untersuchung des Punktats gibt meist den Ausschlag für die Lösung der punktierten Schilddrüsenknoten als diagnostisches Problem: Die Punktion dieser Knoten bringt deren Diagnose auf den Punkt. Auf diese Weise wird die Krankheit früh benannt, das Gegenmittel rasch verwandt, die Gefahr zeitig gebannt (- und der Arzt, der so getan, als Spezialist erkannt). Tatsächlich hat sich seit Einführung der Methode die jährliche Zahl der Schilddrüsenoperationen deutlich verringert.

Die Feinnadel-Punktion ist also eine Orientierungshilfe auf dem Weg zur Diagnose **und** zur Behandlung. Bleiben trotz unverdächtigen Punktat-Befundes berechtigte Zweifel an der Integrität des punktierten Schilddrüsenknotens, ist es auch berechtigt, dem Patienten eine Operation vorzuschlagen – um den Knoten gewissermaßen gordisch zu lösen.

Röntgen und Tomographie der Schilddrüse

Das einfache Röntgen und die weniger einfachen und recht aufwendigen Verfahren der Tomographie werden vom Schilddrüsenspezialisten aufgewandt, wenn es um die Abklärung spezieller Fragen geht.

Röntgen

Kröpfe mit ungehemmtem Ausdehnungsdrang scheuen auch nicht davor zurück, in den Brustraum einzudringen: sie wachsen hinter dem Brustbein nach unten vor und werden auf dem Thoraxbild, der klassischen Röntgenaufnahme des Brustkorbs, dem versierten Beurteiler an entsprechender Stelle sichtbar.

Die zunächst **zum** Kropf und späterhin **als** Kropf expandierenden Schilddrüsen nehmen keine große Rücksicht auf die umliegenden Organe. So kann es leicht passieren, daß sie die Luft- und die Speiseröhre bedrängen, verdrängen und schließlich einengen, bis deren Inhaber zu einem Schweratmer und Schwerschlucker wird. Mit Röntgenaufnahmen von den beiden Röhren lassen sich die mechanischen Folgen falsch gepolten Kropfwachstums gut dokumentieren. Vor allem bei älteren Patienten mit Kropf und Luftnot ist die Röntgenuntersuchung der Luftröhre und Lunge unverzichtbar. Sie erst kann den wahren Schuldigen für die Luftnot dartun: Blählunge, Herzschwäche oder Asthma – oder zuletzt doch der Kropf?

Tomographie

Die Schilddrüsendiagnostik macht sich die raffinierten Methoden der Röntgen- und der Kernspin-Computertomographie zunutze, mit denen sich die Medizin den gläsernen Menschen schafft. Sie will mit ihnen Karzinome und deren Tochtergeschwülste nachweisen und sich Aufschluß ver-

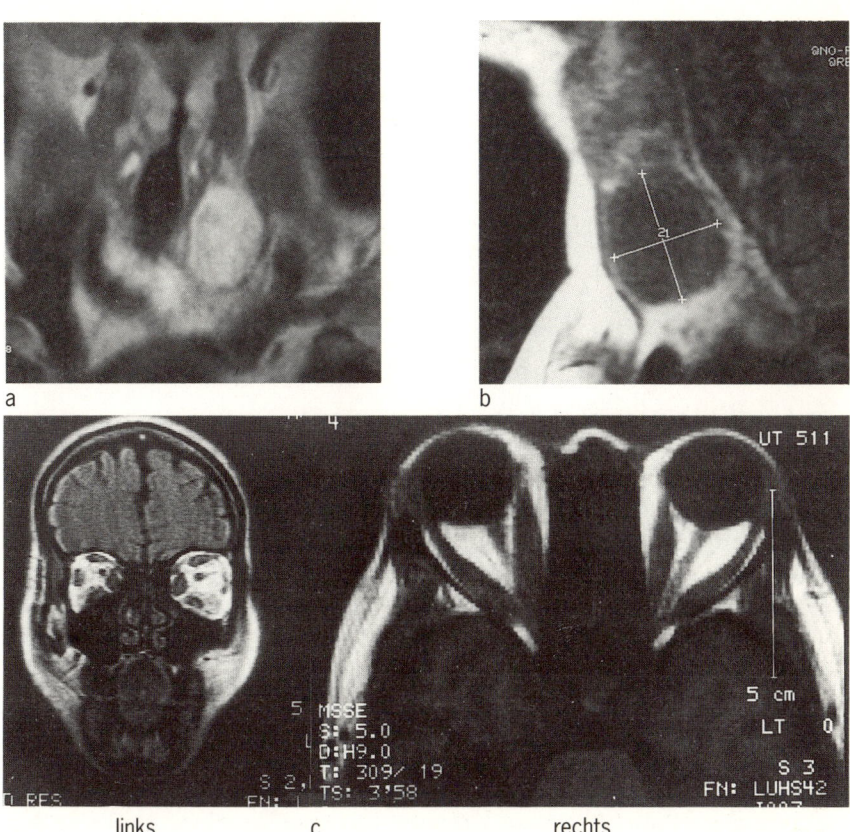

a   b

links   c   rechts

Abb. 24 a) Kernspintomogramm der Halsregion: Darstellung eines Knotens im Bereich
         des linken Schilddrüsenanteils mit Verlagerung und Einengung der Luftröhre
         aus der Halsmittellinie nach rechts.
         b) Darstellung des Strumaknotens in seitlicher Projektion.
         c) Kernspintomographische Schnittbilder beider Augenhöhlen (links) von vorn mit
         Darstellung der vier äußeren Augenmuskeln und des Sehnerves in der Mitte
         (dunkle Flächen im weißen Feld). (rechts) von oben mit Darstellung der durch
         Schwellung der Augenmuskeln aus der Augenhöhle nach vorne gedrängten
         Augäpfel (beiderseitiger Exophthalmus, s. S. 165).

schaffen über Kröpfe besonderer und seltener Reichweite – Kröpfe zum Beispiel, die weiter in den Brustkorb hineinreichen (Abb. 24a und b).

Beide Tomographieverfahren kommen im Dienste der Schilddrüsendiagnostik ein weiteres Mal zum Zug: Bei Basedow-Kranken mit Augensymptomen (s. Seite 167) läßt sich mit ihnen die entzündliche Verdickung
der Augenmuskeln dokumentieren (Abb. 24c) und des Fettpolsters, worin

die Augäpfel gebettet sind. (Dies vermag übrigens auch die Sonographie der Augenhöhle (s. S. 70) zu leisten – nur weniger exakt.) Zugleich wird damit sichergestellt, daß die Augen solcher Patienten sich nicht aus anderen Gründen hervortun, beispielsweise weil raumfordernde Prozesse wie Tumoren der Augenhöhle sie aus dieser vertreiben wollen. Darüber hinaus ermöglicht die Kernspintomographie, die ja ähnlich wie die Szintigraphie ein Funkionsabbild anatomischer Strukturen liefert, eine Abschätzung der Entzündungsaktivität jener Strukturen. Der Befund kann bei der Wahl der Behandlungsverfahren (s. S. 175 ff) den Ausschlag geben.

≡ Untersuchungen im Zusammenhang mit der Behandlung

Nach der Diagnose kommt die Behandlung – sofern eine nötig ist. Und ebenso wie Untersuchungen im Dienste der Diagnosefindung stehen, gibt es Untersuchungen, die im Dienste der Behandlung stehen. Sie dienen insonderheit der Abklärung der Verträglichkeit und Dosierung – mithin zur Therapievorbereitung; der Überprüfung der Sicherheit und Wirksamkeit – mithin zur Verlaufskontrolle; dem Nachweis von Therapieerfolgen und Aufweis von Therapiefolgen – mithin zur Qualitätssicherung.

═ Untersuchungen im Vorfeld der Behandlung

Die Behandlung einer Krankheit ist eine Handlung am Patienten, die bei bestimmten therapeutischen Maßnahmen zur Miß-Handlung wird, wenn nicht das rechte individuelle Maß genommen wird. Man muß dann vor der Behandlung abklären, welches Therapiemaß dem Patienten angemessen ist. Die individuell zugemessene Dosierung ist beispielsweise wichtig bei der Anwendung radioaktiver Substanzen. Und die spielen gerade für die Behandlung der Schilddrüsenüberfunktion infolge heißer Knoten oder Basedowscher Antikörper (s. Seite 141 und 182) eine zentrale Rolle.

▬ *Radiojod-Test*

Ist eine Behandlung mit radioaktivem Jod vorgesehen (s. Seite 141), muß man sich vorsehen, daß die Strahlendosis nicht zu hoch gewählt wird. Zur Bestimmung der individuell erforderlichen Radiojodmenge wird deshalb zunächst eine Spurendosis des Strahlenstoffes in einer Kapsel oder Lösung verabreicht und mit einem Strahlendetektor gemessen, welcher An-

teil des Radiojods nach einem bis mehreren Tagen in der Schilddrüse auf-
taucht und wie lange er dort verweilt. Aus diesen Daten läßt sich errechnen,
wieviel Radiojod einer Schilddrüse oder einem heißen Knoten umschriebe-
ner Größe zugeführt werden muß, damit das Therapieziel gerade erreicht
wird: Die radioaktive Strahlung soll das kranke Gewebe soweit dezimieren,
daß die überaktiven Schilddrüsenzellen ihren Übereifer zügeln und die Net-
to-Funktion der Schilddrüse sich normalisiert.

Verlaufskontrolluntersuchungen

Damit die Behandlung ihrem Zwecke gemäß und nicht im Sande
verläuft, hat man sich Verlaufskontrollen ausgedacht: Der Arzt will sich vergewissern, ob die eingeschlagene Therapie auch anschlägt. Schlägt der An-
schlag fehl, kann der Arzt darauf prompt reagieren – zum Beispiel mit einer
Dosisanpassung. Für die Behandlung der Schilddrüsenfehlfunktion liegen
die Erfolgskriterien auf der Hand: die Normalisierung der Schilddrüsenhormone T3 und T4 und des Schilddrüsensteuerhormons TSH. Darüber hinaus
werden aber auch noch andere Kennzeichen (Indikatoren) des Therapiever-
laufs zu Rate gezogen.

Achillessehnenreflexzeit

Die Zeit, die der Achillessehnenreflex von seiner Auslösung bis zur
Wiederherstellung der Ausgangslage benötigt, ist ein indirektes Maß für
die Stoffwechselsituation der Körperzellen, die sich der direkten Messung
entzieht. Bei Unterfunktion der Schilddrüse ist die Reflexzeit verlängert,
bei Überfunktion verkürzt. Wo die Laborwerte eine klare Aussage über die
Stoffwechsellage des Patienten unter der Behandlung schuldig bleiben, beispielsweise wenn die Körperzellen auf die Schilddrüsenhormone nicht reagieren (also im Falle einer Resistenz), kann die Achillessehnenreflexzeit einspringen. Man muß sie nur zu messen wissen. Das dazu nötige Gerät ist
recht einfach – vielleicht zu einfach für hochmoderne und entsprechend
hoch technisierte Praxen. Jedenfalls ist ein solcher Reflexzeitmesser heute
nur noch selten zu finden.

Fettstoffwechsel

Fettstoffwechselstörungen haben viele Ursachen und sind Begleiter so mancher Krankheitszustände. Daß der Fettstoffwechsel sich auch
von einer Schilddrüsenfehlfunktion aus dem Konzept bringen und in seinen

Kreisen stören läßt, ist wenig bekannt, aber durchaus keine Seltenheit. Beispielsweise kann unter dem Einfluß einer Hypothyreose die normative Kraft eines sonst gesunden Körpers nicht immer verhindern, daß das Cholesterin im Blut seine obere Normgrenze mißachtet. Wird die Hypothyreose mit Schilddrüsenhormontabletten korrigiert und damit ihres Einflusses beraubt, steigt das Cholesterin von seiner hohen Warte herab und verhält sich fortan normgemäß – gesetzt, es gibt keine anderen Gründe für seinen Höhenflug. Unter dieser Voraussetzung eifert das Cholesterin offensichtlich den Schilddrüsenhormonen und dem TSH nach, die sich unter wirksamer Hypothyreosetherapie wieder der schweigenden Mehrheit der normkonformen Kenngrößen (Parameter) zugesellen.

—— Entzündungszeichen

Schilddrüsenentzündungen hinterlassen, wie alle Entzündungen, im Blut beredte Spuren: beispielsweise eine beschleunigte Blutsenkung oder eine veränderte Zusammensetzung des Serumeiweißes. Diese Spuren sind um so deutlicher auszumachen, je größer das Ausmaß und die Intensität der entzündlichen Prozesse. Mit dem Fortschreiten der Genesung verwischen sich die Spuren wieder, bis sie schließlich verloren gehen. Ihr Verschwinden dokumentiert die wiedergewonnene Unversehrtheit der Schilddrüse – sofern die Entzündung ihre einzige Versehrung war.

=== Untersuchungen von Behandlungsfolgen

Behandlungen haben bisweilen ihre Neben- und Nachwirkungen. Diese rechtzeitig festzustellen und gekonnt zu hintertreiben, gehört zur Pflicht und Schuldigkeit der Behandler. Unerwünschte Therapiefolgen sind nach Schilddrüsenoperationen oder nach einer Radiojodtherapie und unter der Wirkung von Schilddrüsenhemmern (Thyreostatika) immer wieder zu verzeichnen.

—— Blutbild

Hemmungen färben mitunter ab: Unter der Behandlung mit Schilddrüsenhemmern kann die Hemmung der Schilddrüsenfunktion auf das Knochenmark übergreifen und zu einer Hemmung der Blutzellbildung führen. Im Blutbild läßt sich das seltene Ereignis nachvollziehen – also muß das Blutbild regelmäßig überprüft werden.

— Leberwerte

Die Leber, vielstrapaziert und unentbehrlich, gerät bei der Entsorgung therapeutisch verabreichter Medikamente gelegentlich in Nöte. Sie, die für die Entgiftung des Körpers sorgt, kann sich dann selbst nicht mehr ausreichend gegen die unvermutet toxischen Einflüsse lange geprüfter und für gut befundener Medikamente schützen. In diesen seltenen Fällen werden Leberzellen geschädigt, der Schaden durch den Anstieg der Leberenzyme im Blut vermeldet. Da solches auch dem medikamentös Schilddrüsengehemmten – höchst selten nur, doch immerhin – widerfahren kann, muß in seinem Fall der Arzt ein Auge auf die Leberwerte haben.

— Prüfung der Nebenschilddrüsenfunktion

In unmittelbarer Nachbarschaft zur Schilddrüse liegen die vier Nebenschilddrüsen oder Epithelkörperchen (s. Abb. 33, s. S. 125), die mit ihrem Parathormon den Kalziumspiegel des Blutes in enge Grenzen zwingen. Der operative Eingriff an der Schilddrüse wird gelegentlich zum Übergriff auf die Nebenschilddrüsen (s. S. 125) – und der Patient hat ein Parathormondefizit (s. Tabelle 3, s. S. 71), das heißt eine Nebenschilddrüsenunterfunktion: Mit einem Kribbeln an Händen und Füßen und um den Mund herum fängt es an. Aber erkenntlich ist sie am niedrigen Kalzium- und hohen Phosphorspiegel im Serum, weshalb diese nach jeder Schilddrüsenoperation zu bestimmen sind – zusammen vielleicht mit dem Parathormon im Blut oder mit dem Kalzium und Phosphor im 24-Stunden-Urin. Hier ist also der Patient zum Harnsammeln gehalten.

— Prüfung der Stimmbandfunktion

Stimme entsteht, wenn der Luftstrom, der beim Ausatmen mit Grüßen von der Lunge kehlaufwärts zieht, die Stimmbänder im Kehlkopf in Schwingung versetzt. Die Schwingfrequenz – und mithin die Tonhöhe – ergibt sich aus der Stellung und Spannung der Stimmbänder, die vom großen Rückläufer unter den Nerven (dem Nervus recurrens, mit Verlaub) reguliert wird (s. S. 39). Gerät dieser bei der Schilddrüsenoperation mit unters Messer (s. S. 129), haben die Stimmbänder den Schaden davon – und die Stimme stimmt nicht mehr. Den Spiegel vor Augen bringt der Hals-Nasen-Ohren-Arzt die Stimmbänder in den Focus und gewinnt ein Bild von ihrer Funktion.

≡ Die Zusammenschau macht das Gesamtbild

Wer vom Augenschein der Kropffreiheit auf eine normale Größe und vom Befund normgerechter Hormonblutspiegel auf eine unversehrte Funktion der Schilddrüse schließt, kann sich irren. Bei entsprechenden anamnestischen Hinweisen bleibt die Gesundheit der Schilddrüse fragwürdig, solange nicht auch die TSH-Bestimmung und die Sonographie regelrechte Ergebnisse zeitigen.

Werden diese Ergebnisse aber den Regeln der Gesundheit nicht gerecht, geht der Diagnoseweg erst so richtig los: das Diagnoseziel ist noch weit. Mit einem Einzeltest ist es da nicht getan: spezifische Aussagen zur Stoffwechsellage der Schilddrüse verlangen entsprechende diagnostische Maßnahmen. Welche Maße im Einzelfall zu nehmen sind, weisen Anamnese und körperlicher Befund, spätestens aber der TSH-Wert und das Schildddrüsenecho des Ultraschalls (Tabelle 5).

Doch die diagnostischen Funktionstests allein liefern noch keine Diagnose: Vor dem Entscheid über Diagnose und Behandlung steht die Auswertung, mehr noch: die Wertung und Deutung sämtlicher Ergebnisse. Die Kunst liegt darin, die Resultate der technischen Untersuchungen mit dem Beschwerdebild und dem Körperbefund in Einklang zu bringen. Beide Erkennungsquellen – die von Mensch zu Mensch gewonnenen und die technisch gesammelten Daten – müssen aufeinander bezogen werden.

Will der Arzt zu einer angemessenen Wertung gelangen, muß er das klinische Gesamtbild des Patienten berücksichtigen. Ist ihm darüber hinaus an der richtigen Deutung gelegen, wird er, soweit es ihm möglich ist, sich um ein Verständnis der Lebenssituation bemühen, in die der Patient geworfen, sich den psychosozialen Zusammenhang erschließen, in den der Patient eingebunden ist. Dann gilt es, den Standort zu wechseln und die scharfe, aber begrenzte Perspektive durch das naturwissenschaftliche Guckloch für eine ganzheitliche Panoramasicht einzutauschen. Deren unvermeidliche Unschärfen und Trübungen sind dabei freilich in Kauf zu nehmen.

Das Urteil, das jede Diagnose bedeutet, fällt der Arzt alleine; die Entscheidung über die Behandlung aber muß er gemeinsam mit dem Patienten treffen. Der Arzt verschreibt, aber er schreibt nicht vor. Er empfiehlt, aber er befiehlt nicht an. So muß sich der Kreis schließen. Was im Gespräch beginnt, soll im Gespräch enden. Nach dem Ausflug in die Apparatemedizin mit ihren technischen Untersuchungen wird der Dialog zwischen Arzt und Patient nun wiederaufgenommen. Der Dialog erst erlaubt die ganzheitliche Zusammenschau. Und er gibt den Ausschlag, welcher Behandlungsweg ein-

Tabelle 5 Typische Untersuchungsergebnisse bei Schilddrüsenkrankheiten

Diagnoseverfahren	Jodmangelstruma	Schilddrüsenüberfunktion	Schilddrüsenunterfunktion
Sonographie	normale Echostruktur vergrößert ohne/mit Knoten	normal groß, vergrößert, eventuell knotig, echoarme Struktur	normal groß oder verkleinert, echoarme Struktur, eventuell mit Knoten
Blutuntersuchung:			
– TSH	normal	erniedrigt	erhöht
– TSH nach TRH	regelrechte Antwort	fehlende Antwort	überschießende Antwort
– (F) T3	(hoch) normal	hoch	normal oder niedrig
– (F) T4	normal	hoch	niedrig
– Antikörper	negativ	positiv bei Morbus Basedow	positiv bei Hashimoto-Thyreoiditis
Szintigraphie: Aufnahme einer radioaktiven Indikatorsubstanz (^{99m}TcO$_4$, ^{123}J) durch die Schilddrüse	leicht erhöhte Radionuklid-Aufnahme, eventuell Nachweis von kalten Knoten	bei Autonomie meist lokal, bei Morbus Basedow diffus erhöhte Radionuklid-Aufnahme	meist niedrige Radionuklid-Aufnahme, inhomogene Radionuklid-Verteilung

zuschlagen ist. Der Weg – zu leicht und zu oft wird es vergessen – ist von
Arzt und Patient gemeinsam zu beschreiten

Nur so ist zu vermeiden, daß der Arzt sich von falscher Laborgläu-
bigkeit und falsch verstandenem naturwissenschaftlichen Anspruch dazu
verleiten läßt, statt des ganzen Menschen allein dessen, sagen wir, überhöh-
ten Schilddrüsenhormonspiegel zu behandeln. Nicht selten heben gerade in
der Schilddrüse die Auswirkungen krankhafter Prozesse einander auf, beispielsweise wenn ein heißer autonomer Knoten eine Unterfunktion wett-
macht oder deren Symptome entschärft. Wird nun ohne Kenntnis des Zu-
sammenhangs der Autonomiewille des renitenten Schilddrüsenareals gebrochen, kann sich die Unterfunktion ungebremst entfalten – und dem Patienten geht es schlechter als zuvor.

Der Jodmangelkropf

☰ Überblick

Die Jodmangelstruma treibt in den Hälsen der Menschen ihr Unwesen und stellt das Gesundheitswesen der gesamten Welt vor ein nicht gerade unwesentliches Problem. Nach Angaben der Weltgesundheitsorganisation (WHO) leben mindestens eine Milliarde Menschen im Jodmangel. In Deutschland machen rund 25 bis 30 Millionen Bürger, das sind wenigstens 30 Prozent der Bevölkerung, ihre Jodarmut mit Schilddrüsenwachstum wett. Das bedeutet Kropf, und in der Tat ist der Kropf die mit Abstand häufigste Schilddrüsenkrankheit. Sicherlich haben nicht alle Kröpfe für ihre Träger gleich einen Krankheitswert – aber zuletzt läuft es doch meist darauf hinaus. Denn nach langen Jahren fehlenden Jods und fehlender Behandlung fehlt es auch nicht an einer zunehmenden Verknotung des Kropfes, die leicht in eine Fehlfunktion münden kann.

Wer vermeiden will, daß ein Fehl das andere und obendrein noch Tadel nach sich zieht, muß den Kropf frühzeitig erkennen und langzeitig mit Medikamenten behandeln: bei jüngeren Patienten mit Jod in Form von Jodid und bei älteren Patienten mit Schilddrüsenhormonen, womöglich in Kombination mit Jodid. Hat sich im Kropf aber bereits ein Knoten entwickelt, oder rückt er seiner anatomischen Nachbarschaft zu dicht auf den Leib, bleibt nur der Griff zum Skalpell oder der Rückgriff auf radioaktives Jod: Man bereitet dem Kropf den Garaus – muß dafür aber das restliche Leben lang oft genug Schilddrüsenhormone verabreichen.

☰ Ergänzende Bemerkungen

Über den Jodmangelkropf wurde in vorausgehenden Abschnitten so manches Wort verloren: über sein Wesen, über seine Häufigkeit, über die Zeichen, die er im Körper setzt, und über die Beschwerden, mit denen er seine Träger plagt – der aufmerksame Leser wird die meisten dieser Worte gefunden haben. Das wichtige Thema der Kropfbehandlung blieb freilich ausgespart. Ihm ist der nächste Abschnitt vorbehalten, und der macht denn auch das Kernstück des ganzen Kapitels aus. Zuvor aber wird in diesem Abschnitt ergänzend gesagt, was zu den Voraussetzungen, zur Entstehung und zur Erkennung des Kropfes an Wichtigem bislang nicht gesagt wurde.

═══   Zu den Voraussetzungen der Jodmangelstruma

Der Jodmangelkropf hält, was sein Name verspricht. Er erwächst aus dem Jodmangel. Er ist somit ein Mangelgewächs und zugleich ein gutes Beispiel für das häufige Phänomen, daß aus einem Zuwenig hier ein Zuviel dort entsteht, daß ein Defizit auf der einen Seite einen Überschuß auf der anderen hervorbringt. Der Jodmangelkropf bezeugt das Phänomen der Kompensation. Die Kompensation nimmt Gestalt an, wenn die Jodzufuhr dem Jodbedarf auf Dauer nicht gerecht wird. Die Jodunterversorgung des Körpers im allgemeinen und der Schilddrüse im besonderen setzt voraus, daß in der Außenwelt Jodarmut herrscht.

Die Herrschaft der Jodarmut aber wird getragen von zwei Bedingungen: zum einen stellt die Natur nicht genügend Jod zur Verfügung (Abb. 25), zum anderen erfährt die natürliche Knappheit keinen künstlichen Ausgleich – sei es, daß der Mensch sich darauf nicht versteht, sei es, daß er es aus anderen Gründen versäumt, das äußere Defizit aus künstlich geschaffenen Ressourcen zu decken. Um es anders auszudrücken: das Jod muß im Körper verknappen, wo die natürlichen Jodquellen es nur zu einem spärlichen Rinnsal bringen und die künstlichen Jodquellen nicht zur Bewässerung (Bejodung) genutzt werden.

───   *Natürliche Jodquellen – ein spärliches Rinnsal*

An Jod sind mitunter selbst die Reichen arm – wie das sonst so reiche Deutschland und seine alpenländischen Nachbarn. Denn in den Alpenregionen haben zum Ende der Eiszeit die Schmelzwasser der Erde das Jod entzogen und in die Ozeane gespült – und dabei ganze Landstriche in die Jodarmut gestürzt. Die Jodspuren, die sich zwischen Alpen und Nord- und Ostseestrand heute im Boden und damit in Nahrung und Trinkwasser noch finden, reichen nicht hin, um deutsche Schilddrüsen aus der Jodnot zu retten.

Mitunter sind die Deutschen berechnend: Ihre Berechnungen ergaben, daß sie (also wir) im Durchschnitt gerade mal ein Drittel der empfohlenen Tagesmenge Jod aufnehmen. Die Empfehlung lautet: täglich 150 bis 200 Mikrogramm. Am Urin sollt ihr sie erkennen, die Jodbedürftigen – genauer gesagt: an der Jodausscheidung im Urin! (s. S. 80). Deren Tagesmittelwert macht bei normaler Nierenfunktion und Harnmenge 66 Mikrogramm aus, wo es doch wenigstens 150 Mikrogramm sein sollten. So beträgt das deutsche Joddefizit – für einen Tag und großzügig gerechnet – 100 bis 150 Mikrogramm (Abb. 26).

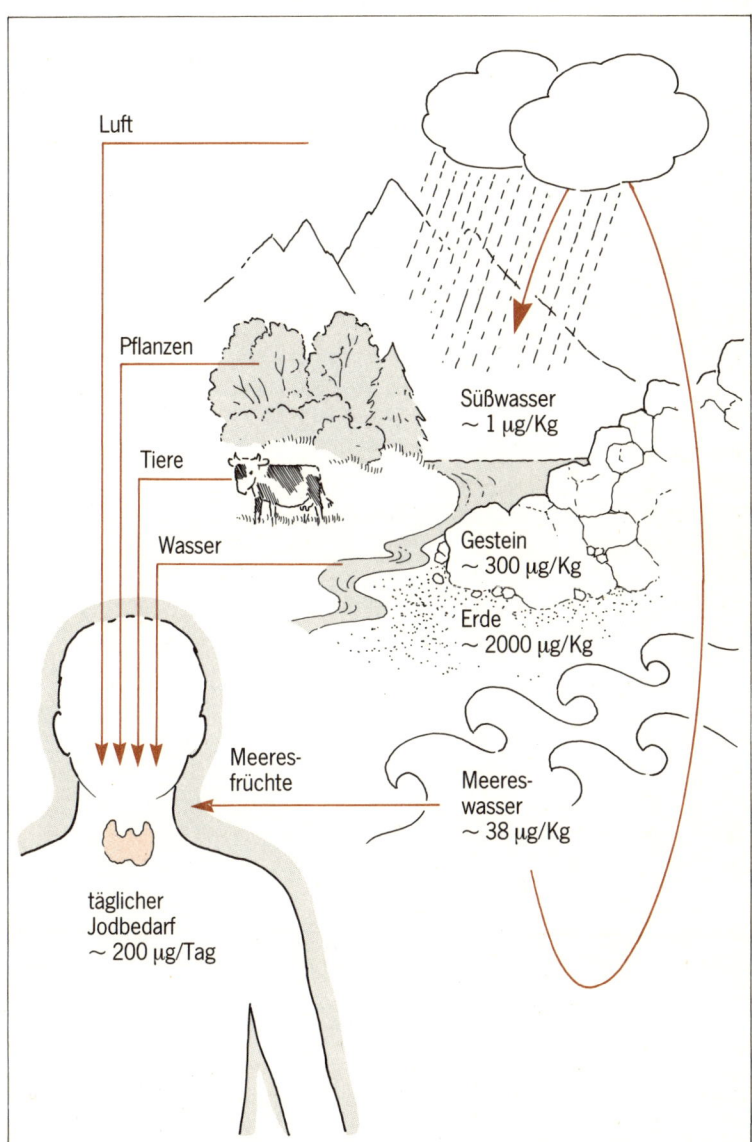

Abb. 25 Jod, das für eine ungestörte Funktion der Schilddrüse unentbehrliche Spurenele-
ment, nimmt der Mensch größtenteils durch die Nahrung auf. In Deutschland
reicht das natürlich vorkommende Jod meist nicht aus, den täglichen Jodhunger
der Schilddrüse von etwa 200 µg zu stillen.

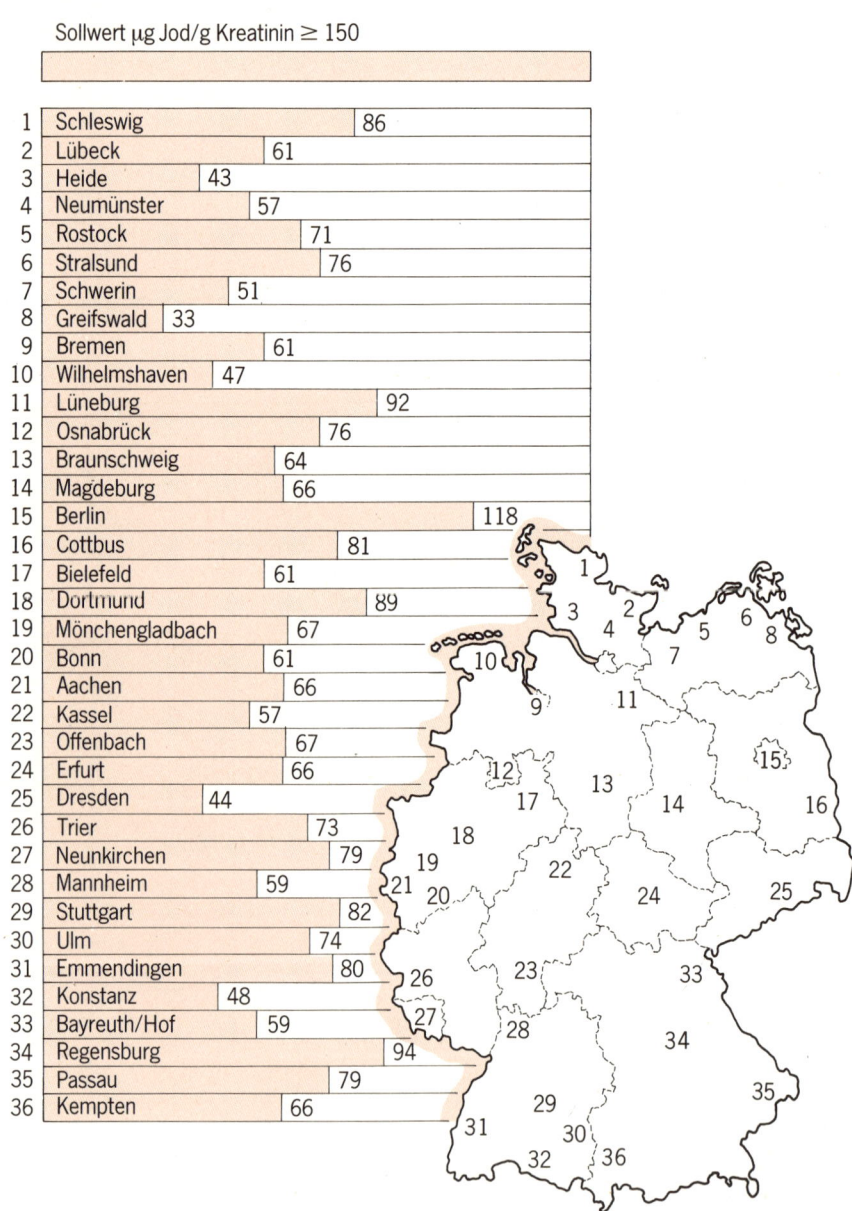

Sollwert µg Jod/g Kreatinin ≥ 150

1	Schleswig	86
2	Lübeck	61
3	Heide	43
4	Neumünster	57
5	Rostock	71
6	Stralsund	76
7	Schwerin	51
8	Greifswald	33
9	Bremen	61
10	Wilhelmshaven	47
11	Lüneburg	92
12	Osnabrück	76
13	Braunschweig	64
14	Magdeburg	66
15	Berlin	118
16	Cottbus	81
17	Bielefeld	61
18	Dortmund	89
19	Mönchengladbach	67
20	Bonn	61
21	Aachen	66
22	Kassel	57
23	Offenbach	67
24	Erfurt	66
25	Dresden	44
26	Trier	73
27	Neunkirchen	79
28	Mannheim	59
29	Stuttgart	82
30	Ulm	74
31	Emmendingen	80
32	Konstanz	48
33	Bayreuth/Hof	59
34	Regensburg	94
35	Passau	79
36	Kempten	66

Abb. 26   Jodmangel in ganz Deutschland: Die Jodausscheidung im Harn in µg/g Kreatinin liegt in allen Regionen unterhalb des Sollwertes (Daten von über 2000 Stichproben, zusammengestellt nach R. Gutekunst, 1992).

In Zeiten hormoneller Umstellung wie Pubertät, Schwangerschaft und Wechseljahren gerät die Jodbilanz bei gleichbleibender Jodzufuhr noch mehr in die roten Zahlen: der Bedarf ist gesteigert. Zumal die Frauen mit ihren unsteten, obzwar regelmäßigen Hormonaktivitäten haben es dabei schwer: sie sind dreimal so häufig betroffen wie die Männer (s. Tabelle 1, S. 29).

___ *Die künstlichen Jodquellen bleiben (noch) ungenutzt*

Die natürliche Jodarmut deutscher Lande erzwänge noch lange keine Jodunterversorgung deutscher Schilddrüsen – mit künstlicher Bejodung wäre leicht Abhilfe zu schaffen. Wie das geht, haben unsere alpinen Nachbarn uns nicht nur eifrig, sondern auch erfolgreich vorexerziert: durch konsequente Jodierung des Speisesalzes. Seitdem in Österreich und in der Schweiz grundsätzlich Jodsalz verwendet wird, ist die Kropfhäufigkeit auf zwei bis drei Prozent zurückgegangen. Die Zahlen ließen sich unbedenklich auf deutsche Kröpfe übertragen.

Um so wichtiger wäre auch in Deutschland der Einsatz nachbarlich geprüfter und für gut befundener Methoden zur bundesweiten angemessenen Jodversorgung. Auf diese Weise könnte man der natürlichen Jodarmut ein Schnippchen schlagen – aber nur, wenn politisch dafür die Weichen gestellt werden. Lange Zeit verhallte der Jodruf unerhört in den Ohren der Politiker, indes einem Gutteil der Bürger im wahrsten Sinne des Wortes der Kragen platzte. Noch florieren die Kröpfe der Deutschen, doch scheint das Ende ihrer Blütezeit heraufzudämmern.

Zwar ist eine gesetzlich reglementierte Jodierung des Trinkwassers oder generelle Verwendung von jodiertem Speisesalz nicht durchsetzbar, doch ist mittlerweile immerhin eine politische Entscheidung zugunsten der Förderung einer bevölkerungsweiten wirksamen Jodprophylaxe gefallen (s. S. 247). Somit wächst die Aussicht, daß der Verkropfung der Bewohner deutscher Landstriche zuletzt doch noch vorsorglich Einhalt geboten wird.

Bei konsequenter Nutzung der Möglichkeiten, welche die neue Jodverordnung schafft, könnte der hiesige kollektive Jodmangel bis zum Jahr 2000 behoben sein. Bis dahin bleibt freilich nichts übrig, als die Vorsorge weiterhin jedem einzelnen zu überlassen und durch Aufklärung, wie sie in diesem Buche steht, möglichst viele der einzelnen dazu anzuhalten. Dabei geht es nicht allein um den Kropf, sondern auch um dessen Folgen: drei Viertel aller Schilddrüsenkrankheiten sind gleichermaßen dem Jodmangel wie dem Mangel an Jodprophylaxe anzukreiden. Sie könnten weitgehend ver-

mieden werden ebenso wie der überwiegende Teil der jährlich nahezu
100000 Operationen an deutschen Kröpfen.

=== Zur Kropfentstehung

Der (am menschlichen Bedarf gemessen) natürliche Mangel an
Jod und der beharrliche Verzicht auf die Nutzung künstlicher Quellen schaffen in Deutschland einen Engpaß der Jodversorgung. Die generelle Mangel-
versorgung allein macht indes noch keine Kröpfe. Bei gleicher Ausgangslage entwickelt nur ein Gutteil der Bevölkerung einen Kropf. Nicht daß der andere Teil besser versorgt wäre oder durch eigenes Jodzutun das allgemeine
Defizit ausgliche – nein! es sind ihre Gene: sie haben eine andere genetische
Ausstattung, die ihnen einfach eine bessere Verwertung des spärlichen
Jods erlaubt. Sie kommen daher mit weniger Jod aus. Generelle Versor-
gungsnöte sind eben nicht das gleiche wie individuelle Unterversorgung.

Anders ausgedrückt: zu dem generellen Jodmangel in der Nahrung muß eine entsprechende erbliche Veranlagung kommen, damit sich
eine tatsächliche Jodunterversorgung einstellt und ein Kropf daraus wird.
Ein guter Jodverwerter mag noch gut versorgt sein, wo ein schlechterer Jodverwerter längst einen Kropf vor sich her trägt. Das Kropfwachstum hängt
davon ab, ob bestimmte Gene vorhanden sind und aktiv werden.

Angestachelt von unzureichender Jodzufuhr sorgen diese Gene für
die Bildung von Eiweißen, welche die Drüsenzellen zur Vermehrung und
das Drüsenorgan zum Wachstum bewegen (Abb. 27). Wer die entsprechenden Gene aber nicht mitbringt, vermag sein (ebenfalls genetisch bedingtes)
Joddefizit nicht mit einem Kropf zu kompensieren – und verfällt womöglich
in eine Schilddrüsenunterfunktion. In der Tat gibt es ja Menschen, deren
Hypothyreose nicht mit einer Vergrößerung der Schilddrüse einhergeht.
Vielleicht ist bei diesen Menschen die Schilddrüse auch nur verkümmert
und gegen Wachstumsimpulse gleichgültig.

Die Beteiligung von Erbfaktoren auf verschiedenen Ebenen des
Kropfgeschehens erklärt die großen individuellen Unterschiede: bei gleicher Jodration entwickelt der eine einen großen, der andere einen kleinen
und der dritte überhaupt keinen Kropf. Demgemäß sind die üblichen Normwerte für den Jodbedarf von Menschen und Schilddrüsen bloß eine Orientierung, die im Einzelfall allenfalls nach oben hin verbindlich ist: Wessen Jodzufuhr den angegebenen Wert überschreitet, der darf sich sicher fühlen. Er
muß weder Jodmangel leiden noch einen Kropf fürchten. Wer indes darunter bleibt, mag dennoch ausreichend versorgt sein – allein, es fehlt ihm die
Gewähr.

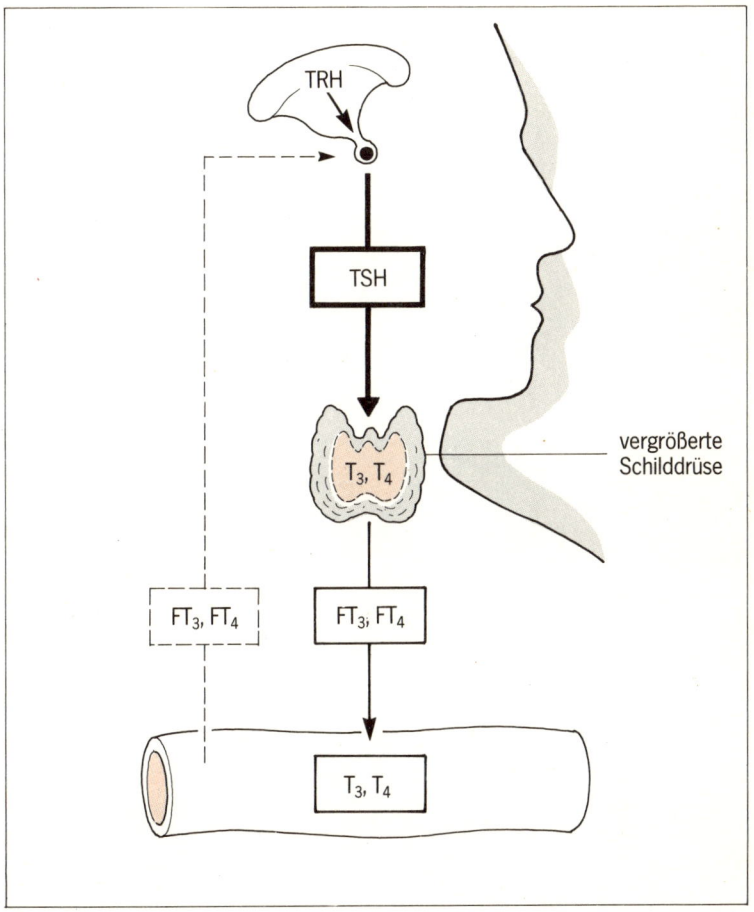

Abb. 27   Während früher angenommen wurde, daß Jodmangel die Schilddrüsenhormone
im Blut absinken läßt und der resultierende Anstieg des TSH-Spiegel einen Kropf
herbeiführt, wird heute die Hauptrolle bei der Kropfentstehung Wachstumsfaktoren innerhalb des Schilddrüsengewebes zugesprochen, die durch Jodmangel
aktiviert werden.

Ebenso gilt aber umgekehrt: was man ererbt von seinen Vätern,
wird zum Besitz erst, so man es erwirbt. Ist der Kropf genetisch vorgesehen,
wird er doch erst Fleisch und Blut, wenn die Grundbedingung aller Kropfentstehung eine längere Zeitlang erfüllt ist: der individuelle Jodmangel.

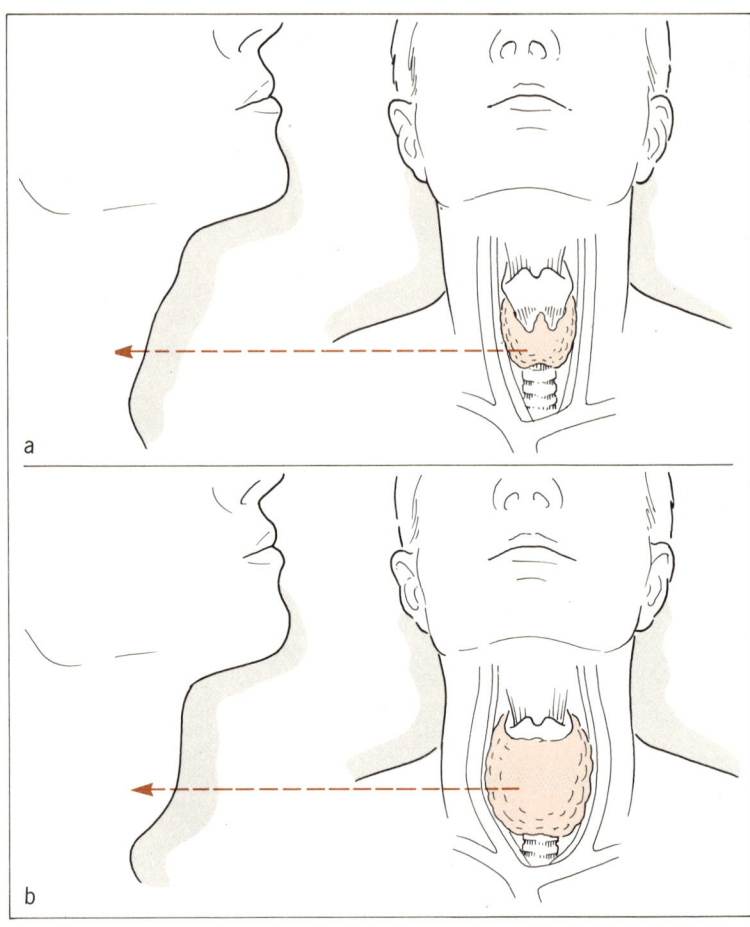

Abb. 28 a) Normal große Schilddrüse.
         b) Vergrößerte Schilddrüse, die das Halsrelief deformiert und sowohl Blutgefäße
            als auch die Luftröhre verdrängt.

Zur Kropferkennung

Was größer wird, wird meist auch schwerer, deswegen aber noch lange nicht beschwerlich. So macht auch der Kropf, insbesondere in seiner Frühzeit, häufig keine oder nur geringe Beschwerden. Will der Patient ihn an sich entdecken, muß er sich darauf verstehen, andere Zeichen zu lesen.

Am deutlichsten lesbar ist dabei noch jenes Kropfzeichen, das zu vernehmen ist, wenn der Umfang des Halses zunimmt und der Kragen, der diesen umfängt, nicht mehr zugeht (Abb. 28). Manche Patienten werden ihres Kropfes nicht eher gewahr, bis ihr soziales Umfeld darauf stößt – oder gar daran sich stößt. Als Entdecker kann aber auch der Arzt auf den Plan treten. Denn wo es um Kropf und Kragen geht, beweist der Arzt bisweilen seinen Spürsinn, bevor der Patient etwas spürt: mancher Kropf wird auf diese Weise aufgespürt.

Leichter ist es für Arzt und Patient, wenn der Kropf über ein bestimmtes Maß hinauswächst: er wird dann unübersehbar oder wenigsten unüberspürbar: Expandiert die Schilddrüse nach außen, wird der Kropf für jedermann sichtbar, sobald die vordere Halsregion ihr gewohntes Profil verliert. Expandiert sie nach innen, verschafft sich der Kropf zunächst durch wachsenden Druck beim Patienten Gespür und macht sich ihm zuletzt durch einschlägige Beschwerden nachhaltig bemerkbar (Abb. 29).

Noch leichter wäre es freilich, würde der Arzt, unabhängig von seinem Tast- oder Sichtvermerk des Kropfes oder dessen Verspür durch den Patienten, grundsätzlich die Schilddrüse sonographisch auf ihren Zustand

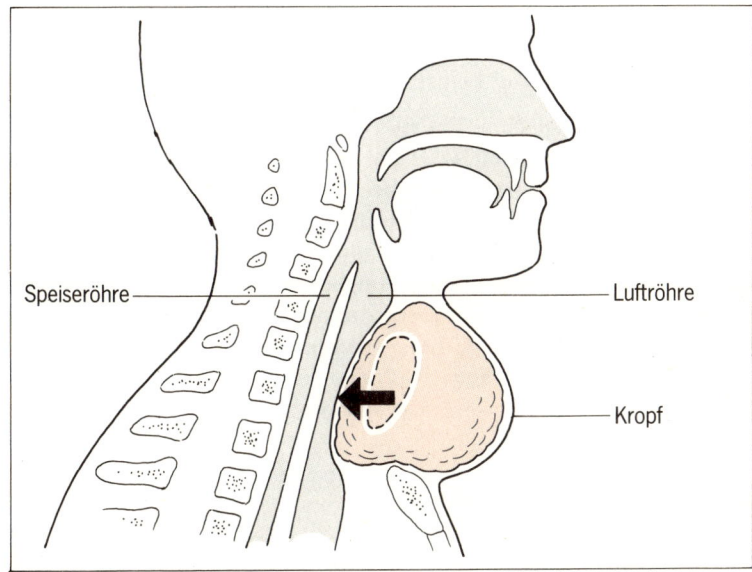

Speiseröhre — Luftröhre

Kropf

Abb. 29 Seitansicht eines großen Kropfes, der die Luftröhre nach hinten verdrängt und einengt.

und ihre Beschaffenheit untersuchen – gewissermaßen als Standardfrüherkennungsmaßnahme. Bei einer bundesweiten Kropfhäufigkeit von 30 bis 40 Prozent (s. Tab. 1, S. 29) fiele die Trefferwahrscheinlichkeit entsprechend hoch aus.

Durch solche Früherkennung würde unterbunden, daß der Kropf erst einmal ungestört bis zur Schwelle seiner Krankheitswertigkeit wächst und gedeiht. Dann ist er nämlich im doppelten Sinne eine Krankheit: sein Expansion geht auf Kosten und zu Lasten der anderen Halsorgane; zugleich deuten sich erste Auswirkungen auf den Funktionszustand der verkropften Schilddrüse an. Werden die Weichen nicht rechtzeitig gestellt, ist eine Entgleisung des Schilddrüsenstoffwechsels zur Überfunktion oft nicht zu vermeiden. Gestellt aber werden die Weichen mit der Behandlung.

Behandlung des Jodmangelkropfes

Von den 25 bis 30 Millionen Kröpfen, die zusammen mit ihren Trägern ohne großes Süd-Nord-Gefälle heute deutsche Stadt und deutsches Land bevölkern, gelangen lediglich etwa zehn Prozent in Behandlung. Wie anzunehmen ist, sind das vornehmlich solche, die bereits an Komplikationen der Verkropfung leiden – darunter alle Kröpfe, denen nur mit dem Messer beizukommen ist. Die meisten Operationen wären vermeidbar, würden sich die Kropfträger nur beizeiten in (medikamentöse) Behandlung begeben.

Einen logischen Schritt weitergedacht tut sich die Einsicht auf, daß die Empfänger künftiger Operationen sich aus den 90 Prozent bislang unbehandelten Kropfträgern rekrutieren müssen. Wer, so ist dann aber zu fragen, wollte einem weiteren Kropfwachstum nicht medikamentös Einhalt gebieten, wenn ihm dadurch eine Operation erspart bliebe. – Noch dazu würde man der Gefahr drückender Halsbeschwerden von vornherein aus dem Wege gehen – und sich einen vorbeugenden Schönheitsdienst erweisen, indem man es auf eine kropf-halsige Verunzierung gar nicht erst ankommen läßt. Es heißt zwar, wo der Kropf Mode ist, wird der glatte Hals ausgelacht. Doch wie könnte Mode sein, was so viele tragen?

Medikamentöse Behandlung

Die medikamentöse Behandlung der Jodmangelstruma ist nur sinnvoll, solange sich diese in Knotenfreiheit befindet. Andererseits lassen sich mit einer frühzeitigen medikamentösen Behandlung die meisten Komplikationen und Operationen vermeiden: die Kröpfe würden weder das Knotenstadium noch operationspflichtige Größe erreichen. Überdies ist die Behandlung für den Patienten keine Belastung. Die Substanzen, die eingesetzt werden, sind dem Körper längst vertraut: Jod (in Form von Jodid), auf dessen Zufuhr von außen er ohnehin angewiesen ist; Synthetisch hergestellte Schilddrüsenhormone, von denen die Körperzellen als Endverbraucher nicht einmal wissen, daß nicht die Schilddrüse selbst der Produzent und Zulieferer ist – und wüßten sie's, es würde sie nicht kümmern. Jodid und Schilddrüsenhormone werden gerne in Kombination eingesetzt, was der natürlichen Situation durchaus entspricht: schließlich zählt der Körper ja auf beide. Die medikamentöse Behandlung findet ihren Sinn insbesondere bei knotenfreien Kröpfen.

—— Behandlung mit Jodid

Gebt dem Körper, was des Körpers ist – er soll nicht darben! Daß der Körper als Fürsprecher der Schilddrüse Jod verlangt und verlangen muß, ist dem Leser mittlerweile vertraut. Solange dieser konjunkturunabhängigen Dauernachfrage in Deutschland noch nicht das entsprechende Jodangebot gegenübersteht, hat die Medizin auch einen logistischen Auftrag zu erfüllen. Spätestens wenn die Schilddrüse ihrem Jodmangelzustand durch einen Kropf eindrücklichen Nachdruck verleiht, wird der Arzt als Jodlieferant einspringen: Jedenfalls bei Kindern und Jugendlichen, aber auch bei Erwachsenen bis 40 Jahren (der Alteisengrenze des Arbeitsmarktes), sofern das Sonogramm ihrem Kropf Knotenfreiheit bescheinigt. Mit der Jodidbehandlung entfallen die Wachstumsimpulse, die eine Jodunterversorgung der Schilddrüse beschert. Die Schilddrüse wird sich fortan zurückhalten, der Kropf an Gewicht und Gewichtigkeit und damit auch an Ausdehnung verlieren: im Durchschnitt bis zu 30 Prozent des eingangs der Therapie festgestellten Ausgangswerts.

Freilich verspricht die Jodid-Therapie nur dann Erfolg, wenn noch genügend funktionstüchtiges Schilddrüsengewebe erhalten ist. Der Kropf darf also nicht zu alt sein: sonst ist er von vielen Knoten verhärtet und läßt sich auch vom Jod nicht mehr erweichen. Deshalb ist »vierzig« die magische Grenze. Wer von den Kropfträgern älter ist, dessen Kropf ist meist schon zu alt für Jodid allein.

Für alle anderen Kropfträger aber ist die regelmäßige Einnahme von Jodid die Therapie der Wahl. Ob Schulkind, Jugendlicher oder Erwachsener – in der Dosierung sind sie sich einig: mit 200 bis 300 Mikrogramm Jodid am Tag hat die Schilddrüse es nicht mehr nötig, sich noch weiter auszudehnen, immer noch mehr hormonbildende Zellen (Thyreozyten) anzubauen oder einzufügen. Das Jodid kommt in Gestalt von Tabletten: einer niedrig dosierten für die tägliche Einnahme und einer höher dosierten für die wöchentliche Einnahme (s. Medikamentenliste im Anhang, S. 252).

Eine jodbewußte Ernährung ist zusätzlich zu empfehlen. Mit einer kleinen Umstellung der Eßgewohnheiten auf jodreiche Nahrung ist der Schilddrüse gut gedient. Ob Schellfisch, Seelachs, Kabeljau oder Scholle (die des Meeres, nicht die des Landwirts!): wer ein Freund solcher Meeresfrüchte ist, darf diese nunmehr eifrig pflücken. Das jodreiche Meer läßt seine Bewohner an seinem Reichtum teilhaben. Es gibt aber noch mehr Möglichkeiten: Wem Mineralwasser mundet, dem wird auch bei dessen jodhaltigen Spielarten nicht der Genuß vergehen. Und wer seine Speisen mit jodiertem Speisesalz versalzt, hat dann zumindest *einen* Nutzen davon (s. Seite 103).

—— *Behandlung mit Schilddrüsenhormonpräparaten*

Wer die Midlife-Krise noch vor sich hat und in seiner Struma keine Knoten, dem kann statt mit Jodid auch mit Schilddrüsenhormon-Tabletten geholfen werden. Die beiden Behandlungen stehen in ihrem Schrumpfeffekt auf die übergrößerte Schilddrüse einander nicht nach. Man wird in jedem Fall auf die Hormontherapie ausweichen, wenn ein Kropf ohne Knoten auf die Jodid-Tabletten nicht mehr anspricht oder wenn er in die Jahre kommt.

Man macht sich hierbei den Steuermechanismus der Schilddrüse zunutze (Abb. 30). Es wird gerade soviel Hormon zugeführt, daß der Bedarf des Körpers an Schilddrüsenhormonen abgedeckt ist. Die T3- und T4-Spiegel sind hoch; also sieht die Hirnanhangdrüse davon ab, die verkropfte Schilddrüse weiter anzutreiben. Eine löbliche Absicht: der Kropf kann nun seine Hormonproduktion auf das unvermeidliche Minimum (die Basisproduktion) drosseln. Auf diese Weise »ruhiggestellt«, hört er auf zu wachsen – mehr noch: er wird weniger.

Die Erklärung dafür ist einfach: Organe verkleinern sich oder verkümmern gar, wenn sie nicht mehr in Betrieb sind oder gerade noch auf Sparflamme laufen (Abb. 31). Man sehe sich nur an, wie ein Muskel, der gipsverbunden für längere Zeit aus dem Verkehr gezogen wird, an Substanz verliert und dahinschwindet. Eine vergrößerte Schilddrüse, die zum Rasten gezwungen ist, rostet zwar nicht – aber sie verkleinert sich und wird womöglich auf ihre ursprüngliche Größe zurechtgestutzt (Abb. 30 und 31).

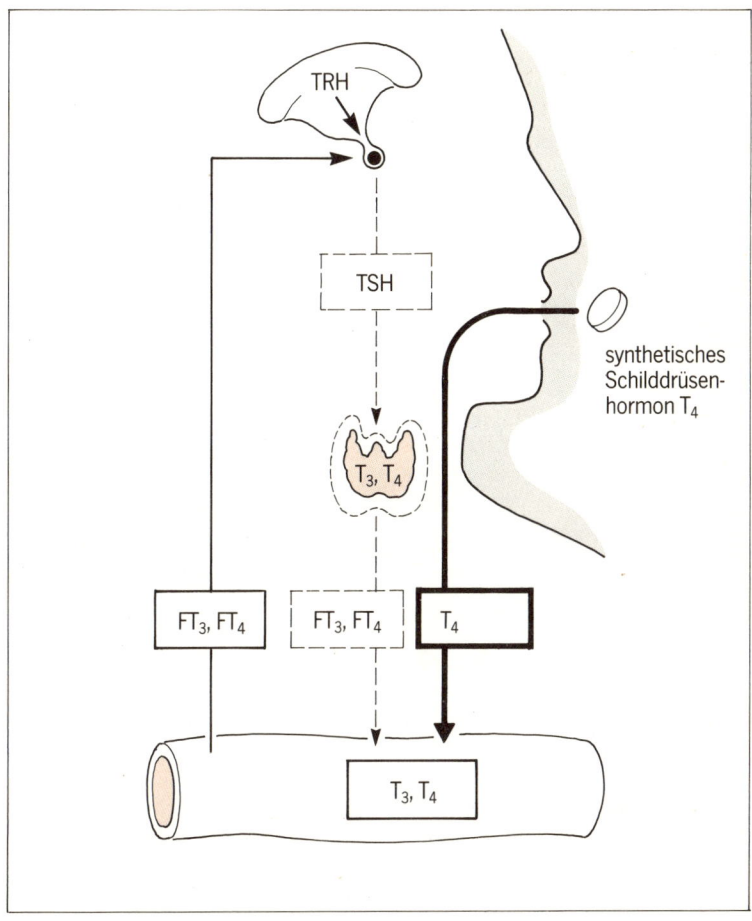

Abb. 30   Prinzip der Behandlung des Kropfes mit Schilddrüsenhormontabletten, die zu einer Unterdrückung der Aktivität des übergeordneten Zentrums und damit zur Entlastung der Schilddrüse führen. Darüber hinaus ist ein Ausgleich des Jodmangels
mit Jodid erforderlich.

Diese Fast-Stillegung der Schilddrüse funktioniert nur, weil die
Hirnanhangdrüse ganz still hält: Sie läßt sich hier etwas vormachen und
glaubt, die Schilddrüse produziere genügend Hormone. Vielleicht ist es ihr
aber auch egal, woher die Hormone stammen. Jedenfalls muß der T3-Spie-
gel so hoch sein, wie die Norm es verlangt. Man könnte also einfach die entsprechende Menge T3 verabreichen. Stattdessen bekommt T4 den Vorzug –

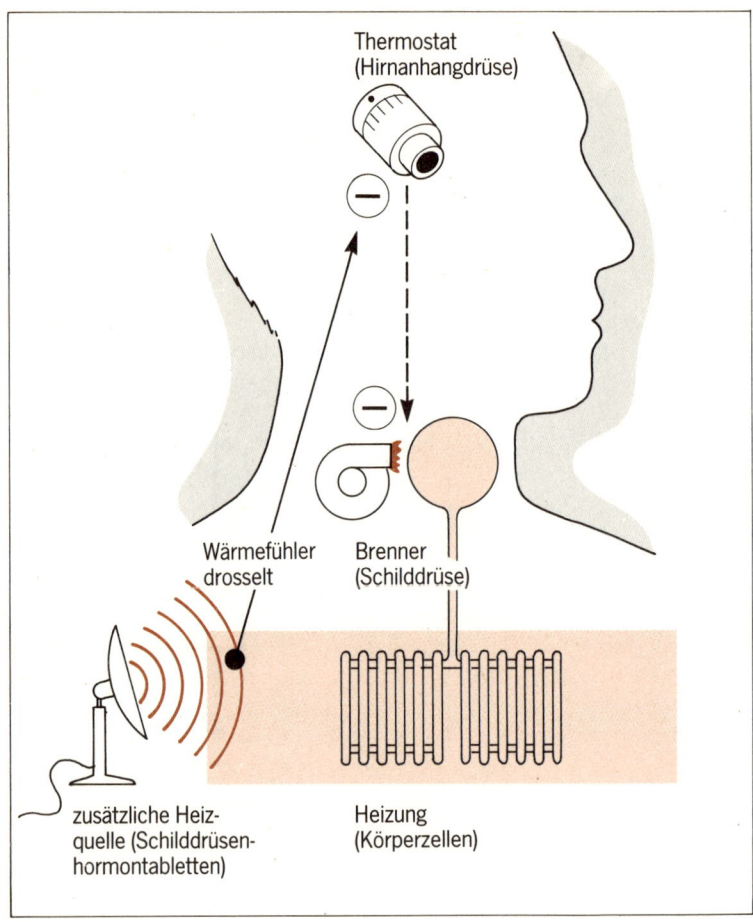

Abb. 31   Durch ein elektrisches Heizgerät (= Schilddrüsenhormon-Tabletten) läßt sich über
den Thermostat der Ölbrenner (= Schilddrüse) »ruhigstellen« (Vergleich Abb. 8, s.
S. 51).

und wird als Levothyroxin (s. Medikamentenliste im Anhang) unter die Leu-
te gebracht: 100 bis 150 Mikrogramm pro Tag sind in der Regel ausreichend.
Thyroxin verweilt länger im Blut (das heißt, es hat eine längere biologische
Halbwertzeit) als sein Hormonkollege Trijodthyronin, der letztlich die Arbeit macht. Levothyroxin dient mithin als eine Art Depot, aus dem sich der
Körper dann sein T3 selber nachholt – je nach Bedarf, wie er es ja auch unter
natürlichen Umständen tut (s. S. 48).

Es ist klar, daß die medikamentöse Ruhestellung der zum Kropf gewandelten Schilddrüse ein längeres Unterfangen ist. Am besten, man integriert die Hormontablette in das alltägliche Morgenritual. Man nehme sie, von der Nacht ernüchtert, als frühestes Stück des Frühstücks – und hat damit die Schilddrüse für den Tag bereits abgehakt. Irgendwelche Schäden ob dieser Behandlung sind bei angemessener Dosierung nicht zu erwarten. Man wird sich an die tägliche Einnahme des Levothyroxins gewöhnen, ohne daß sich daraus eine Gewöhnung entwickelt. Das T4 in den Tabletten ist zwar künstlich hergestellt, doch vom körpereigenen Thyroxin nicht zu unterscheiden – vom Körper nicht, und vom Chemiker erst recht nicht (s. auch S. 202 ff).

Wer zu spät behandelt wird, den bestraft die Krankheit. Je früher der Kropf eine therapeutische Entlastung erfährt, desto ungetrübter ist seine Aussicht auf Rückbildung. Der Patient indes ist zweimal gefordert: Er muß erstens seinen Kropf rechtzeitig zum Arzt bringen und zweitens die Therapie konsequent durchhalten. Doch wer ist schon konsequent? Die Hälfte der Patienten – so schätzt man, ohne dies zu schätzen – wird mehr oder weniger therapieflüchtig. Sie bleibt nur sporadisch bei der Stange.

Und dies, obwohl die Langzeitbehandlung der Jodmangelstruma mit Schilddrüsenhormontabletten heute so lange gar nicht mehr dauert. Vor kurzem noch ging diese Behandlung über viele Jahre, oft sogar zeitlebens (wenn sie denn durchgehalten wurde!). Mittlerweile ist man (zumindest in dieser Sache) klüger geworden: Das Echo des Ultraschalls hat den Ärzten zu der Erkenntnis verholfen, daß der Kropf unter Levothyroxin-Einfluß sich innerhalb von sechs bis zwölf Monaten zurückbildet (das berühmte Minuswachstum) – und danach nicht mehr. Folgerichtig macht das Levothyroxin nach ein bis eineinhalb Jahren dem Jodid Platz.

Ohne anschließende Jodidbehandlung würde der mühsam erwirkte Schrumpfkropf rasch wieder alter Größe entgegenstreben. Um die Schilddrüse von Anfang an auf das rechte Jodniveau zu bringen, wird die Therapieablösung durch das Jodid überlappend vollzogen: man beginnt mit dem Jodid, bevor das Levothyroxin abgesetzt wird. Übernimmt dann das Jodid die Alleinverantwortung, kommt es in der Regel ganz gut damit zurecht: Die Schilddrüse, verkropft oder unverkropft, zeigt dabei Größenkonstanz. In der Ausnahme mag sie dennoch weiterwachsen. Man wird dann notgedrungen auf das Levothyroxin zurückfallen: dieser Rückfall soll dem Weiterwuchs ein Ende setzen.

—— Kombinierte Gabe von Jodid und Schilddrüsenhormonen

Die bei der Ablösung von Levothyroxin durch Jodid kurzfristig praktizierte Kombinationsbehandlung ist, länger geübt, bei manchen Patienten überhaupt die einzige Methode, dem Kropf beizukommen und ihn kleinzukriegen. Die Therapieerfahrungen mit Extrakten aus tierischen Schilddrüsen, die neben Schilddrüsenhormonen jede Menge Jod enthalten und früher zum Wohle menschlicher Schilddrüsen aufbereitet wurden, gehen dahin, daß von der Kombination eine größere Verkleinerung widerspenstiger Kröpfe erwartet werden darf als vom Jodid oder Levothyroxin allein.

Die Logik hinter der Kombinationstherapie ist bestechend: Man erledigt zwei Anliegen mit einer therapeutischen Klappe. Mit dem Jodid wird der Kropf von weiteren Wachstumsimpulsen, mit dem Levothyroxin von seinen Produktionszwängen befreit. Demgemäß ist die Dosierung zu wählen: 100 bis 150 Mikrogramm Levothyroxin und 100 bis 200 Mikrogramm Jodid.

Die Kombinationstherapie bietet eine Alternative zur reinen Jodid- oder Levothyroxin-Behandlung. Leider kommt die geballte Kraft des therapeutischen Tandems auch wieder nur an den unverknoteten Kröpfen jüngerer Patienten zur Geltung. Doch gerade die alten Patienten mit ihren oft kaum weniger alten Knotenkröpfen hätten eine medikamentöse Entknotungs- und Verkleinerungsbehandlung nötig.

—— Nebenwirkungen medikamentöser Schilddrüsentherapie

Die Wirkungen eines Medikaments werden durch seine Nebenwirkungen relativiert. In der Vermeinung des Patienten steht die Wirksamkeit des ihm zugedachten Präparats gegen die lange Liste der Nebenwirkungen oft auf verlorenem Posten. Der Patient wird durch die Angaben auf dem Beipackzettel verunsichert, und der Arzt muß mit begründeten Versicherungen der unbegründeten Verunsicherung entgegenwirken.

In der Tat kann der Arzt dem Patienten ruhigen Gewissens versichern, daß die aufgelisteten Nebenwirkungen zwar vereinzelt vorkommen, im Einzelfall aber nur mit sehr geringer Wahrscheinlichkeit auf ihn zukommen. Die Auflistung soll lediglich das Bewußtsein von Arzt und Patient für den Fall schärfen, daß so ein Fall eintritt – daß also eine mögliche zur tatsächlichen Nebenwirkung wird. Wenn der Patient dann geschärften Blickes eine Nebenwirkung an sich zu beobachten glaubt, sollte er dem Arzt davon Kunde geben, nicht aber einfach die Therapie abbrechen. – Er würde womöglich der Gesundung seiner Schilddrüse Abbruch tun.

Nur ganz selten kommt es vor, daß die Schilddrüsenhormontabletten nicht vertragen werden. Anfangs weiß die Schilddrüse noch nicht, daß sie ruhiggestellt werden soll: Sie ist noch voll aktiv, und die zugeführten und die selbstproduzierten Schilddrüsenhormone bringen den Blutspiegel kurzfristig auf eine Höhe, in der dem Patienten schwindelt. So entwickelt er Symptome der Überfunktion – aber von einer unerträglichen Unverträglichkeit kann keine Rede sein. Dennoch ist der Arzt zu verständigen. Er wird die Dosis verringern, bis die Schilddrüse ihre Eigenproduktion verringert (s. Abb. 30, s. S. 111). Nach etwa zwei Wochen ist dies der Fall: von da an wird die ursprüngliche Dosis meist anstandslos vertragen.

Die Skepsis gegenüber Schilddrüsenhormonpräparaten wird indes nicht nur von der langen Liste möglicher Nebenwirkungen geschürt, sondern auch von allgemeinen Vorbehalten gegen Hormonbehandlungen. Die Vorbehalte sind hier unbegründet: das Levothyroxin nimmt der zum Kropf überstrapazierten Schilddrüse lediglich die Arbeit ab. Dem Körper ist es einerlei, woher er seine lebensnotwendigen Stoffe bezieht – aus eigener Produktion oder aus der Tablette. Aber er freut sich, wenn er sich weniger dafür plagen muß. Die Schilddrüse jedenfalls wird es ihm danken – nimmt sie doch an Umfang und Gewicht *ab* und dafür wieder ihre frühere Gestalt *an*.

Die Freude indes kann sich trüben, wenn unter dem Einfluß der Schilddrüsenhormontabletten kleinere Knötchen sich trotzdem unversehens zu Knoten auswachsen. Die gilt es dann erneut abzuklären – mittels einer Feinnadelpunktion (s. Seite 86 ff). Wenn man nicht gleich den Patienten zur Operation bittet – vorsichtshalber!

Echte Nebenwirkungen, die unter der Therapie mit Schilddrüsenhormonen gelegentlich zutage treten, sind Ausdruck und Bestätigung der Binsenwahrheit: »Allzuviel ist ungesund.« Die Beschwerden sind demgemäß dem Symptombild der Schilddrüsenüberfunktion entnommen. Allzuoft lassen sich Patienten (und ihr Arzt!) durch solche anfänglichen und meist flüchtigen Beschwerden entmutigen.

Mehr Grund zu Sorgen hätten da ältere Patienten mit Osteoporose: Eine Langzeitbehandlung mit zu hoch dosiertem Levothyroxin kann den Knochen noch poröser machen. Ein Überschuß an Schilddrüsenhormonen über längere Zeit bewirkt auf Dauer einen Unterschuß an Kalzium im Knochen: ein Fehlschuß, der selbst nach Ausgleich der Stoffwechsellage kaum zu korrigieren ist. Daher ist darauf zu achten, daß die Spiegel der Schilddrüsenhormone, insbesondere des T3, sich unter der Behandlung an die Norm halten. Die Dosierung des Levothyroxins darf also nicht zu hoch sein. Bei der heute üblichen Hormonbehandlungsdauer von ein bis zwei Jahren ist die Gefahr einer Entmineralisierung der Knochen aber ohnehin gering. Überhaupt wird bei richtiger Dosierung eine Levothyroxintherapie die Lebensqualität nicht beeinträchtigen – weder durch Knochenerweichung noch anderweitig.

Im Vergleich zur Liste der möglichen Nebenwirkungen von Levothyroxin, die sich zum Teil mit dem Symptomkatalog der Hyperthyreose deckt, nimmt sich die Liste des Jodids versöhnlich kurz aus. Fast könnte man sie übersehen. Das ärztlich verordnete Jod stopft lediglich das Jodloch in der Nahrung von Bürgern, die zu Jodmangelkropfpatienten geworden sind. Nachdem die Politiker nunmehr begonnen haben, dieses Loch zu stopfen, ist zu hoffen, daß aus der deutschen Bürgerschaft in absehbarer Zeit keine Kropfträger mehr hervorgehen.

Freilich ist richtig, daß bei einer solchen Jodprophylaxe ebenso wie bei der Jodbehandlung so manches Schilddrüsenareal seine im Verborgenen geübten Autonomiebestrebungen mit Schützenhilfe des Jodids tatsächlich in die Tat umzusetzen vermag und seine Unabhängigkeit erklärt und alsbald nachdrücklich durch eine (jodinduzierte) Hyperthyreose unter Beweise stellt (s. Seite 133). Die meisten der Schilddrüsenautonomie-gefährdeten Patienten werden allerdings erst gar nicht mit Jodid behandelt. Sie werden mit Hilfe von Sono- und Szintigraphie noch vor der (geplanten) Behandlung identifiziert. Wenn aber eine latente Autonomie unter der Jodidanflutung tatsächlich offenkundig wird, so hat dies sogar einen Vorteil. Dann sind die Karten endlich *auf dem* Tisch und – therapeutisch ausgetrumpft – zusammen mit der vom Jodid beschworenen Hyperthyreose auch rasch wieder *vom* Tisch.

Der zweite Einwand gegen eine Jodidbehandlung läßt sich ob seiner seltenen Geltung noch im gleichen Atemzug wieder entkräftigen. In der Tat: die Jodallergie ist eine Rarität. Und der Jodakne, die hier gleichfalls zu nennen ist, gebührt das gleiche, seltene Prädikat. Gewiß, sie könnte, falls schon vorhanden, sich verschlimmern oder, falls nicht vorhanden, den Durchbruch ins Dasein mit Jodids Hilfe schaffen – allein, dies kommt so selten vor, daß man es kaum erwähnen dürfte.

Wirksamkeit medikamentöser Kropftherapie

Die Behandlung des Jodmangelkropfes mit wirksamen Medikamenten wie Jodid und Levothyroxin gewährleistet noch keinen therapeutischen Erfolg. Die Gründe dafür fallen in zwei Gruppen: die eine betrifft die Beschaffenheit des Kropfes, also die Qualität der Krankheit, die andere die

Regeln, welche das Behandlungsteam Arzt und Patient als Voraussetzung für die Wirksamkeit der Therapie erfüllen müssen.

Die Wirksamkeit von Arzneimitteln bleibt bloße Theorie, solange der Patient, der sie einnimmt, und der Arzt, der sie verschreibt und ihre Anwendung vorschreibt, sich nicht an die Regeln halten, welche die Wirksamkeit des jeweiligen Medikamentes mitbedingen. Der Hauptgrund für die Mißachtung dieser Regeln ist mangelnde Aufklärung. Die Folgen dieses Mangels sind mißverständliche Vorgaben seitens des Arztes und Ängste und Fehleinschätzungen seitens des Patienten, die ihn unwillig und sein Therapieverhalten unstet machen.

Die Angst des Patienten vor einer Langzeithormontherapie und deren vermeintlichen Nebenwirkungen gefährdet nicht selten die konsequente Durchführung der Kropfbehandlung mit Schilddrüsenhormonen. Diese Angst mag sogar dazu führen, daß Arzt und Patient nach der Diagnose »Kropf« vor den Therapiekonsequenzen zurückscheuen und die Krankheit als kosmetisches Problem bagatellisieren.

Die Voraussetzung therapeutischer Wirksamkeit ist auch in Frage gestellt, wenn der Arzt ungenaue Dosierungsvorgaben macht oder der Patient sich über die korrekte Dosierung hinwegsetzt. Alle Behandlungsversuche mit zu niedrigen Dosen müssen scheitern. Die Schilddrüse wird dann von oben in ihrem Produktionseifer nicht genügend gebremst und mithin nur unzureichend entlastet. Der Kropf kommt erst gar nicht zum Schrumpfen.

Die Beschaffenheit des Kropfes entscheidet über die Erfolgschancen der medikamentösen Therapie: beim Knotenkropf sind sie eher gering. Ob die Chancen tatsächlich in therapeutischen Gewinn umgemünzt werden, hängt von der Regeltreue des Arzt-Patienten-Gespanns ab. Bei positivem Entscheid gilt: Befolgen der therapeutischen Regeln sichert, Verfolgen des Krankheitsverlaufs dokumentiert den Therapieerfolg. Rückbildung und Wachstumsstillstand des Kropfes werden in regelmäßigen Abständen sonographisch erfaßt.

Ein Therapieversagen bei der hormonellen Behandlung junger und knotenfreier Kröpfe ist in der Regel unnötig. Hier versagen sich Patient und Arzt selbst den therapeutischen Erfolg. Was dahinter steckt, wurde bereits dargetan: Unterdosierung, inkonsequente Tabletteneinnahme oder Abbruch der Behandlung aus besagten Gründen.

══ Operative Kropfbehandlung

Routine bedeutet Sicherheit – zumindest in der Chirurgie. Und Sicherheit des Chirurgen ist Sicherheit für den Patienten. Schilddrüsenoperationen sind heute so häufig, daß sie zu den Routineeingriffen in der Chirurgie gehören. In der derzeitigen Häufigkeitsrangliste chirurgischer Operationen rangiert die Schilddrüse auf Platz drei: hinter den Blinddärmen und den Leistenbrüchen.

Dennoch: auch ein Routineeingriff ist ein Eingriff. Und jeder Eingriff kann zum Übergriff werden. Immerhin wird die Intergrität des Körpers versehrt, Geist und Seele vorübergehend auf Eis gelegt. Auch die Routineoperationen haben noch ihre Risiken. Im Einzelfall müssen diese und der erwartete Nutzen des Eingriffs gegeneinander abgewogen werden – sorgfältig abgewogen und für gut befunden – bevor die Entscheidung und späterhin die Würfel fallen.

── *Wann soll operiert werden?*

Die Jodmangelstruma muß unters Messer, wenn sie sich – groß und meist knotig – durch Schilddrüsenhormonpräparate nicht ausreichend unter Druck setzen läßt oder ihre medikamentöse Therapie von vornherein keinen Erfolg verspricht. Desgleichen wird sie ans Messer geliefert, wenn sie ihrem Expansionstrieb nach innen freien Lauf läßt und dabei der Luft und Speiseröhre ins Gehege kommt, so daß Atmung, Blutfluß und Schlucken behindert sind (Abb. 29, s. S. 107). Freilich sollte der Arzt bei Kropfträgern in ihrem ersten biographischen Vierteljahrhundert vor dem Ja zur Operation auf wenigstens zwei Jahre vergeblichen Versuchens verweisen können, in denen der jugendliche Kropf den medikamentösen Schrumpfzwängen partout nicht nachgeben wollte.

Stehen diese Bedingungen erst einmal fest, empfiehlt es sich nicht, die Entscheidung für die Operation länger hinauszuzögern. Nur diese verspricht noch Hilfe – und so soll sie denn auch rasch Hilfe bringen.

── *Vorbereitung zur Operation*

Im Gang der Dinge, der in die Schilddrüsenoperation mündet, gebührt dem Schilddrüsenspezialisten ein fester Platz: Er muß den Patienten eingehend untersuchen und dem Chirurgen eine genaue Beschreibung der Lage, Ausdehnung und Funktion der zu entfernenden krankhaften Schilddrüsenanteile liefern. Schließlich will der Chirurg bei seinem Eingriff gezielt zur Sache gehen. Sein spezielles Vorgehen, seine chirurgische Taktik hängt davon nicht weniger ab als von der Art der Schilddrüsenkrankheit und von anderen Krankheiten, die den Patienten heimsuchen.

So erhebt der Chirurg Anspruch auf die Daten und Befunde, die der Schilddrüsenspezialist mit diagnostischem Anspruch erhoben hat: Sonogramm und Szintigramm, etwaige Röntgenaufnahmen der Halsregion, Laborwerte und die Ergebnisse der Feinnadel-Punktion.

Die Furcht des Patienten vor der Schilddrüsenoperation ist im allgemeinen groß. Das ist verständlich, denn immerhin setzt ihm der Chirurg das Messer an die Kehle. So tut es not, daß Schilddrüsenspezialist und Chirurg jeweils die individuelle Situation mit dem Patienten eingehend und eingängig erörtern. Letztlich muß der Patient die Entscheidung für den operativen Eingriff aber selber fällen.

Sich in die Hände und unter das Messer eines Chirurgen zu begeben, erfordert großes Vertrauen. Ein vertrauliches Gespräch wirkt vertrauensbildend. Deshalb beginnt auch die Begegnung zwischen Patient und Chirurg mit einem solchen – vor der stationären Aufnahme zur Operation, wohlgemerkt. Der Chirurg muß mit offenen Karten spielen – also wird er sie bereits in diesem Vorgespräch auf den Tisch legen: welches Risiko die vorgeschlagene Operation mit sich bringt, wie sie verlaufen soll und wie die Narbe verlaufen wird. Und nicht zuletzt, wie lange die Heilung dauert und welche Komplikation sich ergeben können.

Wird der Patient von anderen wesentlichen Krankheiten begleitet, muß er einige Tage vor dem Eingriff stationär aufgenommen werden, damit auch diese lästigen Begleiter auf das Ereignis vorbereitet werden: Beispielsweise wird bei einer Herzkrankheit das Herz durch entsprechende Maßnahmen gestützt. Ohnehin werden die Patienten zur Bescheinigung ihrer Narkosefähigkeit vor der Operation auf Herz und Nieren geprüft: mit EKG (Elektrokardiographie), Röntgen der Lunge, bestimmten Labortests und nicht zuletzt einem Test der Stimmbandfunktion.

Die steht nämlich bei der Kropfoperation stets auf dem Spiel. Das Verlustrisiko ist nicht unerheblich. Andererseits laufen manche Kropfträger wegen ihres Kropfes schon vor der Operation mit einem lädierten Kehlkopf herum, den sich der Chirurg nur ungern anlasten läßt. So schickt er seine Operationspatienten zuvor zum Hals-Nasen-Ohrenarzt.

Die Schilddrüse wird unter Vollnarkose operiert: die örtliche Betäubung vermag den Schmerz nicht vollends auszuschalten. Trotzdem ist das Risiko gering; die Narkose, die mit den modernen Techniken herbeigeführt wird, verträgt sich auch mit älteren Patienten gut.

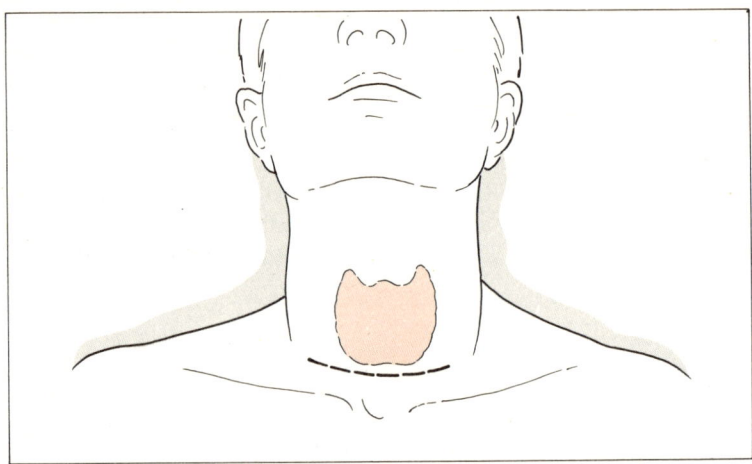

Abb. 32   Bei der Schilddrüsenoperation wird der sogenannte Kragenschnitt dicht über den Schlüsselbeinen geführt, damit die Narbe später von hochschließender Kleidung verdeckt werden kann.

Am Tage vor dem einschneidenden Ereignis stellt sich der Narkosearzt (medizindeutsch: Anästhesist) vor und bespricht mit dem Patienten die Narkose. Kurz vor der Operation wird der Chirurg den Patienten noch einmal untersuchen und ihm Mut zusprechen. Es ist üblich, dem Patienten am Vorabend der Operation mit einem Mittel in den Schlaf zu verhelfen. Weitere Medikamente folgen am nächsten Morgen in Vorbereitung auf den Eingriff. Der Count-down läuft. Ist er genügend weit gelaufen, leitet der Narkosearzt mit Einleitung der Narkose zum eigentlichen Eingriff über, den der Operateur mit dem »Kragenschnitt« auf oftmals vormarkierter Linie entlang der horizontalen Hautfalten eröffnet (Abb. 32). Schließlich soll die Narbe sich später den Blicken der sozialen Gegenüber entziehen.

___   *Ablauf der Operation*

Der Chirurg kann die Schilddrüse teilweise oder vollends entfernen. Bei allen gutartigen Schilddrüsenkrankheiten läßt er den knotenfreien Teil der Schilddrüse stehen, damit die körpereigene Hormonbildung nicht zum Erliegen kommt. Warme oder gutartige kalte Knoten werden samt einem schmalen Gewebesaum aus der Schilddrüse herausgeschält: im Bericht des Chirurgen ist dann von einer »selektiven Knotenresektion« die Rede.

Auch wenn die zu operierende Schilddrüse sich vor der Operation keiner Bösartigkeit verdächtig gemacht hat und der Chirurg nicht als Krebsvernichter, sondern beispielsweise als Kropfgeldjäger zuschlägt, wird in der Regel vorsichtshalber noch während der Operation verdächtiges Schilddrüsengewebe vom Fachmann (Histopathologen, der sich mit den krankhaften Veränderungen von Geweben auskennt) auf seinen Charakter geprüft – und siehe da: in fünf Prozent der Fälle wird auf diese Weise ganz nebenbei ein bösartiger Tumor entdeckt (s. S. 226 ff). Dann läuft der Eingriff doch auf eine Krebsjagd hinaus. Und das hat Folgen für den weiteren Verlauf der Operation.

Will man nämlich den Krebs endgültig vertreiben, muß man ihn zusammen mit dem Organ loswerden, in das er sich eingenistet hat. Also entfernt der Chirurg bei Schilddrüsenkrebs die ganze Schilddrüse. Er nennt das eine »totale Thyreoidektomie«. Bleibt auch nur ein winziger Krebsrest zurück, geht die Wucherei von neuem los. Wie aber die winzigen Reste entdecken? Bei den häufigsten Formen des Schilddrüsenkrebses (dem papillären – also dem warzenförmigen – Karzinom und dem follikulären – weil wie ein Bläschen aussehenden – Karzinom) kann man sich mit Radiojod behelfen (s. Seite 237): es wird von den übriggebliebenen Krebszellen gespeichert, diese werden im Gegenzug von ihm buchstäblich zerstrahlt. Auch so läßt sich die Schilddrüse restlos beseitigen.

Wenn bei der Operation eine Bluttransfusion erforderlich werden sollte, vermeidet eine Eigenblutübertragung die mögliche Infektion mit Hepatitis- oder AIDS-Erregern.

Gemeinhin verschläft der Patient die Operation und wacht erst im Aufwachzimmer auf, bevor er von der Operation erledigt und seines Kropfes entledigt in sein Krankenimmer zurückgebracht wird. Noch am gleichen Abend ist er bereits imstande, aufzustehen und unaufschiebbaren Verrichtungen nachzugehen.

Eine Schilddrüsenoperation bedeutet für den Patienten durchschnittlich fünf Tage stationären Aufenthalt – vorausgesetzt, er bleibt von Komplikationen verschont. Dazu kommen zwei Wochen Genesung zu Hause – und der Körper fängt an, die Operation zu vergessen. Nur die Narbe bleibt. Aber das ist eine andere Geschichte!

Die Narbe

Hat der Patient erst einmal den Faden verloren, der seiner Wunde zur Heilung verhilft, hat er bereits auch etwas gewonnen: Er kann nun wieder ungehindert seinen Duschbedürfnissen und Badezwängen nachgehen.

In den ersten Wochen schämt sich die Narbe noch: sie ist ständig von einem leichten Rot überzogen. Und das Gewebe unter der Narbe ist noch über Gebühr verfestigt.

Wie die Narbenbildung im einzelnen verläuft, hängt weniger vom individuellen Bildungsanspruch als von der Heilungsneigung des Körpers ab. Der Chirurg unternimmt alle Anstrengung, dem Patienten eine »unschöne« Operationsspur zu ersparen: Er führt, wie gesagt, den Schnitt so, daß die künftige Narbe in eine Hautfalte zu liegen kommt (Abb. 32, s. S. 120). Nach ein paar Monaten fällt sie dann nur noch als schmaler weißlicher Streifen auf festem Gewebsgrund auf.

Die Narbenbildung folgt einem gleichbleibenden Muster – gleichwohl nicht in jedem Fall eine mustergültige Narbe dabei herauskommt: Am Beginn steht eine entzündliche Rötung und Schwellung, die nach sechs Wochen ihren Höhepunkt erreicht und sich danach langsam zurückbildet. In dieser Phase können sich entlang der werdenden Narbe Knötchen aufreihen wie Perlen auf einer Schnur. Darob wird die Narbe häufig erhaben – eine Erhabenheit, die kaum positiv auf sie zurückfällt. Deshalb muß der frisch Vernarbte sein neues Kennmal in solch einem Fall mehrmals täglich massieren, damit es durch den zarten Fingerdruck eingeebnet werde. Mit einer fetthaltigen Salbe fällt die Druckmassage leichter. Bisweilen – zumal bei Kindern – gestaltet eine derbe, knotige oder bandförmige Bindegewebswucherung (von Eingeweihten als Keloid bezeichnet) den Verschluß der Schnittränder zu einer Wulstnarbe aus.

Wer sicherstellen will, daß seine Narbe unter Sonnenlicht oder UV-Strahlung aus anderer Quelle (zum Beispiel einer Höhensonne) sich durch gesteigerte Pigmentaktivierung nicht selbst ihrer Unauffälligkeit beraubt und dunkel einfärbt, sollte sich die ersten drei Monate gegen direkte Lichteinwirkung schützen. Insgesamt zieht sich die Wundheilung mit Narbenbildung viele Monate hin. Wenn in dieser Zeit etwas juckt, dann ist es die Narbe in ihrem Bildungsbestreben – doch das Jucken verliert sich, und ebenso die Sensibilitätsstörung, die durch die einsprossenden Enden durchtrennter Nerven vom Körper selbst behoben wird.

Man kann zwar Schmied seines Glückes, nicht aber Bildner seiner Narbe sein: Dafür ist der Operateur zuständig, der freilich auf die Heilgunst des Körpers hoffen muß. Allerdings kann der Patient sein Scherflein durchaus beitragen: indem er seine frisch vernähten Wundränder keinen gegenläufigen Zugkräften aussetzt. Das bedeutet eine kurzzeitige (dreiwöchige) Abstinenz von körperlicher Arbeit, Gymnastik, Sport und überhaupt das Meiden von Situationen, die eine Rückbeugung des Kopfes erfordern.

Einen Schilddrüsenspezialisten als Operateur?

Schilddrüsenoperationen sind heute chirurgische Routine und bereiten auch dem unspezialisierten Operateur keine sonderlichen Probleme – sofern keine absonderlichen Umstände vorliegen und es alleine um die Entmachtung eines den Halsraum beherrschenden Jodmangelkropfes geht. In speziellen Umständen hingegen mag es angebracht sein, einen Spezialisten zu bemühen, der auf Schilddüsenoperationen eingeschworen ist. In der Regel handelt es bei diesen Umständen nicht um eine Jodmangelstruma – dennoch seien sie an dieser Stelle genannt:

- Ein Knotenkropf im Kindesalter: Knoten in diesem Alter sind krebsverdächtig.
- Überhaupt bei Krebsverdacht oder Krebsgewißheit: wenn nämlich die Schilddrüse total entfernt werden muß, sind Stimmbandnerven und Nebenschilddrüsen (Seite 124 ff) in Gefahr. Die Erfahrung des Spezialisten macht sich hier bezahlt: das Risiko nimmt ab.
- Die Basedowsche Krankheit (s. Seite 183): dabei ist die Schilddrüse prall von Blut und muß bis auf einen kleinen Rest entfernt werden. Auf diesen Rest aber kommt es an. Außerdem stehen auch hier Stimmbandnerven und Nebenschilddrüsen auf dem Spiel – mit erhöhtem Verlustrisiko.

Operationsrisiken

Nachblutungen und eine verzögerte Wundheilung sind selten und nur in Zusammenhang mit bestimmten anderen Krankheiten zu beobachten. Gelegentlich kommt der Patient unmittelbar nach der Operation aus anderen Gründen in Not – und zwar in Atemnot: wenn nämlich in Reaktion auf die Narkose dem Kehlkopf die Schleimhaut schwillt – vermutlich vor Ärger über die Belästigung durch das Beatmungsrohr, das der Narkotiseur in die Luftröhre des Patienten einführt (es handelt sich also um eine Intubationsnarkose!).

Die typischen Komplikationen der Schilddrüsenoperation gehen allerdings von zwei Strukturen aus, die mit der Schilddrüse eine anatomische Gemeinschaft bilden und daher bei chirurgischen Manipulationen leicht in Mitleidenschaft geraten: die Stimmbandnerven und die Nebenschilddrüsen.

Da die beiden *Stimmbandnerven* (Abb. 33) entlang der Hinterwand der Schilddrüse zum Kehlkopf ziehen, kann der Eingriff an ihnen zum Übergriff werden: sie werden dann gedehnt, gezerrt, gequetscht und schlimmstenfalls gekappt, zumal wenn sie atypisch verlaufen oder die nar-

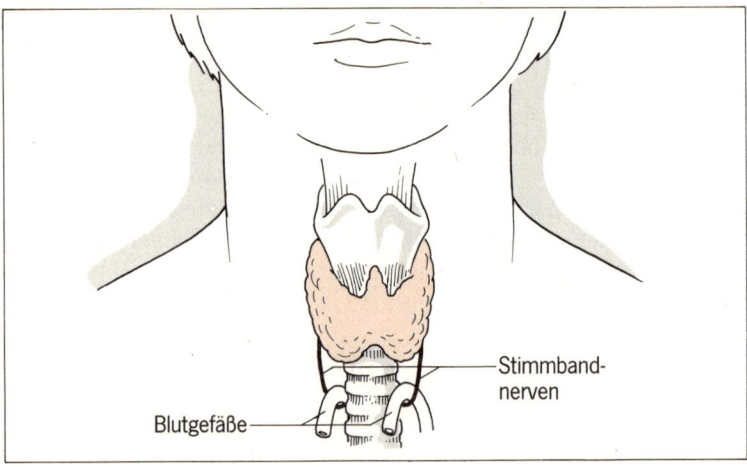

Abb. 33 Lage und Verlauf der beiden Stimmband-(Recurrens-)Nerven, die größere Gefäße umschlingen und zwischen Luft- und Speiseröhre rückläufig aufsteigen. Sie sind für die Funktion der inneren Kehlkopfmuskeln verantwortlich.

bige Umgestaltung der Drüse im Gefolge einer früheren Operation für unübersichtliche Verhältnisse sorgt. Meist ist es nur die ungebührliche Dehnung eines der beiden Nerven, der daraufhin beleidigt ist und seine Tätigkeit vorübergehend einstellt. Das entsprechende Stimmband ist derweilen gelähmt. Im Durchschnitt ist alle zweihundert Operationen mit so einer einseitigen Rekurrenslähmung zu rechnen.

Ein Drittel der Patienten lernt, ihr Sprechen allein mit dem gesunden Stimmband der nicht gelähmten Seite zu bestreiten. Innerhalb von drei bis sechs Monaten nimmt der Nerv seine Tätigkeit wieder voll auf, das Stimmband ist wieder voll einsatzfähig und die Stimme wieder voll da. Nur bei wenigen der wenigen ursprünglich Betroffenen bleibt eine veränderte Stimmqualität oder gar eine chronische Heiserkeit zurück.

Äußerst selten ist eine Schädigung beider Rekurrensnerven. Allenfalls bei Zweitoperationen an einer total vernarbten und daher unübersichtlichen Schilddrüse kann dies einmal vorkommen. In solchen Fällen ist neben der Stimme auch das Atmen beeinträchtig: durch die fehlende Beweglichkeit der Stimmbänder ist die Stimmritze zu eng und die Luftzufuhr eingedämmt.

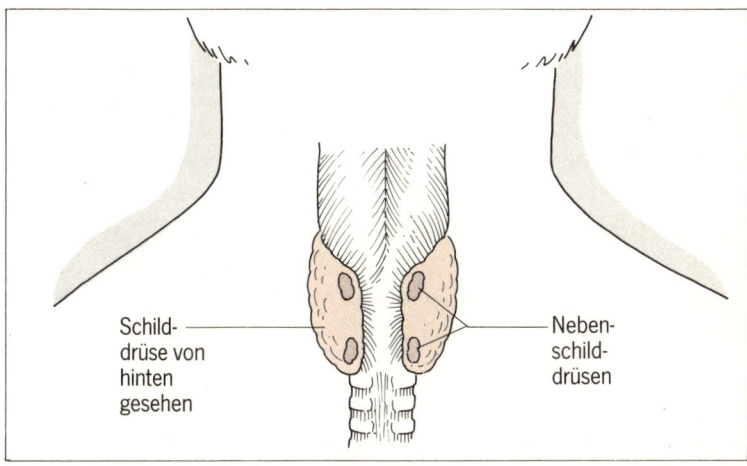

Schild-
drüse von
hinten
gesehen

Neben-
schild-
drüsen

Abb. 34 Die vier etwa pfefferkorngroßen Nebenschilddrüsen liegen jeweils oben und unten an der Rückseite der beiden Schilddrüsenlappen. Sie produzieren Parathormon, das den Calcium-Stoffwechsel reguliert.

Die extreme räumliche Nähe der vier *Nebenschilddrüsen* zu ihrem
Namensgeber hat ihre Nachteile: widerfährt ihm etwas, müssen unter Umständen auch sie mit daran glauben. So können eine oder mehrere aus dem
Schilddrüsenanhang vom Operateur ungewollt mit der Schilddrüse entfernt werden (Abb. 34). Damit stünde später womöglich nicht mehr ausreichend Parathormon parat, um den Kalziumstoffwechsel im Gleichgewicht
zu halten: also setzt der Chirurg noch während der Operation die eben ent-
wurzelte(n) Nebenschilddrüse(n) wieder ein – mitten hinein in einen der
Halsmuskeln. Und dort, auf fremdem, aber heimatnahem Boden, schlagen
die Drüslein meist auch wieder Wurzeln. Wird daraus doch eine chronische
Unterversorgung mit Parathormon, muß zeitlebens Kalzium, eventuell
auch ein Vitamin-D-Präparat zugeführt werden. Mitunter sind einige oder
alle Nebenschilddrüsen nach der Operation nur für eine Zeitlang außer Ge-
fecht gesetzt. Der resultierende Kalziummangel setzt die Kaumuskulatur
und die Hand- und Fußmuskeln unter Spannung und in Krampfbereit-
schaft. Gottseidank löst sich die angespannte Lage fast immer binnen weniger Tage.

Die gefürchtetste aller Nebenwirkungen ist für jegliche chirurgische Operation der Tod. Schilddrüsenoperationen bergen hierfür nur ein all-
gemeines, nicht aber ein spezifisches Risiko. Am Eingriff selbst kann keiner

versterben, an der Narkosebelastung schlimmstenfalls schon. Gott sei Dank ist der schlimmste Fall nicht häufiger als bei anderen Operationen mit Narkoserisiko zu vermerken: unter 10000 Operationen kaum einmal.

___ Die Zeit nach der Operation

Die Jodmangelstruma ein für allemal loszuwerden, ist so einfach nicht. Sie neigt mehr als jede andere Hormonkrankheit zur Wiederkunft: um einer solchen und vielleicht gar einer ewigen von vorneherein zu wehren, wird der Arzt nach der Operation die Nachsorge vorsorglich mit Levothyroxin und Jodid eröffnen.

Nach einem Jahr kombinierter Behandlung wird das Schilddrüsenhormon dann versuchsweise weggelassen. Womöglich kommt die Restschilddrüse ohne medikamentöse Unterstützung zurecht. Vermag sie den Hormonbedarf des Körpers zu decken, wird die Nachsorge mit Jodid allein fortgesetzt (s. S. 109). Dies ist für gewöhnlich der Fall, wenn nur eine Hälfte der Schilddrüse dem Skalpell geopfert werden muß, so daß auf der Gegenseite ein Schilddrüsenrestlappen normaler Ausdehnung verbleibt. Ist aber statt einer Restschilddrüse nur noch ein kleiner Schilddrüsenrest vorhanden, wird man ohne Levothyroxin nicht auskommen. Sonst würde unter den anfeuernden Signalen der Hirnanhangdrüse aus dem kläglichen Rest wieder ein beklagenswerter Kropf entstehen (s. S. 110).

Nach einer Schilddrüsenoperation gleich welcher Indikation ist der Patient, wenn er die vorsorgliche Nachsorge ernst nimmt, zeitlebens an seinen Arzt gebunden: Er darf auf regelmäßige Kontrolluntersuchungen nicht verzichten. Wie diese im einzelnen aussehen, hängt von der Krankheit ab, welche der Schilddrüsenoperation zugrunde lag. Dabei wird er als mündiger Partner seines Arztes selbst Verantwortung übernehmen, indem er beispielsweise nach einer Operation wegen Jodmangelstruma Hand an sich legt und seinen Vorderhals abtastet oder sich die Meßschnur um den Hals legt und seinen Halsumfang mißt. Wenn der Patient dabei als Entdecker in eigener Sache einen Knoten ortet oder als Halsvermesser immer weitere Spannen auf dem Maßband markieren muß, ist ein vorzeitiger Besuch bei seinem Arzt fällig.

Zeiten hormoneller Umstellung sind für den Körper kritische Phasen (s. S. 29). Da ist auch das Risiko einer neuerlichen Kropfbildung (die Kenner sprechen von Rezidiv) am höchsten. Wer indessen sein Jodid mit oder ohne Levothyroxin regelmäßig einnimmt, hat nichts zu befürchten. Warum also die Medikamente nicht gleich nach dem Aufstehen einnehmen, bevor man selber von den Pflichten des Alltags eingenommen wird? Eine Ausnahme ist die Einnahme an den Tagen der Kontrolluntersuchung: sie findet erst darnach statt.

▬ Zweitoperationen

Es wurde schon gesagt: Ein Kropf läßt sich nicht so leicht aus dem Halse treiben. Er begehrt sogleich wieder Einlaß – und mag Erfolg haben, wenn die Vorbeugung nicht konsequent genug durchgeführt wird, ja mitunter sogar ungeachtet einer konsequenten Vorbeugung. Dann geht es für den Patienten und seinen Chirurgen erneut um Kropf und Kragen. Nur ist diesesmal das Risiko höher. Denn auf Narbengrund ist nicht gut operieren: das Gelände ist oft unübersichtlich. In jedem Fall wird der Operateur aber über die alte Narbe den neuen Zugang suchen.

▬ Deutschland hält den Rekord

Nicht nur in der Zahl der Kröpfe, sondern auch in der Zahl der Schilddrüsenoperationen sind die Deutschen derzeit noch Weltmeister. Ein fragwürdiger Titel: es ist klar, daß weniger hier mehr ist. So liegen die Hoffnungen der Optimisten auf einer wirksamen Jodprophylaxe: denn dann ist eine drastische Senkung der Operationzahlen in der Tat zu erwarten.

Und dann könnte auch für Deutschland wahr werden, was in den USA längst Faktum ist: Die Chirurgen dort tun sich schwer, einen Kropf zu operieren. Er ist so selten geworden, daß sie es nicht mehr gewohnt sind. Es mangelt ihnen an Erfahrung mit Schilddrüsenoperationen. Von der haben die Deutschen reichlich – aber wie gerne wollte man darauf verzichten!

═ Kropfverkleinerung durch Radiojod

Wegen des erhöhten Risikos von Zweit- und erst recht von Drittoperationen wird man eine andere Möglichkeit der Kropfvertreibung in Betracht ziehen: die Verkleinerungstherapie mit Hilfe von radioaktivem Jod. Wie die Radiojod-Behandlung vonstatten geht, ist im Kapitel über die Schilddrüsen-Autonomie ausführlich dargestellt (s. Seite 141).

≡ Der Kropf in speziellen Umständen

Ein Kropf mag zwar überflüssig sein – aber wenn er denn nun einmal da ist, müssen beide richtig mit ihm umgehen: der Arzt und der Patient. Was den richtigen Umgang im allgemeinen ausmacht, wurde ausführlich dargelegt. Einige besondere Umstände verdienen indes gesonderte Erwähnung: nämlich der Kropf in der Schwangerschaft, der Kropf beim Neugeborenen und Kleinkind und der Kropf im fortgeschrittenen Alter.

≡ In der Schwangerschaft

Nimmt die Schwangerschaft den erwünschten Verlauf, dann wächst mit dem Kind in der Gebärmutter auch die Schilddrüse der gebärhoffenden Mutter: der Organismus will auf diese Weise sicherstellen, daß das werdende Wesen ausreichend mit Schilddrüsenhormonen versorgt wird. Andererseits macht sich in der Schwangerschaft jeder Jodmangel noch stärker bemerkbar, weil die Mutter den Jodbedarf des Kindes mit abdecken muß und obendrein vermehrt Jod mit dem Harn verliert. So kann sich in dieser Phase genereller Mehrbelastung über die physiologische Vergrößerung der Schilddrüse hinaus auch ein Kropf entwickeln.

Was geschieht, wenn die Mutter bereits mit einem Kropf in die Schwangerschaft hineingeht, ist leicht auszurechnen: Die Struma legt rasch und deutlich an Umfang zu. Ist die Mutter besonders schwer mit Jodarmut geschlagen, greift der Kropf auch auf das Ungeborene über (s. Seite 129).

Die Schilddrüse des Ungeborenen reagiert also wie die Schilddrüse der Mutter: Was die Produktion der Schilddrüsenhormone angeht, ist das Kind im Mutterleib ab der zehnten bis zwölften Schwangerschaftswoche auf sich gestellt. Von da an benötigt es ausreichende Mengen Jod: es muß seine Schilddrüsenhormone selber herstellen. Denn die mütterlichen Hormone scheitern an der Gebärmutterschranke: sie schaffen nur in geringem Maße den Sprung in den kindlichen Blutkreislauf.

Da die werdende Mutter für zwei sorgen muß, erhöht sich ihr Jodbedarf um den des Kindes, nämlich um 50%. Folgerichtig wird heute allen Schwangeren die Einnahme von täglich 200 Mikrogramm Jodid empfohlen: Man will sowohl bei der Mutter als auch beim Kind ein Kropfwachstum verhindern.

Geht die Schwangere bereits kropflastig in die Schwangerschaft, muß sie eine begonnene kombinierte Behandlung mit Jodid und Levothyroxin fortsetzen, im Falle einer alleinigen Jodidbehandlung aber Levothyroxin hinzunehmen. Das Präparat ist mit dem körpereigenen Schilddrüsenhormon T4 identisch und daher in angemessener Dosierung unbedenklich. Auf diese Weise wird den Wachstumsreizen, die durch die Schwangerschaft an Intensität gewinnen, der Anreiz zum Wachsen genommen.

Bei Neugeborenen und Kindern

Einem Jodversorgungsengpaß mit Zellvermehrung zu begegnen, ist eine Fähigkeit, die schon der Ungeborenenschilddrüse innewohnt. Mangelt es der Mutter während der Schwangerschaft an Jod, kann das Kind bereits mit einem Kropf in die Welt treten. Insgesamt ist die angeborene Jodmangelstruma nach Einführung der Jodprophylaxe mit Jodidtabletten heute aber eine Seltenheit, während früher bis zu zehn Prozent der Neugeborenen kropflastig waren.

Täglich 100 bis 150 Mikrogramm Jodid der Babynahrung zugesetzt – und der Kropf des Neugeborenen, der eigentlich eher ein Kröpfchen ist, tritt den Rückzug an. Aber auch nach Wiederherstellung normaler Größenverhältnisse sollte der Schilddrüse der Genuß vorbeugender Jodgaben weiterhin vergönnt werden.

Anhaltender Jodmangel in der Kindheit läßt vor allem bei Kindern aus »Kropffamilien« die Schilddrüse groß und dick werden. Ganz selten steckt hinter so einem Kinderkropf eine angeborene Jodverwertungsstörung: es fehlen dann Enzyme, die für den Einbau von Jod in die Aminosäure Tyrosin (s. Seite 44) bei der Bildung von T3 und T4 benötigt werden. Der Effekt ist der gleiche, und die Therapie auch: mit täglich 150 bis 200 Mikrogramm Jodid ist das Kind gut dabei, und seinem Kropf geht es an den Kragen. Der Ultraschall läßt die Kropfschrumpfung sichtbar werden: danach reichen 100 Mikrogramm, und das Kind sollte kropflos über die Lebensrunden kommen.

Im Alter

Der Kropf schert sich wenig um das Lebensalter seines Trägers. Er hält sein Wachstum nicht an, solange der Jodmangel anhält. Gleichzeitig altert das Kropfgewebe wie der übrige Körper. Paradoxie der Kropfentwicklung im Alter – sie geht mit Rückentwicklung einher. Die ältere Generation beginnt ihre De-generation in den Kröpfen: Während neues Gewebe dazukommt, bildet sich an anderen Stellen das alte um oder zurück. Auf diese

Weise entstehen innerhalb der Schilddrüse Zysten und Verkalkungsherde, von den Knoten ganz zu schweigen.

Ganz darf aber von den Knoten nicht geschwiegen werden. Denn ihre heimliche Autonomie kann unter der Behandlung mit Jodid oder Schilddrüsenhormonen offenbar werden: eine Hyperthyreose macht sich dann im Körper breit. Deshalb müssen die Kröpfe alter Menschen, falls man von einer Therapie nicht absehen will, auf Schilddrüsenautonomie getestet werden: durch den TRH-Test und ein spezielles szintigraphisches Verfahren (die Suppressionsszintigraphie; s. Seite 85).

Doch sollte man alte Kröpfe alter Menschen, wie diese selbst, nicht unnötig belasten oder belästigen. Wenn sie also keine Beschwerden verursachen, die Anlaß zur Beschwerde geben, empfiehlt es sich, Behandlungsverzicht zu üben. Verzichten darf man aber nicht auf die regelmäßige Verlaufsbeobachtung solcher Kröpfe. Ändert sich ihre Größe oder Konsistenz, ist eine Therapie zu erwägen. Therapeutische Zurückhaltung ist angesagt, wenn ein ungünstiger Einfluß der Schilddrüsenhormone zu befürchten ist: bei angegriffenen Herzkranzgefäßen, bei Zuckerkrankheit und bei Medikamenten, welche die Blutgerinnung hemmen.

Schilddrüsenüberfunktion bei Schilddrüsenautonomie

Überblick

Der Kropf kann als sinnvolle Anpassung an eine Situation gelten, wo die Schilddrüse sparsam haushalten muß: sie will ihr weniges Jod optimal nutzen. Wenn sich aber innerhalb der Schilddrüse Gewebsareale herausbilden, die sich der Kontrolle durch das Steuerhormon (TSH) entziehen, dann ist der Anpassungmechanismus über das Ziel hinausgeschossen. Zu hoch geschossen ist auch ein Fehlschuß – und zuletzt schlägt die ganze Anpassung fehl. Die funktionelle Autonomie ist mithin Ausdruck einer Fehlanpassung der zum Kropf gewandelten Schilddrüse. Gleichwie ein individueller Jodmangel aber nicht in jedem Fall einen Kropf hervorbringt, ist dieser auch keine notwendige Voraussetzung für die Entwicklung der Autonomie.

Jede Selbständigkeit hat ihren Preis. Die Hyperthyreose ist der Preis der Schilddrüse für ihre Selbstbestimmung. Der muß freilich nicht sofort bezahlt werden: meist wird die Zahlung gestundet. Die Autonomie waltet im Dunkeln, bis sie, oft erst nach Jahren, irgendein Zufall, bei dem der Schilddrüse vermehrt Jod zufällt, unversehens ans Licht bringt. Dann geht es heiß her in den autonomen Gebieten der Schilddrüse. Angeheizt vom Jod und jeder Kontrolle entrückt, schlägt die Autonomie um in Anarchie. Wo rohe Produktionskräfte ungezügelt walten, kommt die Hyperthyreose zum Vorschein. Dann wird der Preis eingefordert: die Schilddrüse muß sich der autonomen Gewalt beugen – hinter sich einen Zug von Symptomen, die den Einzug der Hyperthyreose in den Körper feiern.

Aus eigener Kraft wird der Körper die unerwünschte Gesellschaft nicht los. Wiederum wird die Schilddrüse mit Jod gespeist, diesesmal aber aus ärztlichem Kalkül und in therapeutischer Absicht: das Jod ist nun radioaktiv. Damit wird der Schilddrüse die Autonomie ausgetrieben. Alternativ kann die Austreibung der ungebärdigen Gewebeherde auch operativ vonstatten gehen – und neuerdings sogar durch Verödung mit Alkohol. Medikamente bringen dagegen keine genugsame Lösung: sie dienen den anderen definitiven Heilmaßnahmen lediglich als Schützenhilfe und zur Überbrükkung .

Der therapeutische Aufwand gilt indes einem krankhaften Zustand, der gar nicht erst entstehen dürfte. Die übliche Schilddrüsenautonomie ist doppelt vermeidbar: Zumeist entwickelt sie sich aus (meist knotigen) Kröpfen, die nicht rechtzeitig behandelt werden. Die Kröpfe ihrerseits zeichnen sich durch sprichwörtliche Überflüssigkeit aus: Sie treten nur ins Dasein, solange man die Schilddrüsen im Jodmangel darben läßt.

≡ Was ist Schilddrüsenautonomie?

Die kurze Frage hätte es eigentlich in sich: Man könnte sie philosophisch (ontologisch) verstehen und würde dann nach dem Sein der Schilddrüsenautonomie als eines speziell Seienden fragen. Man könnte sie nosologisch begreifen (Nosologie: die Lehre von den Krankheiten) und darüber nachsinnen, ob die Schilddrüsenautonomie überhaupt den Status einer Krankheit hat, solange sie nicht als Hyperthyreose in Erscheinung tritt: denn nur über deren Symptome kann sie sich als Krankheit darstellen. Doch im vorgegebenen Rahmen zielt die Frage lediglich auf die nähere Bestimmung der Schilddrüsenautonomie hin. Dazu gehört nicht nur die Darbietung der Beschwerden und Befunde, die diese Krankheit im Stadium der Hyperthyreose kenntlich machen, sondern alles, was es über die Entstehung und Erkennung der Krankheit zu sagen gibt – und wovon einiges hier gesagt werden muß.

≡ Entstehung der Autonomie-Hyperthyreose

Die Hyperthyreose als Ausdruck einer Schilddrüsenautonomie ist die Endstrecke einer zumeist mehrstufigen Entwicklung: Die Stufenfolge beginnt mit einem individuellen Jodmangel (auf dem Boden eines kollektiven Versorgungsengpasses), setzt sich mit einem Anpassungswachstum fort, das sich als Kropf kundtut, führt mit fortschreitendem Kropfalter hin zu einer Knotenausgabe des Kropfes und mündet schließlich in eine oder mehrere große oder in zahllose kleine autonome Zellinseln, die nur darauf lauern, die gesamte Schilddrüse in ihre funktionelle Gewalt zu bringen und ihr die Überfunktion aufzuzwingen.

Parallel dazu läßt sich die Entwicklung zur Schilddrüsenautonomie als Mangelkette begreifen, die jener Stufung zugrunde liegt: Der Mangel an Vorbeugung zeitigt den genannten individuellen Jodmangel, der sich in ungezügeltem Kropfwachstum Luft macht; der Mangel an angemessener Jodbehandlung läßt die Kröpfe älter, größer und knotig werden; in Ermangelung einer operativen Entknotung vermehren sich vereinzelt vorhandene autonome Drüsenzellen und bilden dann eben diese unbeherrschten, unbeherrschbaren und selber auf Herrschaft bedachten Zellinseln. Da alle diese Mangelstationen prinzipiell vermeidbar sind, kann man, schärfer und scharfzüngiger, auch von einer Mängelkette sprechen.

Hier soll aber nur die Rede sein von zwei Abschnitten in der Stufenfolge und Mängelkette der Autonomie-Entwicklung: nämlich wie der Kropf überhaupt zur Autonomie gelangt und wie die autonomen Zellinseln plötzlich dazu kommen, ihre Produktivität so hinaufzustimmen, daß der Körper, seinem Bedarf zum Hohne, mit Schilddrüsenhormonen überschwemmt wird.

_____ *Entwicklung autonomer Zellinseln*

Unter den Zellen der gesunden Schilddrüse finden sich vereinzelte Abweichler, die gegen die bestehende Hierarchie ihre Autonomie durchsetzen und sich der Kontrolle von oben nicht beugen. In den kargen Zeiten der Jodunterversorgung, unter den Wachstumsreizen, welche die Schilddrüse zur Kropfwerdung anstacheln, werden diese Zellen zu Keimzellen des organisierten Widerstands: Die »Autonomen« mehren sich mehr als die »Konformisten«, so daß ihre Fraktion und ihre Funktionsteilhabe im wachsenden Kropf zunehmen – bis sie die Hormonproduktion fast allein bestreiten, weil die gesunden Zellen durch das konterproduktive Absinken des Steuerhormons TSH auf Sparflamme gesetzt sind.

Die bei der Kropfbildung entstehenden autonomen Zellverbände organisieren sich zum Teil in abgeschottete Knoten – wenn sie nicht gleich ihren Herd in einem bereits vorhandenen Knoten schüren –, zum Teil bleiben sie unverkapselt inmitten des gesunden Gewebes. Bringt es die Schilddrüse gerade auf einen einzigen Herd, dann spricht der Kundige von einem autonomen Adenom (Abb. 17, S. 84, Abb. 19 Farbtafel I, Abb. 21 Farbtafel III). Bei rund einem Drittel aller autonomen Schilddrüsen ist die funktionelle Selbständigkeit auf ein einzelnes Adenom fokusiert. Jede zweite Autonomie verteilt sich aber auf mehrere Knoten oder Herde: sie ist multifokal, stützt sich also auf eine Reihe von Adenomen. Es gibt noch eine dritte Form: die diffuse Autonomie, von der die ganze Schilddrüse erfaßt scheint. Genau betrachtet entpuppt sie sich als eine Heerschar kleiner autonomer Zellinseln, die das Organ engräumig besetzen.

_____ *Auslöser der Hyperthyreose*

Meistens können die autonomen Schilddrüsenzellen ihre Freiheit nicht sogleich nutzen: sie haben nicht genug Jod, um ihre Produktionskraft und Produktionslust voll auszuspielen. Sie müssen darauf hoffen, daß der Rohstoff in ausreichender Menge angeliefert wird. Dann erst vermögen die Knoten wirklich zur Sache zu gehen und sich heiß zu produzieren (Abb. 35). Bis dahin schwelt die Hyperthyreose im Verborgenen (latent) oder ist vielleicht noch gar nicht vorhanden. Offenkundig wird sie jedenfalls, wenn unter der Jodanflutung der Hormonertrag den Bedarf der Körperzellen ein gut Stück übersteigt (aktenkundig hingegen erst, wenn der Patient mit den dabei zu erwartenden Beschwerden dem Arzt aufwartet). Bei obwaltender funktioneller Autonomie fungiert Jod mithin als Auslöser: es läßt die Überfunktion (womöglich mit minimaler Latenzzeit) manifest werden. Dies ist das hyperthyreotische Manifest der Schilddrüse. Der Zeitpunkt, da die

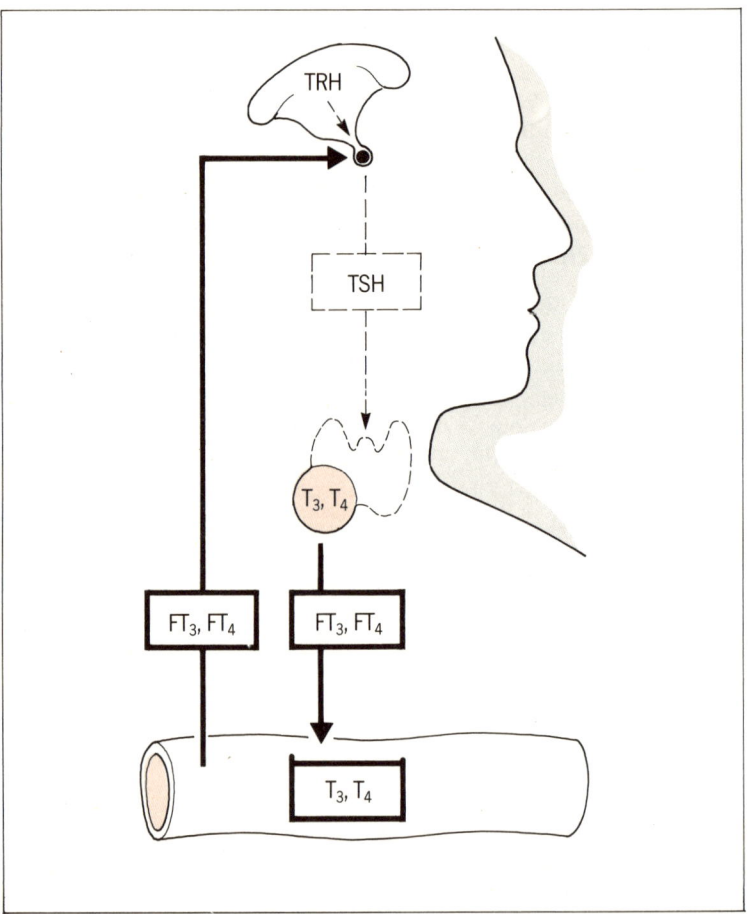

Abb. 35   »Heißer« (autonomer) Schilddrüsenknoten, der durch unkontrollierte Hormonproduktion zur Schilddrüsenüberfunktion führt. Das regulierbare, nicht der Autonomie unterliegende Schilddrüsengewebe läuft auf Sparflamme, wenn nicht genügend TSH vorhanden ist (siehe Abb. 17, S. 84 und Abb. 19, Farbtafel I).

Schilddrüse damit an die Öffentlichkeit tritt, definiert das Manifestationsalter: es liegt für gewöhnlich zwischen dem 30. und 60. Lebensjahr.

Umgekehrt macht sich jede verkropfte Schilddrüse autonomer Machenschaften verdächtig, wenn sie unter außerplanmäßiger Jodzufuhr von ihren bisherigen Funktionsgewohnheiten abweicht und im Körper Zeichen einer Überfunktion setzt. Ohne ärztliches Zutun übernimmt das Jod hier eine diagnostische Rolle: es tritt als Entlarver auf und demaskiert die Autonomie, die sich im stillen in der Schilddrüse breitgemacht hat.

In diesem Zusammenhang bezeigt das Reisen nachdrücklich seine inspirierende Wirkung. Denn nicht selten fühlen sich Kröpfe gerade auf Reisen zu Verhaltensänderungen und Funktionskapriolen inspiriert – auf Reisen in Länder, die von vorneherein keine Jodarmut kennen oder später durch gezielte Jodierungsaktionen zu Jodwohlstand gekommen sind: Schweden, Kanada, die USA, Japan, aber auch die Länder des Mittelmeers. Dabei kommt die Unabhängigkeit der autonomen Kropfareale erst voll zum Tragen. Tragen muß sie allerdings der Kropfträger, der nunmehr doppelt belastet ist: durch seinen Kropf und durch die Überfunktion, welche die autonomen Kropfadenome veranstalten. Diese Art Inspiration kann natürlich auch von anderen Jodlieferanten ausgehen: von jodhaltigen Desinfektionsmitteln, Röntgenkontrastmitteln, Augentropfen und Medikamenten, wie bestimmten Algen (Kelp) oder dem Herzmittel Amiodarone.

Wie übermütig die Schilddrüse aber tatsächlich wird, wieweit sie ihre Produktivität insgesamt steigert, hängt nicht nur von der Menge des zugeführten Jods ab, sondern auch von der Masse des autonomen Schilddrüsengewebes. Je größer die autonomen Gewebsanteile sind, desto weniger Jod ist erforderlich, um sie in produktiven Schwung zu bringen. Kleine autonome Herde brauchen dagegen viel mehr Jod, um wirklich heiß zu werden. Aber auch dann kommt in der Gesamtrechnung noch nicht zwangsläufig eine Überfunktion der Schilddrüse heraus.

Befunde und Befinden bei Hyperthyreose

Unter der Schilddrüsenhormonschwemme kommt der entgleiste Stoffwechsel auf seine höchsten Touren: er läuft rasch, rascher, überrasch – und so ist es keine Überraschung, daß dabei auch seelische Vorgänge die gewohnten Geleise verlassen. Schließlich sind alle Körperzellen betroffen – also auch die Nervenzellen des Gehirns. Und die sind nun einmal die Schnittstelle zwischen Leib und Seele – assistiert von Hormonen: freilich nicht nur von denen der Schilddrüse.

Die körperlichen und psychischen Symptome aber gehen zunächst recht diskret zu Werke: sie schleichen sich ganz mählich ins Bewußtsein. Oft vergehen Wochen und Monate, bis der betroffene Betreffende oder der betreffende Betroffene merkt, daß in ihm eine Krankheit waltet. Der hyperthyreote Patient neigt anfangs dazu, seine Beschwerden herunterzuspielen und als Nervosität und übersteigerten Bewegungsdrang abzutun.

Nicht alle Befindensstörungen sind an körperlichen Befunden festzumachen und dergestalt für den Arzt nachvollziehbar. Umgekehrt gibt es Befunde, die der Arzt erhebt, ohne daß sie den Patienten erheblich beeinträchtigen – falls sie ihm überhaupt in seine Befindlichkeit pfuschen. Objektiver Befund deckt sich also nicht mit subjektivem Befinden: so tun einige Worte dazu not.

Anmerkungen zum Beschwerdebild

Damit die Schilddrüsenautonomie sich das Gewand der Hyperthyreose zu- und anlegen kann, muß der Körper ausreichend Jod in Umlauf bringen. Wie aufwendig und pompös das Gewand ausfällt, hängt von der Masse des autonomen Gewebes ab. Beide Bedingungen bleiben nicht konstant. So präsentiert sich die Autonomie beileibe nicht immer in der gleichen Tracht: die Garderobe reicht vom Büßerhemd zum Prunkkleid – kleidsam ist keines davon. Um es textilfrei auszudrücken: das Beschwerdebild der Hyperthyreose wechselt bei ein und derselben Person, und erst recht von einer Person zur anderen.

Die hier aufgeführten Beschwerden und Befindensstörungen ergeben in ihrer Gesamtheit und in jeweils maximaler Ausprägung das Extrembild der Schilddrüsenüberfunktion: gewissermaßen die Autonomie-Hyperthyreose in vollem Gepränge. Für gewöhnlich kommt im Einzelfall nur ein Teil der Symptome zur Entfaltung – und noch dazu in unterschiedlichem Grade.

Befindlichkeitsstörungen

Wenn es in den heißen Knoten so heiß her geht, wie das Beiwort glauben macht, dann ziehen die Körperzellen mit: sie laufen beim regen Stoffwechseln gleichfalls heiß. Der aufwallenden Hitze muß eine Abfuhr erteilt werden –also führt sie der Körper auf gewohnte Weise in die Außenwelt ab: Er schwitzt, und die Haut gibt sich warm und feucht. Die Haare sind dem Wärmeausgleich im Weg: sie werden ausfallend. Da die Hitzeabfuhr nicht gleichmäßig erfolgt, kommt es zu Schweißausbrüchen und Schweißausbruchsversuchen. Ist zudem die Außentemperatur nicht ausreichend temperiert, wird sie womöglich so unerträglich, daß sie unverträglich erscheint: die typische Wärmeunverträglichkeit hyperthyreoter Patienten.

Das Herz schwitzt mit: Geringe körperliche Anstrengungen, und der Patient bekommt Herzklopfen: man darf annehmen, daß ihm das Herz bis zur Schilddrüse klopft. Vermehrter körperlicher Einsatz, und das Herz macht nicht nur einen, sondern gleich mehrere Sätze im falschen Takt – und schnellt dabei vorwärts: Rhythmusstörungen bei Herzrasen, das Herz kann den Vorgaben des Körpers nicht mehr vollends gerecht werden und dieser gerät in Luftnot –klassische Beschwerden der Hyperthyreose, die oft schon auftreten, bevor irgendein anderes Körpersymptom eintritt.

Der Wärmegewinn wird meist mit Gewichtsverlust bezahlt. Indes essen die Patienten, von gesteigertem Appetit getrieben, eher mehr als vorher. Manche sogar soviel mehr, daß es sich, gefördert durch die Aktivitätseinbuße wegen allgemeiner Erschöpfung, denn doch zu Bauche schlägt: der paradoxe Fall einer Körpergewichtssteigerung bei 10 bis 15 Prozent der Kranken. Hält die Überfunktion nur lange genug an (zum Beispiel unter reichlich Jodzufuhr), gesellt sich zur notorischen Erschöpfung auch noch die motorische: als Schwäche der Muskulatur.

Unkontrollierbar, wie sich die autonomen Areale darstellen, ebbt die Hormonflut auch des nachts nicht ab (wie es beim Gesunden geschieht). So fällt schon das Einschlafen schwer: schließlich kommt ein unruhiger Schlaf zustande, von häufigen Wachphasen unterbrochen. Der Schlaf ist nicht mehr Herr im eigenen Zimmer, geschweige denn im Bette. Am Morgen stehen die Patienten dann zwar erneut, aber nicht erfrischt »auf der Matte«.

Wenn sich der Körper und seine Organe in aktiver Hektik ergehen, wird nicht ausgerechnet der Darm innen zurück oder außen vor bleiben: er muß sich – mitunter mit oder unter Schmerzen – in hektische Aktivität ergeben. Das Ergebnis sind häufige Stühle, weich und formlos statt fest und geformt –zu richtigem Durchfall kommt es allerdings nur selten. In jedem Fall wird die Nahrung schlechter verwertet: Kalorien gehen verloren, und in der Aufrechnung gegen den gesteigerten Energieverbrauch gerät die kalorische Zufuhr vielleicht gerade dadurch ins Hintertreffen. Nur wer vordem an chronischer Verstopfung litt, hat von all dem einen Nutzen: er kann nun normal zu Stuhle gehen.

Auch die Geschlechtsabläufe lassen sich in die Stoffwechselhektik mit hineinziehen. Frauen verlieren bei der Menstruation die monatliche Orientierung: ihr Zyklus wird kürzer. Oder er bleibt ganz aus, und versetzt dadurch die eine oder andere junge Frau ins Grübeln – wenn nicht gar in Schrecken. Auf diese Weise bringt so manche hyperthyreote Frau ihre Hyperthyreose zuerst zum Frauenarzt. Der Mann indes, einst zur Potenz erhoben, wird vorübergehend vom Sockel geholt; daß er dabei auch seiner Liebeslust verlustig geht, ist als Anpassungsversuch zu werten. Doch keine Angst! die Triebvertreibung ist nicht endgültig: unter Therapie findet sich das eine mit dem anderen wieder.

Unter der bedarfswidrigen Berieselung mit Schilddrüsenhormonen fühlen sich die Nervenzellen und mit ihnen der ganze Körper aufgeputscht: In der Peripherie beantworten die Nerven den Stoffwechselstörfall mit Mißempfindungen und Gefühlseinbußen. Motorische Unrast kommt auf: die Muskeln beginnen ein längeres Zitterspiel. Gelegentlich landen Hyperthyreose-Kranke deswegen zunächst beim Nervenarzt.

Zentral teilt sich die überzogene Stoffwechselaktivität der Nervenzellen dem Körper als Nervosität und innere Anspannung mit: sie gehören zu den häufigsten Symptomen – körperliche und psychische Vorgänge gehen ineinander über. Die Patienten fühlen sich getrieben, und nicht wenige von ihnen vibrieren vor körperlicher Erregung. Ihre äußere Ruhelosigkeit beruht auf innerer Unruhe. Diese macht die Kranken schreckhaft und zugleich gereizt und reizbar: sie ärgern sich über Nichtigkeiten, geraten leicht in Streit, steigern sich extremfalls in die offene Aggression – und die Tränen sitzen bisweilen locker.

—— Körperliche Befunde

Im Winter hat es der Arzt leichter, im typischen Hyperthyreose-Patienten auf Anhieb einen solchen zu vermuten: wer bei eisiger Kälte in sommerlicher Kleidung die Praxis betritt, ist ein aussichtsreicher Kandidat. Wenn derselbe dann noch den Arzt mit feuchtwarmem Händedruck begrüßt, seinen schlanken Leib kaum ruhig auf seinem Stuhle zu halten vermag, nervös an seiner Tasche oder anderswo nestelt und überdies zages Gebaren an den Tag legt, verdichtet sich die Vermutung zum konkreten Verdacht.

Zeigt sich der Patient bei der körperlichen Untersuchung dann im vermehrten Schweiße eines geröteten Angesichts, angesichts der Bestrebungen seines Körpers, trotz des Hitzeflusses aus den überaktivierten Zellen die Innentemperatur nicht über 37 Grad ansteigen zu lassen, vielleicht überhaupt in Schweiß gebadet, die Haut von daher nicht minder warm und feucht als der eingängige Händedruck, dazu die ausgestreckten Finger feinschlägig zitternd und die Reflexe schneller als die jedes Faustkämpfers – so weiß sich der Arzt auf dem rechten Diagnoseweg.

Die Beschwerden am Herzen, derentwegen sich der Patient beschwert, lassen sich vom Arzt ohne Beschwer im (EKG-)Befund bestätigen und präzisieren: ein rascher Puls, ein ebenso rascher Herzschlag, der es mit den Impulsvorgaben des natürlichen Schrittmachers nicht allzu genau nimmt und sich daher das Etikett »Arrhythmie« einhandelt, – und obendrein ein Blutdruck, der sich in unerlaubten Höhen herumtreibt.

Die allgemeine Muskelschwäche, die den hyperthyreoten Patienten mit der Zeit befällt, fällt dem Patienten selbst oft gar nicht auf: Der Arzt indes kann geschärften und vergleichenden Auges beobachten, wie schwer es dem Patienten fällt, von der Untersuchungsliege oder vom Stuhl aufzustehen.

Erkennung der Autonomie

In der Entwicklungsfolge von der Entstehung autonomer Zellinseln bis zum Vollbild der autonomiebedingten Hyperthyreose ist die Erkennung der Schilddrüsenautonomie auf mehreren Stufen möglich. Über die Hälfte der Patienten lassen allenfalls eine latente Hyperthyreose erkennen – die sich an einem tief stehenden TSH-Spiegel zu erkennen gibt (s. S. 72). Bei diesen Halbkranken muß man Sono- und Szintigraphie gemeinsam zu Rate ziehen, um sich die Autonomie kenntlich zu machen. Ein oder mehrere Areale fallen im bildgewordenen Schilddrüsenwiderhall als echoarme aus der Rolle (s. Abb. 19, Farbtafel I) und im Szintigramm als heiße Knoten ins Auge (s. Abb. 35, S. 134). Unterrepräsentiertes autonomes Gewebe fällt womöglich überhaupt nur auf, wenn dem gesunden Gewebe künstlich (im Suppressionstest, s. S. 85) die Produktionslust genommen wird, weil sich beide Gewebe durch den Kontrast dann besser voneinander abheben. So gesehen hat die Schilddrüsenautonomie also nicht unbedingt einen Krankheitswert: die Wertschöpfung ist aber meist nur eine Frage der Zeit.

Autonomie ohne manifeste Hyperthyreose

Menschen erscheinen öfter unabhängiger, als sie es sind: so manche Abhängigkeit hat sich ein Deckmäntelchen umgehängt. Schilddrüsen machen es gerade umgekehrt: begünstigt von der Jodarmut ihres Umfelds, verstehen sie es oft lange Zeit, ihre Unabhängigkeit kaschiert zu halten. Ohne ihr »Coming-out« als Hyperthyreose ist die Schilddrüsenautonomie lediglich im Szintigramm aufzuspüren. Wer sichergehen oder Aufschluß über das Ausmaß der Autonomie haben will, muß darüber hinaus den Suppressionstest zu Rate ziehen (s. S. 85). Bei Schilddrüsen, die viele Jahre auf dem Kropf haben oder sachte Zeichen einer latenten Schilddrüsenüberfunktion ins Blut schreiben (s. S. 72), haben die Träger Anspruch auf diesen Test – auch wenn derselbe auf einem höchst fragwürdigen menschlichen Prinzip beruht: dem der Unterdrückung.

Autonomie mit manifester Hyperthyreose

Es hängt von der individuellen Jodversorgungslage ab, ob die Schilddrüsenautonomie sich an einer manifesten Überfunktion zu erkennen gibt, sich mit einer latenten Überfunktion bedeckt hält oder vorerst überhaupt keine Anstalten zu einer Funktionsabweichung macht. Plötzliche Jodzufuhr kann die Hyperthyreose verstärken oder ihr je nach Autonomiegrad und Jodmenge zur Manifestation verhelfen. Den Patienten nicht danach zu fragen, wäre ein Versäumnis. Im Zweifelsfall hilft die Messung der Jodausscheidung im Harn weiter (s. S. 80).

In ihrer Ausprägung ist die manifeste Hyperthyreose allerdings unstet: bei Rohstoffengpässen kann sie auch wieder in die latente Phase zurückfallen. Im Zweifelsfall läßt sich an der isolierten Erhöhung des jodärmeren Trijodthyronin (T3) (s. S. 76) und an der verminderten Freisetzung des Schilddrüsensteuerhormons (TSH) im TRH-Test (s. S. 73) die Entgleisung des Schilddrüsenstoffwechsels ablesen.

Behandlung der Schilddrüsenautonomie

Grundsätzlich gibt es vier Therapiewege, die bei der autonomiebedingten Hyperthyreose beschritten werden können: Medikamente, welche die Schilddrüsenfunktion hemmen, die innere Bestrahlung mit radioaktivem Jod und die Verödung mit Alkohol, welche die autonomen, heißen Areale zum Erkalten bringen, und schließlich die operative Entfernung der heißen Knoten. Nur auf den letzten drei Wegen ist das Therapieziel definitiv zu erreichen.

Mit Arznei lassen sich die wildgewordenen Zellen auf Dauer eben nicht zähmen: die Schilddrüsenhemmer (s. S. 177 ff) dienen lediglich als Prüfstein, an dem sich die Wirksamkeit der drei anderen Methoden im vorhinein ermessen läßt. Diese drei gehen der Hyperthyreose an die (autonome) Wurzel. Die medikamentöse Ruhigstellung der Schilddrüse simuliert

die Situation, die nach jeder der drei Wurzeltherapien zu erwarten ist: nur
wenn der Patient sich dabei besser fühlt als vorher, kommt eine der definitiven Lösungen zum Zuge. Bessert sich das Befinden des Patienten unter der
medikamentösen Schilddrüsenhemmung nicht (wobei der Patient über die
Besserung zu befinden hat), darf zugewartet werden. Allerdings ist eine
stärkere Jodzufuhr in Wartestellung zu vermeiden.

Die Radiojodbehandlung

Die Skepsis, die sich jedes Patienten unwillkürlich bemächtigt,
wenn ihm eine radioaktive Bestrahlung nahegelegt wird, haben die Verord-
ner und Anwender der Radiojodtherapie längst hinter sich. Daß sie zunächst die gleiche Skepsis verspürten, mag ihnen der Patient immerhin zugute halten – und daß sie dieselbe heute nicht mehr verspüren, als Argument zugunsten der Radiojodtherapie werten. Die anfängliche Sorge, das radioaktive Jod könnte womöglich auch gesunde Körperzellen angreifen,
Krebsen den Boden bereiten oder weiß Gott was für unbekannte Langzeitne-
benwirkungen an den Tag legen, hat den therapeutischen Elan in der Tat
stark gedämpft. Man ging mit Vorsicht zu Werke, um nicht das Nachsehen
zu haben, führte bei den Bestrahlten sorgfältige Nachkontrollen durch –
und ließ sich zuletzt überzeugen. Auch gewissenhafte Langzeitbeobachtun-
gen brachten keine Gründe für Einwände zum Vorschein: Die Radiojodtherapie hat sich nach millionenfacher erfolgreicher Anwendung (in einem Zeitraum von 50 Jahren) durchgesetzt – und wird heute getrost, aber achtsam
eingesetzt, wenn es darum geht, funktionshalber unerwünschtes Schilddrüsengewebe sauber, gründlich und komplikationslos auszuschalten.

Ablauf und Prinzip der Radiojodbehandlung

Soll das Radiojod bei Schilddrüsenüberfunktion seinen Zweck erfüllen, muß es gleichmäßig und in ausreichender Menge in das autonome
Drüsengewebe aufgenommen werden. Die Aufnahmeprüfung erfolgt mit
Hilfe der Szintigraphie (s. S. 80) und des Radiojodtests (s. S. 92). Mit Vorbehalten seitens der Schilddrüsenzellen ist nicht zu rechnen: sie nehmen das
Jod, wie es kommt. Ob radioaktiv oder radioinaktiv – es macht für sie keinen Unterschied.

Das radioaktive Jod wird in der vorbestimmten individuellen Menge, wenn nicht in Wasser gelöst, in eine Gelatinekapsel gepackt und dergestalt auf dem üblichen Weg in den Darm befördert. Dort kommt es zum Kap-

selriß, durch den das Jod entweicht – für den Hungrigen eine harte Stunde, in der ihm Speise verwehrt ist. Freilich braucht die Nüchternregel nicht so eng gesehen werden. Der Sprung in den Blutkreislauf bereitet dem Jod keine große Mühe. Lange läuft es allerdings nicht im Kreis: prompt geht ein Großteil davon der Schilddrüse in die Falle und wird von den Schilddrüsenzellen nach Maßgabe ihrer Hormonproduktivität angereichert (s. S. 43). Was der Falle entgeht, verläßt binnen weniger Tage den Körper – über den Harn und, zu einem geringen Teil, über den Stuhl. Die Patienten sind gehalten, viel zu trinken, damit die Substanz rasch durch die Nieren gespült wird. Die Strahlenwirkung geht am Bewußtsein der Patienten vorbei: zuerst skeptisch gegen die innere Bestrahlung, zweifeln sie jetzt gar an der Wirksamkeit der Strahlenpille.

Damit das gesunde Schilddrüsengewebe möglichst erhalten bleibt, erhalten die Patienten zwei Wochen vor bis vier Wochen nach Anwendung des radioaktiven Jods Schilddrüsenhormontabletten (Levothyroxin). Daraufhin hält sich bei intaktem Regelkreis die Hirnanhangdrüse mit ihrem Schilddrüsensteuerhormon (TSH) zurück, so daß die Stimulation der steuerbaren Drüsenanteile entfällt (Abb. 9, S. 52). Die Produktionslust der gesunden Drüsenzellen erstirbt, sie verschmähen das Radiojod und werden von der Strahlung daher kaum behelligt. Dafür treiben es die autonomen Zellen um so eifriger: sie greifen sich die gefährliche Substanz und sind deren Strahlung damit unmittelbar ausgesetzt. Ihre Verstrahlung beginnt. Das radioaktive Jod wird wie normales Jod für die Montage der Schilddrüsenhormone herangezogen, in dieselben eingebaut und derform in den Schilddrüsenfollikeln gespeichert.

Wo immer es sich befindet – eingebaut in ein Hormonmolekül oder im Blutstrom treibend: das radioaktive Jod, fachkundig auf ^{131}J verkürzt, zerfällt bestimmungsgemäß – und strahlt. Es handelt sich weitgehend um Beta-Strahlung (Abstrahlung von Elektronen und Positronen), die freilich so weit gar nicht geht. In der Tat reicht ihre Reichweite, wenn es hoch kommt, zwei Millimeter. So bleibt die Strahlung auf die Schilddrüse begrenzt. Im Zielort selbst lokalisiert kann sie ihr Ziel nicht verfehlen. Die Nachbarorgane aber bleiben verschont.

── *Dosierung*

Sowenig wie möglich, soviel als nötig! – wann hätte man diesen Wahlspruch je nötiger gehabt als bei der Dosierung des Radiojods in therapeutischer Absicht? Die Konsequenz liegt auf der Hand: Jedem Patienten seine eigene Dosis! Die hängt nämlich von ganz individuellen Merkmalen ab: der Strahlensensibilität, der funktionellen Masse des autonomen Schilddrüsenanteils (s. S. 86), der Größe der Schilddrüse, deren Jodraffgier, der tatsächlichen Halbwertzeit des Radiojods im Körper (die Zeit also, wonach das Geraffte nur noch halb soviel abstrahlt). So erfordert es einen gewissen Aufwand, die richtige Menge zu bestimmen. Zum einen ist anhand einer minimalen Testdosis die Aufnahme und Verweildauer von radioaktivem Jod in der jeweiligen Schilddrüse zu messen (s. S. 92). Zum anderen muß das Volumen des zu bestrahlenden Drüsengewebes vorher bekannt sein: für die Bekanntmachung sorgen das Echo des Ultraschalls (s. S. 68) und die Strahlendichte der radioaktiven Substanz (s. S. 80).

—— Strahlenbelastung

Veränderungen, die der Druck von außen erzwingt, sind zwangsläufig gröber, gewaltsamer, zerstörerischer, zielferner als die gezielte und wohldosierte Wirkung innerer Kräfte. Die Medizin macht hier keine Ausnahme: mit der Verinnerlichung der therapeutischen Strahlenquelle in Gestalt des Radiojods stürzen manche Einwände gegen die Strahlentherapie in sich zusammen. Die Bestrahlung spielt sich vor Ort ab und bleibt auf diesen begrenzt. Die Dosis wird individuell ermittelt und ist an den Minimalkriterien orientiert. Das umliegende Gewebe wird nicht verstrahlt und nimmt keinen Schaden. In den Folgewochen dezimiert sich das bestrahlte autonome Gewebe, die Schilddrüse als Ganzes schrumpft im nämlichen Maße, und ihre Produktivität verringert sich um den unerträglichen Ertrag der autonomen Quertreiber.

Die Radiojodaufnahme der Schilddrüse bedeutet für die Keimdrüsen, die bei der Entsorgung des Radiojods über die Harnwege einen Teil der Radioaktivität abbekommen, eine geringere Strahlenlast als beispielsweise die Röntgenaufnahme der Nieren. Ähnliche Belastungen werden bei röntgendiagnostischen Maßnahmen in der Verdauungsabteilung oder in der Fortpflanzungssektion des Körpers ohne viel Aufhebens in Kauf genommen. In der Schilddrüse selbst verringert sich die Strahlung des gespeicherten Radiojods alle vier bis fünf Tage um die Hälfte. Der Anteil des radioaktiven Jods, welcher der Jodfalle entrinnt, und die Fraktion, die beim Abbau der Schilddrüsenhormone freigesetzt und nicht erneut verwertet wird, reichen bei den Nieren ihren Abschied vom Körper ein und verlassen denselben mit dem Harn.

—— *Strahlenschutzbestimmungen in Deutschland*

Wer sich in Deutschland mit Radiojod behandeln läßt, fällt unter die Strahlenschutzverordnung. Er gilt als verstrahlt, bis die Zeit für Entseuchung sorgt, die radioaktive Strahlung die als kritisch definierte Grenze unterschritten hat. Bis es aber soweit ist, muß er in Quarantäne bleiben: abgeschirmt in einer speziellen nuklearmedizinischen Therapieeinheit und partiell entrechtet, da seines Rechts auf Besuch von außen enthoben. Wer sich um die Entsorgung des vom Körper mittels Stuhl und Urin entsorgten Radiojods sorgt: es wird in Spezialtoiletten gesammelt, die an eine Abklinganlage angeschlossen sind.

Wenigstens 48 Stunden dauert ein solcher Zwangsurlaub – obwohl sich die gemeinhin verabreichten Radiojodmengen recht bescheiden ausnehmen. Immerhin braucht der unfreiwillige Strahlenspender nicht auszuharren, bis die ihm innewohnende Radioaktivität die eng gesteckten Bundesgrenzwerte (2,6 Millicurie oder 96,2 Megabecquerel) unterschreitet. Ein Überschritt um das Dreifache steht einer Aufhebung der Quarantäne und der Entlassung nach Hause nicht im Weg – gesetzt, der radiojodierte Patient sitzt die Zeit bis zum Unterschritt in häuslicher Umgebung ab und die Angehörigen sind eingeweiht. Und weiter gesetzt, der behandelnde Nuklearmediziner erstattet der zuständigen Aufsichtsbehörde von alledem Meldung.

Eine Gefahr droht den Angehörigen von der abklingenden Strahlung nicht. Überhaupt erweist diese sich – auch wenn Herr Geiger die Strahlen persönlich zählte – bei der Radiojodbehandlung gutartiger Schilddrüsenkrankheiten von vorneherein als so gering, daß weder Leib noch Leben der Mitmenschen, sondern höchstens das Seelenheil der Actinophoben (Strahlenfürchtigen) unter ihnen in Gefahr gerät. Aus ärztlicher Sicht könnte der Patient gleich nach der Behandlung dem Arzt und der Klinik ruhig den Rücken kehren. Die ganze Prozedur ließe sich durchaus ambulant durchführen.

Wenn von Quarantäne die Rede ist, steigen manchem Patienten wenig ersprießliche Vorstellungen auf: Wochen der Isolation in einem Strahlenbunker, hermetisch von der Außenwelt abgeriegelt, die Nahrung über eine Luke zugereicht...! Gemach, gemach! – die Wirklichkeit sieht anders aus. Zwar muß der Patient die ganze Zeit in seinem Zimmer oder in einem gemeinschaftlichen Aufenthaltsraum (dem berühmten gemeinsamen Boot) zubringen, doch kann von völliger Isolation keine Rede sein. Eine Telefonsperre läßt sich auch bei striktester Auslegung der Schutzbestimmungen nicht durchsetzen: vielleicht kommt über das Telefon gerade noch die Ausstrahlung, keinesfalls aber die Strahlung der Fern-Sprecher zur Geltung. Kein Wunder, daß der Patient in seiner Lage häufig die Rollen wechselt:

vom Fern-Sprecher zum Fern-Seher und umgekehrt. Vielleicht liest er ja dazwischen dieses Buch über Schilddrüsenkrankheiten. Oder er nutzt die Gelegenheit, um lange Briefe zu schreiben: nur hin und her in den Alleen kann er nicht wandern – wenn die Blätter treiben.

Ausweichen ins Ausland

Dafür, daß in Deutschland jede Radiojodbehandlung (wenigstens zwei Tage) stationär ablaufen muß, sind der nuklearmedizinischen Therapieplätze zu wenige. So sind Wartezeiten (von drei bis sechs Monaten) unvermeidbar – und zugleich doppelt überflüssig. Daß auf diese Weise deutsche Devisen, womöglich gar über die Krankenkassen, ins benachbarte europäische Ausland überfließen, wird der Gutwillige und Wohlmeinende als Geste europäischer Solidarität deuten. Denn nicht wenige der zur Radiojodtherapie Erkorenen begeben zu diesem Zwecke dorthin. Dabei hat der Schilddrüsentourismus (mit Überweisungsschein) nach Österreich, Frankreich, Belgien, Polen oder in die Schweiz seinen Höhepunkt wohl noch gar nicht erreicht: spricht sich doch erst allmählich herum, daß die Strahlenschutzbestimmungen dort weniger bestimmt sind als hierzulande. Derzeit gibt es für die Europäische Union keine einheitliche Regelung: die 5 bis 10 Millicurie Radiojod, die für die Behandlung der Schilddrüsenautonomie oder der Basedowschen Krankheit aufgewandt werden müssen, dürfen in fast allen Ländern Europas ambulant (also ohne stationäre Quarantäne) verabreicht werden. Damit entfallen die Wartezeiten, und die Angst vor der Quarantäne verliert sich mit dem Grenzübertritt.

Der sofortigen Heimkehr des Schilddrüsentouristen von seiner therapeutischen Stippvisite steht zwar keine bundesdeutsche Strahlenbestimmung entgegen, doch empfiehlt sich je nach Radiojoddosis ein kürzerer oder längerer Urlaub: man kann dann die aufgenommene Radioaktivität am Aufnahmeort entsorgen. Es dauert nämlich ein paar Tage, bis das der Schilddrüse entronnene Radiojod auch dem Körper entronnen ist (im wahrsten Sinne des Wortes: mit dem Urin).

Wirkung und Wirksamkeit

Das Radiojod macht seine Sachen langsam, aber gründlich. Seine Wirkung ist nicht von heute auf morgen merklich; sie entfaltet sich gemächlich und läßt mithin auf sich warten. Frühestens nach vier Wochen sind die ersten Zeichen einer Wirkung festzustellen. Von da an nimmt die Aktivität der autonomen Schilddrüsenzellen zunehmend ab, bis das oder die Adenome und bei diffuser Autonomie die ganze Schilddrüse, radioaktiviert inaktiviert, nach rund einem halben Jahr den höchsten Schrumpfungsgrad erreicht haben.

Wer wissen will, was die Schilddrüse zum Schrumpfen veranlaßt, muß das bestrahlte Gewebe unter die Lupe nehmen: er sieht dann gewebsnah, was die Strahlen in den Zellen und um diese herum anrichten. Bringt er die Veränderungen auf einen gemeinsamen Nenner, so heißt dieser Degeneration – und das wiederum heißt Auflösung und Verfall: nicht nur der Zellen, sondern auch der Substanz zwischen den Zellen und der Blutgefäße, die beides versorgen (Abb. 2, S. 41). Zerfall (des radioaktiven Jods) bewirkt Verfall (des radiopassiven Gewebes). Zuletzt bilden sich in den verstrahlten Bezirken statt Schilddrüsenhormonen Bindegewebe und Narben. Diese Gewebsumwandlung imponiert, von außen und im ganzen gesehen, als Organschrumpfung.

Wegen des zögerlichen Wirkungseintritts muß die Behandlung mit Schilddrüsenhemmern auch nach der Radiojodierung der Schilddrüse noch eine Zeitlang fortgeführt werden: Levothyroxingeben ist hier Brückenschlagen über Hormonströme, die vergehen. Die Dosis der Schilddrüsenhemmer wird dabei allmählich verringert.

Das Radiojod erfüllt seine Aufgabe langsam – aber dennoch nicht immer sicher. Der Erfolg mag ausbleiben oder zu wünschen übrig lassen. Eine sichere Sache wird er dann erst mit der Wiederholung der Radiojodbehandlung, die aber nicht vor Verstreichen einer Frist von vier bis sechs Monaten angesagt ist. Soviel Zeit muß sein – um den ersten Versuch auch korrekt zu bewerten.

Risiken und Nebenwirkungen

Im allgemeinen kommen die Patienten mit der Radiojodtherapie gut zurecht: sie ist eben sehr verträglich. Gelegentlich schwillt der Schilddrüse in spontaner Reaktion auf die interne Bestrahlung der Kamm – und der Hals fühlt sich eine Zeitlang bedrückt. Ansonsten spüren die Patienten nichts von der Behandlung.

Wenn von Radioaktivität die Rede ist, steigen fast einhellig bestimmte Bilder oder wenigstens Begriffe hoch, deren gemeinsamer Tenor auf Strahlenschädigung hinausläuft. Sich mit Radioaktivität zu therapeutischem Behufe anzufreunden, mag dem Patienten daher gar nicht so leicht fallen: Wer sich mit radioaktivem Jod nicht auskennt, kann auch das Strahlenrisiko nicht einschätzen. Er ist verunsichert und spürt Mißbehagen – es sei denn, er hat dieses Buch gelesen oder sich von seinem Arzt genau aufklären lassen und läßt sich nicht wieder irre machen von anderslautenden Darstellungen, die sich in der nicht ganz einschlägigen Literatur trotz ihrer Unhaltbarkeit mitunter hartnäckig halten. Dann weiß er nämlich, daß die (ganz und gar) einschlägige Forschung kein meßbares Risiko nach Radiojodbehandlung zutage gefördert hat – nicht einmal bei vergleichsweise hohen Dosen: weder für einen Strahlenkrebs in der Schilddrüse oder in anderen Organen noch für eine Schädigung der Keimdrüsen oder deren genetischem Material.

In der Tat haben die Amerikaner, die es mit gesundheitsgefährdenden Einflüssen und therapiebedingten Schäden genau nehmen, trotz intensiver Suche keine negativen Auswirkungen der Radiojodtherapie auf die Blutbildung des Knochenmarks, auf die Fortpflanzungsfähigkeit oder auf die kindliche Entwicklung im Mutterleib (nach Zeugung in gebührlichem Abstand von der Bestrahlung) gefunden. Es kann ferner keine Rede davon sein, daß radioaktives Jod in therapeutischer Dosierung bösartigen Tumoren auf den Weg verhilft. Anderslautende Ergebnisse wären bei der geringen Strahlenbelastung (s. S. 143) auch höchst verwunderlich. Angesichts dieser Einsicht hatten selbst die deutschen Gesundheitsbehörden ein Einsehen: die Radiojodtherapie wurde nunmehr für alle Altersgruppen freigegeben.

Nicht einmal die lästigen Begleiterscheinungen, die nahezu jede Art medikamentöser Behandlung mit einem kleinen Fragezeichen versehen und einem (kleinen) Teil der Behandelten verleiden, sind für die Radiojodtherapie hinreichend dokumentiert – auch wenn der eine oder andere Patient unnachvollziehbare Zeichen einer Jodallergie an sich verspürt, einen verstärkten Haarausfall zu beobachten vermeint oder sich Anflügen von Übelkeit ausgesetzt wähnt.

Eine Folge der Radiojodtherapie wird allerdings ganz bewußt einkalkuliert: die Schilddrüsenunterfunktion. Will man nämlich sämtliche autonomen Gebiete sicher ausschalten, ist die Strahlendosis und mithin die Radiojodmenge entsprechend hoch zu bemessen. So werden auch gesunde Drüsenzellen von der Jodstrahlung versehrt – ungeachtet des Strahlenschutzes, den die Schilddrüsenhormontabletten dem nichtautonomen Gewebe durch Unterdrückung seiner Produktivkraft angedeihen lassen. Was dann, zumal bei ausgedehnten autonomen Arealen, an funktionstüchtigem Schilddrüsengewebe übrig bleibt, kann dem Hormonbedarf des Körpers häufig nicht mehr genugtun: Ein Teil der Patienten geht aus der Behandlung mit einer Hypothyreose hervor, die zeitlebens Schilddrüsenhormonersatz verlangt – und ohne viel Aufhebens bekommt (s. S. 201). Denn einer konstanten Unterfunktion läßt sich leichter Herr werden als einer fortdau

ernden und höchst unsteten Hyperthyreose auf dem Boden einer unbere-
chenbaren Schilddrüsenautonomie.

Wer nach der Radiojodtherapie um sein Körpergewicht besorgt ist,
weil dessen Anstieg unüberwägbar ins Gewicht fällt, bekommt zum guten
Grund auch die Erklärung mitgeliefert: Mit der Funktionsberichtigung, ob
durch Radiojod oder auf andere Weise, beruhigt sich das Stoffwechselge-
schäft, die Nahrung wird langsamer verbrannt, die Kalorien schlagen sich
stärker zu Bauche. Zudem läßt sich der große Appetit, der bei der Schilddrüsenüberfunktion nicht erst mit dem Essen kommt, durch die Kurskorrektur
nicht sogleich zügeln: das wirkt nach.

___ Wann darf Radiojod nicht verabreicht werden?

Selbst in therapeutischer Absicht lassen sich Radioaktivität und
Schwangerschaft nicht zusammenbringen: folglich kommt die Radiojodtherapie für schwangere Frauen nicht in Betracht. Das Verbot erstreckt sich
auch auf die Stillzeit: zwar mag die radiojodierte Muttermilch dem Kind
munden – doch bekommen dürfte sie ihm nicht.

So wenig schwangeren Frauen Radiojod zu empfehlen ist, so wenig
ist Frauen im ersten halben Jahr nach der Radiojodbehandlung die Schwangerschaft zu empfehlen. Die Empfängnisverhütung wird hier zur Pflicht gegenüber dem ungezeugten Kind. Unfruchtbarkeit wird durch Radiojod weder erzeugt noch verstärkt. Dem Anschein nach ist eher das Gegenteil der
Fall: nach Normalisierung ihres Schilddrüsenstoffwechsels durch Radiojod
werden Frauen (nach gebührlicher Wartezeit, versteht sich) leichter
schwanger als im Überschwang ihrer Schilddrüsenhormone.

___ Vorsichtsmaßnahmen

Während die Quarantäne eine Vorsichtsmaßnahme abgibt, die aus
medizinischer Sicht denkbar schlecht Maß nimmt und die Vorsicht über-
spannt, erscheint eine gewisse Umsicht vorsichts- und sicherheitshalber
auch von ärztlicher Seite angeraten. Dem Patienten wird nahegelegt, nach
der Jodbestrahlung, zwei Wochen lang das Haus zu hüten und dabei seine
Zeit nicht gerade mit schwangeren Frauen, mit kleinen Kindern oder mit Jugendlichen ohne Geschlechtsreifeprüfung zu teilen – obschon es mit seiner
Ausstrahlung nicht weit her ist.

Desgleichen empfiehlt es sich, in den ersten vierzehn Tagen nach der Radiojodierung engen körperlichen Kontakt mit Kindern zu meiden: denn wem ein Kind am Herzen liegt, dem liegt es nicht weit von der Schilddrüse. Und die ist zu dem Zeitpunkt immerhin ein Strahlenherd. Ferner wird man an solchen »strahlenden« Tagen zwar durchaus den Tisch, nicht aber das Bett mit dem Gefährten teilen wollen. Der Verzicht fällt vielleicht nicht ganz so schwer, wenn man bedenkt, daß auch des Küssens zu entraten ist: geringe Mengen von radioaktivem Jod werden mit dem Speichel ausgeschieden. Und auch Schulterschlüsse bedürfen nicht unbedingt der Bekräftigung mit radioaktivem Jod. Ferner ist von gemeinsamem Schweißtreiben befristet abzuraten: das scheidende Radiojod macht vor dem Schweiß nicht halt – es rinnt mit ihm, wohin er will. Eingefleischte Saunisten werden es nicht gerne hören: immerhin droht zweiwöchiger Schwitzentzug.

Ein Wort des Trostes für ungetroste Tierfreunde: Die immer wieder geäußerte Befürchtung, daß Haustiere vom radioaktiven Jod etwas zu befürchten hätten, steht hier zu Recht im Konjunktiv (der Möglichkeitsform): sie ist völlig unbegründet.

Die Radiojodtherapie im Vergleich zur Operation

Wer Vorzüge zu bieten hat, erhält – wenn alles mit rechten Dingen zugeht – gemeinhin auch den Vorzug. Im Vergleich zur operativen Lösung des Schilddrüsenautonomieproblems hat die Radiojodtherapie die Vorzüge auf ihrer Seite: sie erfordert keinen blutigen Eingriff, erreicht selektiv alle autonomen Schilddrüsenzellen, also auch die, welche mit unbewaffnetem Auge nicht auszumachen sind, vermeidet jegliches Operations- und Narkoserisiko und erspart dem Patienten das Risiko unvorhergesehener Vorfälle und unvorgesehener Zwischenfälle (s. S. 123). So erhält die Radiojodtherapie den Vorzug: sie ist heute in der Regel das Verfahren der ersten Wahl bei der Behandlung der autonomiebedingten Hyperthyreose. Die Ausnahmen von der Regel sind im nachfolgenden Abschnitt nachzulesen.

Operative Behandlung der Schilddrüsenautonomie

Für die chirurgische Behandlung der Schilddrüsenautonomie gilt all das, was zur Operation der Schilddrüse bereits generell gesagt wurde (s. Seite 118 ff). Zu ergänzen bleibt, was speziell zur operativen Ausschaltung autonomer Schilddrüsenbezirke anzumerken ist.

—   *Wann hat die Operation Vorrang vor der Radiojodtherapie?*

Der einzige Vorteil, den die chirurgische Lösung des Autonomieproblems im Methodenvergleich mit der Radiojodbehandlung für sich buchen kann, ist ihre unverzügliche Wirksamkeit. Ins Hintertreffen gerät die interne Strahlentherapie deswegen nicht: der Nachteil wird durch den überbrückenden Einsatz von Schilddrüsenhemmern wettgemacht (s. S. 177 ff). So taugt jene Buchung nicht als Zünglein an der Waage. Den Ausschlag für die Operation als Therapie der Wahl bei der funktionellen Autonomie der Schilddrüse müssen andere Gründe geben.

Drei Gründe liegen in der Tat auf der Hand oder zumindest nicht fern derselben: Radioaktivität und Schwangerschaft haben sich noch nie gut vertragen, während mit jedem Skalpellschnitt hier doppelt gut getan ist. Darüber hinaus darf der Chirurg seines Amtes walten, wenn die Autonomie in einem Kropfe spukt, der allein schon wegen seiner räumlichen Forderungen zur Operation drängt, oder wenn die Beschaffenheit kalter Knoten (zusätzlich zu den heißen) in einem Kropfe nichts Gutes ahnen läßt. Im übrigen spielt bei der ärztlichen Empfehlung für oder gegen eine Operation auch der persönliche Geschmack eine Rolle: So mancher operationsfreudige Arzt legt schilddrüsenautonomen Patienten bis Vierzig die Operation näher als das Radiojod. Die Chirurgen selbst würden hierin wohl mit einstimmen. Letztlich muß der Patient entscheiden, welchem Rat er folgt.

—   *Operationsfolgen*

Mit seiner Autonomie (unmißverständlicher: mit der seiner Schilddrüse) wird der Patient auch die Symptome der Überfunktion los: es ist ihnen ohne heiße Knoten zu kalt. Um sein autonomes Schilddrüsengewebe oder gar seine ganze (diffus autonome) Schilddrüse erleichtert, macht der Körper den Substanzverlust am Hals durch Vermehrung seines Gewichts an anderen Stellen reichlich wett. Vorbei ist die Bewegungsmühsal unter der Muskelschwäche, welche die Hyperthyreose dem Patienten beschert; vorbei sind alle übrigen Befindensstörungen fehlfunktionellen Ursprungs.

Wenn die Schilddrüse bei der Operation zuviel funktionstüchtiges Gewebe einbüßt, muß der Körper dafür büßen: Der Rest ist nicht Gewebs genug, um dem Bedarf des Körpers an Schildddrüsenhormon genugzutun. Wie bei der Radiojodtherapie, nur häufiger, nimmt man also auch bei der Operation in Kauf, daß die Überfunktion hinterher einer Unterfunktion Platz macht. Doch wie gesagt: es ist leichter, diese mit Schilddrüsenhormontabletten (zeitlebens) auszugleichen (s. S. 201 ff), als eine zügellose Hormonproduktion medikamentös in Zaum zu halten.

Verödung von autonomen Adenomen

Durchzechte Nächte lassen den darauffolgenden Morgen öde und leer erscheinen. Der Verödungseffekt des Alkohols läßt sich medizinisch nutzen. Neuerdings werden autonome Adenome auch alkoholisch verödet. In fast hundertprozentiger Form und daher topfit nimmt es der Alkohol mit jedem heißen Knoten in der Schilddrüse auf. Der Arzt, der hier als Veröder auftritt, bringt den Alkohol mit einer feinen Nadel in das Zentrum des Knotens und läßt sich dabei vom Ultraschall oder dessen Echo leiten. Mit einem Male ist es allerdings nicht getan: zwei- bis sechsmal muß der Alkohol auf den heißen Knoten einwirken – damit dieser kalt wird.

Nach solch mehrmaliger massiven Alkoholisierung erholt sich das autonome Gewebe zuletzt nicht mehr: in drei Monaten schrumpft der so behandelte Knoten auf die Hälfte seiner Ausgangsgröße, nach drei weiteren Monaten nimmt er gerade noch ein Drittel seiner einstigen Raumfüllung ein. Den Patienten aber sagt der Alkohol manchmal mehr zu als das strahlende Jod oder der grüne Mann im Operationssaal. Die alkoholische Verödung ist einfach und sicher (wenn auch kurzfristig schmerzhaft). Setzt sie sich durch, wird sich auch der Gesundheitsminister freuen. Die Methode erweist ihm ihre Kostengunst: sie läßt sich ambulant und damit budgetfreundlich durchführen. Freilich läßt sich damit nicht immer das gesamte autonome Gewebe erreichen. Wo die Autonomie sich der Schilddrüse nicht in umschriebenen Knoten, sondern in diffuser Durchdringung bemächtigt, ist eine Verödung mit Alkohol nicht möglich.

Vorbeugung gegen Schilddrüsenautonomie

Als logische Konsequenz der Stufenentwicklung vom kollektiven Jodmangel und von der individuellen Jodunterversorgung über die Kropfentstehung und Knotenbildung bis zur Autonomisierung und Hyperthyreose eröffnet sich die Möglichkeit, auf verschiedenen Stufen therapeutisch-vorbeugend einzugreifen, um das Übergreifen des krankhaften Prozesses auf die nächste Stufe zu unterbinden. Kritisch betrachtet, offenbart sich die Hyperthyreose auf dem Boden einer Schilddrüsenautonomie als Endergebnis einer Kette von therapeutischen Versäumnissen.

In diesem Abschnitt interessieren die letzten Glieder dieser Kette: der Übergang vom Kropf und Knotenkropf zur Autonomie und von dieser zur manifesten Hyperthyreose. Die Vorbeugung gilt sowohl der Entwicklung einer zweiten Autonomie nach erfolgreicher Behandlung der ersten als auch der Entstehung der Autonomie überhaupt. Wie bei Schilddrüsenkrankheiten im allgemeinen, ist im Falle der funktionellen Autonomie die Vorbeugung auf zwei Ebenen möglich: der kollektiven und der individuellen.

—— Kollektive Vorbeugung

Die Sicherstellung einer allgemeinen Jodversorgung als kollektive Vorbeugung gegen Schilddrüsenkrankheiten schlösse die Vorbeugung gegen die funktionelle Autonomie mit ein. Das deutsche Problem der autonomiebedingten Schilddrüsenüberfunktion entzieht sich jedoch einer kollektiven Lösung, solange eine ausreichende Jodversorgung Privatsache ist. Hier hätte der Staat längst nachhelfen müssen. Doch war das gute Beispiel von Ländern wie Japan und den USA, aber auch Österreich, Schweden und der Schweiz, wo die angemessen mit Jod versorgten Schilddrüsen kaum eine Neigung zum Kropf und noch weniger zur Autonomie entwickeln, den deutschen Politikern lange Zeit nicht gut genug.

Lange zäumten sie das Pferd von hinten auf. Sie beriefen sich darauf, daß autonome Knoten oft erst unter der Zufuhr von Jod die Schilddrüse in die Überfunktion hineinmanövrieren, und bezogen daraus eine vordergründige Begründung für den Verzicht auf eine kollektive Jodprophylaxe. Indes wird umgekehrt ein Schuh daraus: Mit einer solchen Maßnahme würde man die maskierten »Überfunktionellen« mit einem Schlag entlarven, wäre aber darauf gefaßt und könnte unverzüglich die Behandlung aufnehmen und Krisen vermeiden, wie sie bei unvorhersehbaren Einzelentlarvungen immer wieder auftreten. Mit der Massenenttarnung in den Anfängen kollektiver Jodversorgung wäre das Problem ein für allemal gelöst: danach würde die Maßnahme greifen, zu der man endlich gegriffen hat, und die Autonomie samt der dazugehörigen Hyperthyreose wäre, wie in den jodbewußten Ländern, binnen kurzem ein Anachronismus.

Um es noch einmal und nachdrücklicher zu sagen: die kollektive Verbesserung der Jodversorgung, beispielsweise durch eine staatlich reglementierte Jodierung allen Speisesalzes, bedeutet für die Bevölkerung kein Risiko. Rückt durch die verbesserte Jodzufuhr bei älteren Menschen mit alten Kröpfen voll autonomen Gewebes die Schilddrüsenüberfunktion aus dem Verborgenen ins Licht, wäre dies im Sinne einer Früherkennung zu werten.

— *Individuelle Vorbeugung*

Solange eine kollektive Vorbeugung auf sich warten läßt, bleibt es dem einzelnen (und seinem Arzt) überlassen, der Entwicklung einer Schilddrüsenautonomie oder dem Rückfall (Rezidiv) in eine autonomiebedingte Hyperthyreose nach einer früheren Behandlung entgegenzuwirken.

Naturgemäß ist die Rezidivvorbeugung erfolgsträchtiger, der Patient ist bereits in der Obhut des Arztes, hat die Autonomiebehandlung (nach einer der drei beschriebenen Methoden) hinter sich und ist aufgeklärt und motiviert genug, nun auch die Nachtherapie rezidivvorbeugend auf sich zu nehmen. Mit dieser geht es dem Übel nachträglich an die Wurzel – damit die Reaktionskette, die über die Kropfbildung und die Verknotung des Kropfes zur Verselbständigung von Kropfgewebe reicht, nicht erneut in Gang gesetzt wird. Ziel der Wurzelbehandlung ist mithin die Beseitigung des individuellen Jodmangels. Mit der regelmäßigen Einnahme von Jodidtabletten ist das Erreichen des Ziels verbürgt (s. S. 109).

Die gleichen Maßnahmen tun not, will man den Autonomiebestrebungen der Schilddrüse von vorneherein keine Chance geben. Wer seinen Kropf bereits im Anfangsstadium zum Arzt bringt, hat die besten Karten: die dann fällige Jodidbehandlung, konsequent durchgehalten, würde der Entwicklung auf früher Stufe Einhalt gebieten. Bei älteren und verknoteten Kröpfen, über denen ohnehin bereits der Autonomieverdacht schwebt, werden dagegen mit einer Operation nicht nur die Schilddrüse (bis auf einen Rest), sondern auch die Verdachtsmomente (restlos) ausgeräumt.

Wie aber steht es mit der Vorbeugung bei jenen Jodarmen, die eine Schilddrüsenautonomie, aber noch keine Überfunktion entwickelt haben – also der Gruppe all derer, die für das fadenscheinige Argument der Politiker gegen eine kollektive Sicherung der Jodversorgungslage herhalten mußten? Ist die Autonomie noch unbekannt, wird sie der erstbeste größere Jodschub vermutlich bekannt machen. Ist sie aber bereits (vom Szintigramm mit oder ohne Supressionstest her) bekannt, gibt es zwei Vorbeugestrategien: man kommt der Hyperthyreose sicher zuvor, indem man das autonome Gewebe beseitigt, oder man läßt der Schilddrüse ihre Autonomie und verhindert die Auslösung einer Hyperthyreose durch Meidung des Auslösers, also des Jods. Die zweite Strategie folgt der Logik der Politiker in deren Argument gegen eine generelle Jodprophylaxe. Die Ärzte vertreten hingegen die erste Strategie – und sehen nur gelegentlich (bei kleinen Adenomen) und dann auch nur vorläufig von einer Behandlung autonomer Kröpfe ohne Hyperthyreose ab. Es zeigt sich immer wieder, daß sich Patienten mit einer Teilautonomie nach Ausgleich ihrer latenten Hyperthyreose besser fühlen und obendrein davor bewahrt werden, in die manifeste Form hineinzugleiten.

≡ Schilddrüsenautonomie in speziellen Umständen

Krankheiten äußern sich, wenn sie erst einmal zutage treten, in verschiedenen Umständen auf verschiedene Weise. Je nachdem, fällt es ihren Gegenspielern leichter oder schwerer, sie zu erkennen und mit ihnen fertig zu werden. Für das Erscheinungsbild der Schilddrüsenautonomie schafft das Alter eine Situation, die dem Arzt (und dem Patienten) die Erkennung eher erschwert.

≡ Bei alten Menschen

Es wurde bereits erwähnt: an älteren Menschen ist selbst die manifeste Schilddrüsenüberfunktion oft nur schwer auszumachen. Ihre Symptome sind untypisch und gehen im Pool altersbedingter Befindensstörungen unter: Erschöpfungs- und Verwirrheitszustände sind schnell auf das Alter geschoben. Ärztliche Berater ohne geschärftes Schilddrüsenbewußtsein sind mitunter ratlos. Ratlosigkeit verführt zum Raten: ein beliebter Fehltip ist die koronare Herzkrankheit. So ist das vorgerückte Alter der Patienten der Diagnose einer Hyperthyreose im Wege.

Indessen ist bei alten Menschen, die einen Knotenkropf mit sich herumtragen, in drei von vier Fällen mit einer Schilddrüsenautonomie zu rechnen. In unseren jodverknappten Landstrichen ist die Autonomie ohnehin der häufigste Grund für eine Schilddrüsenüberfunktion. Für ältere Herrschaften gilt dies erst recht: daher die Empfehlung, bei Kropfträgern unter denselben gezielt nach autonomen Regungen im Kropfe zu fahnden, auch oder gerade wenn keine deutlich zuordbaren Symptome die Diagnose an die Hand geben. In ihrer Schilddrüse bewahren sich mitunter noch die Abhängigsten der Gesellschaft ein Stück Unabhängigkeit. Daran ist zu denken, wenn diagnostische Ermittlungen mit jodhaltigen Mitteln geführt werden. Man muß sich dann vorsehen, damit der Patient nicht versehentlich mit Jodmengen versehen wird, die ihn unversehens in die Hyperthyreose stürzen. Der Sturz könnte ein ernstes Krankheitsbild heraufbeschwören.

Schilddrüsenüberfunktion bei Basedowscher Krankheit

≡ Überblick

Gleiche Wirkung, verschiedene Ursachen! Bei der Schilddrüsenautonomie sind es autonome Zellen, bei der Basedowschen Krankheit Autoantikörper, welche die Hyperthyreose heraufbeschwören. Diese Autoantikörper sind Abwehreiweiße (Immunglobuline), die von fehlgeleiteten Immunzellen aus der Abwehrmannschaft der Schilddrüse irrtümlich gegen die TSH-Rezeptoren der Schilddrüsenzellen (Thyreozyten) gebildet werden. Dabei beschränken ein Teil Autoantikörper ihre Machenschaften offenbar nicht auf die Schilddrüse. Sie setzen sich über die Organgrenzen hinweg und reiten ihre Attacke gegen körpereigenes Gewebe an einer zweiten Front: Auf dem Lymphwege dringen sie in die Tiefe der Augenhöhlen vor, wo sie zusammen mit Scharen anderer Antikörper das Binde- und Muskelgewebe aufs Korn nehmen. In seltenen Fällen bildet sich eine dritte Front: an den vorderen Hautpartien des unteren Unterschenkels.

Warum Immunzellen der Schilddrüsenüberwachung die TSH-Rezeptoren plötzlich als feindlich verkennen und ihre Immunglobuline auf sie ansetzen, ist nicht geklärt. Klar ist indessen, daß das Immunsystem hier einen Vergriff tut: es vergreift sich an körpereigenem Gewebe und dokumentiert ein Stück körperlicher Selbstsabotage auf molekularer Ebene. Ebenso klar ist, daß psychische Kräfte hierbei entscheidende Hilfestellung leisten: mit direkter Wirkung auf das Immungeschehen oder indirekt über Hormonagenturen. So ersteht die Basedowsche Krankheit aus dem Wechselspiel immunologischer, hormoneller und psychischer Prozesse.

Die Symptome aber schleichen sich langsam und leise in das Leben derer, die die Krankheit sich ausgesucht hat – diskrete Zeichen, die zunächst keine Bedeutung tragen. Doch mit der Zeit werden die Zeichen deutlicher, lassen sich nicht mehr beiseite schieben, erzwingen sich Zugang zum Bewußtsein: Nervosität, Gewichtsverlust, Schwitzen, Herzklopfen als frühe Zeichen der Hyperthyreose; ein starrer Blick, feucht-glänzende Augen, die brennen und sich durch Tränen nicht löschen lassen, Lider, die schwellen und bei Hervortreten der Augen den Schluß verweigern, als Fingerzeige der Basedowschen Augenkrankheit.

Mit Medikamenten lassen sich derzeit weder die Immunzellen in der Schilddrüse von der Autoantikörperbildung abhalten, noch die Autoantikörper von ihrer Paarung mit den TSH-Rezeptoren. Wo gegen die Ursachen der Krankheit nichts auszurichten ist, muß man sich an die Symptome halten. Immerhin läßt sich die Hyperthyreose mit Schilddrüsenhemmern gut in Schach halten. Sie hindern die Drüsenzellen, ihre Bildungsbestrebungen in die Tat umzusetzen: der Hormonertrag sinkt drastisch ab. Bei zwei von zehn Basedow-Patienten läßt sich die Hyperthyreose medikamentös auf Dauer vertreiben. Den übrigen ist nur mit einer definitiven Behandlung zu helfen: Skalpell oder Radiojod, das ist die Frage! – Der Vorzug gehört der Radiojodtherapie. In den meisten Fällen ist mit der Ausmerzung der Hyperthyreose auch den Augenveränderungen gut getan.

☰ Was ist die Basedowsche Krankheit?

In den vorangegangenen Kapiteln war die Rede von Schilddrüsenkrankheiten, die aus Jodmangel erstehen und unter Jodmangel zur Blüte kommen. Der Mangel wäre (bei gutem Willen, versteht sich!) vermeidbar und ist somit überflüssig: in der Tat so überflüssig, wie das, was er erzeugt – also wie ein Kropf und eine Schilddrüsenautonomie. Diesen häufigen, überflüssigen stehen die unvermeidbaren und schicksalhaften Schilddrüsenkrankheiten gegenüber: zuvörderst die Basedowsche Krankheit, mit ihrem Hauptstück, der Hyperthyreose, und ihrem Nebenstück, der Augenerkrankung.

☰ Die Basedowsche Krankheit – klassisch und modern

Taufpate für die Krankheit war der Merseburger Stadtphysikus KARL ADOLF VON BASEDOW (1799–1884), der als erster in Deutschland zur Feder griff, um die drei Leitsymptome Herzjagen, gleichmäßig mäßig vergrößerte Schilddrüse und Augen, die aus dem Häuschen sind, zu beschreiben (Abb. 36). Der Taufname gilt nur für deutsche Schilddrüsen. Ist der Patient englischsprachig, leidet er dagegen an Graves' disease. Der Dubliner GRAVES hatte nämlich die nämliche Krankheit ein paar Jahre früher bereits an irischen Schilddrüsen entdeckt. Da den Vertretern der einschlägigen Literatur in Deuschland die deutschen Schilddrüsen am nächsten sind, halten sie sich bei ihren Darbietungen an die »Basedowsche Krankheit« und sprechen obendrein, gewissermaßen zum Nachdruck, von deren drei klassischen Symptomen als *Merseburger* Trias.

Identische Wörter in Zweiwortbegriffen führen leicht zur Begriffsverwechslung! Davor ist an dieser Stelle zu warnen: besagte Trias hat weder etwas mit den *Merseburger* Zauberspüchen zu tun, auch wenn ihr schon so manche Beschwörungsformel gegolten haben mag, noch mit der modernen

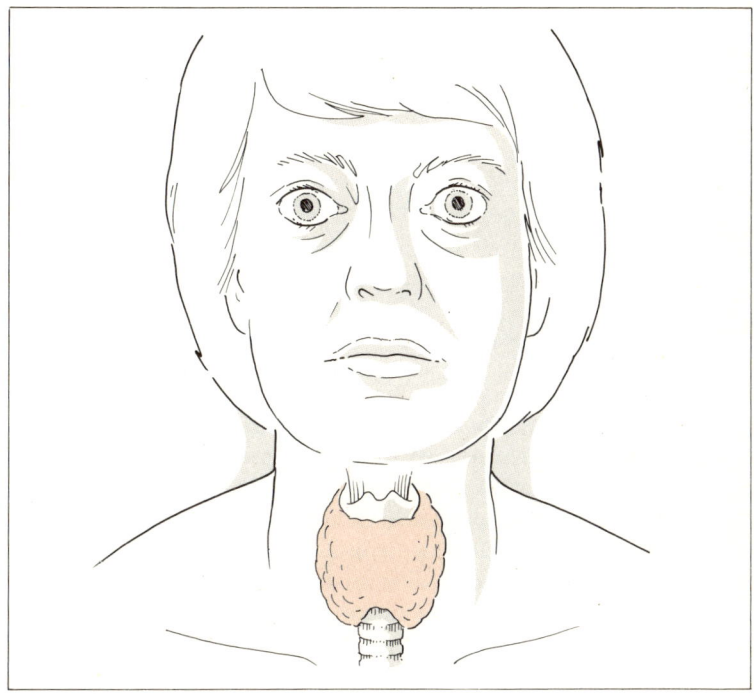

Abb. 36   Patientin mit Basedow'scher Krankheit: Vergrößerte und überaktive Schilddrüse
sowie starrer Blick durch Hervortreten der Augen (Exophthalmus)

Stuttgarter *Trias,* gleichwohl diese ebenfalls in der medizinischen Literatur
zu Hause ist – in der für den Laien.

    In der klassischen Basedow-Trias stehen der rasche Puls und der
leichte Kropf für die Hyperthyreose, die hervortretenden Augen für die Augenerkrankung. Heute weiß man, daß die Schilddrüse ebensogut normal
groß sein kann und daß die Augen nicht unbedingt aus dem Häuschen sein
müssen, sondern ihre Mitleidenschaft sich auf tränenbedingten Hochglanz,
entzündete Bindehäute, Fremdkörpergefühle und Lidschwellungen beschränken oder zu echten Sehstörungen mit Blickfeldentschärfung und
Doppeltsicht steigern kann. Ein Drittel der Patienten läßt Augenzeichen
vollends vermissen: der zugrundeliegende Krankheitsprozeß springt bei ihnen nicht als Symptom oder Symptomkomplex ins Auge.

Der rasche Puls, der Schnellschlag des Herzens (medizindeutsch: Tachykardie) hingegen wird im Vollbild der Hyperthyreose kaum fehlen, ohne indes unfehlbar mit einer solchen verbunden zu sein. Anders als bei der Schilddrüsenautonomie, sind bei der Basedowschen Überfunktion aber nicht die Herzbeschwerden das hervorstechende Zeichen (zumal Herzstechen gar nicht dazugehört), sondern die psychischen Veränderungen, die der überzogene Stoffwechsel der Nervenzellen selbst rigiden Charakteren hier abnötigt.

Zur Entstehung der Basedowschen Krankheit

Heute weiß man, daß jene seltsame Kombination von Augensymptomen und Hyperthyreosezeichen, die in der Merseburger Trias auf eine klassische Formel gebracht wurde, einen gemeinsamen ursächlichen Nenner hat: Autoantikörper. Das Immunsystem, sonst Schutz- und Trutzbieter gegen Krankheiten, die von außen und innen über den Körper hereinzubrechen drohen, ist hier selber ein Glied in der Ursachenkette, die in die Krankheit mündet: Immunzellen, in der Schilddrüse ansässig und zu deren Bewachung abgestellt, finden sich plötzlich zur Palastrevolution gehalten: ausgerechnet gegen das, was sie schützen sollen, bilden sie jetzt Abwehrstoffe – Antikörper, genauer: Autoantikörper, weil gegen körpereigenes Gewebe gerichtet. Und an diesen Autoantikörpern, im Blut oder vor Ort in der Schilddrüse oder Augenhöhle, gibt sich die Basedowsche Krankheit als Autoimmunleiden zu erkennen.

Geht man in der Ursachenkette indes ein Glied weiter zurück und fragt sich, was die Immunzellen als Bewacher der Schilddrüse dazu bewegt, sich wider ihren Auftrag gegen ihren Schutzbefohlenen zu wenden, muß man die Antwort schuldig bleiben. Immerhin lassen sich wenigsten einige Bedingungen angeben, deren Erfüllung den Boden für das Autoimmungeschehen bereitet und der Basedowschen Krankheit ins Dasein verhilft – ins eigene und in das des Patienten.

Die Basedowsche Krankheit als Autoimmungeschehen

Die Basedowsche Krankheit gehört jener Untergruppe der (auch als Autoaggressionskrankheiten lehrbuchkundigen) Autoimmunkrankheiten zu, die hervorgerufen werden von Autoantikörpern gegen bestimmte Zellrezeptoren. Die Rezeptoren werden dabei aber nicht zerstört, wie es den Strukturen oft widerfährt, mit denen sich Autoantikörper einlassen, son-

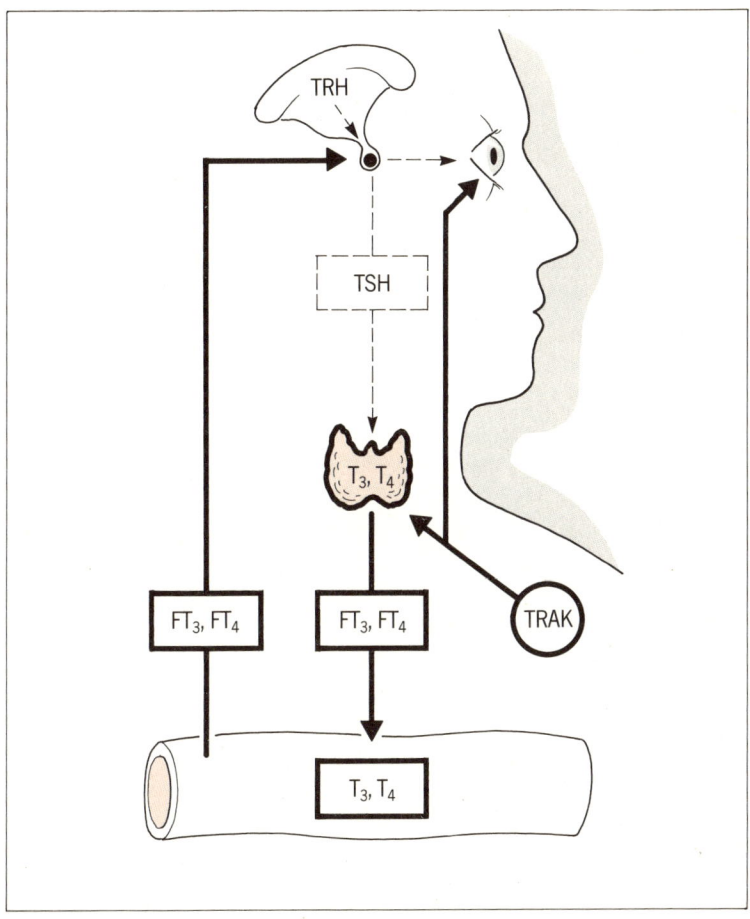

Abb. 37 Die Basedow'sche Krankheit wird durch sogenannte TSH-Rezeptor-Antikörper
(TRAK) hervorgerufen. Diese Antikörper stimulieren die Schilddrüsenzellen und
rufen gleichzeitig entzündliche Veränderungen im Bererich der Augenhöhlen hervor.

dern stimuliert oder blockiert. Die Basedowsche Krankheit liefert das be-
kannteste Beispiel für die Zell-aktivierende Wirkung von Autoantikörpern:
Zelle heißt hier Schilddrüsenzelle, Rezeptor TSH-Rezeptor (Abb. 37).

Die TSH-Rezeptor-Antikörper (TRAK) werden von den TSH-Rezeptoren an Steuerhormons Statt angenommen und gehen mit ihnen eine Bin-

dung ein. Die Schilddrüsenzellen lassen sich hinters Licht führen: die falsch besetzten Rezeptoren sind für sie das Signal zur Hormonproduktion. Dem Kontrolleinfluß der übergeordneten Hormonzentralen entzogen, fehlsteuern die Autoantikörper auf diese Weise den Schilddrüsenhormonspiegel in die Höhe. Was folgt, ist die Hyperthyreose mit ihrer leidigen Sippschaft. In den Augenhöhlen bringen die Autoantikörper die Augenanhanggebilde, primär das Binde- und Fettgewebe, im weiteren die Augenmuskeln, zur Entzündung: dann wird es eng in der Augapfelheimstatt, bedrängt weichen die Augen nach vorne und tun sich dergestalt hervor. Der Volksmund, der ja kein Blatt vor sich selbst nimmt, spricht hier derb, aber anschaulich von Glotzaugen, der Expertenmund (mit einem ganzen Blätterwald davor) von Exophthalmus. In seltenen Fällen schließlich führen unter der Haut vor dem Schienbein (Tibia) die irregeführten Abwehreiweiße eine gallertige Schwellung herbei. An dieser Stelle erglänzt der Unterschenkel dann in rötlich-bläulicher Verfärbung und vermittelt der darüberstreichenden Hand das Gefühl einer Reibeisenoberfläche – kurzum: es zeigt sich, in fachsprachlichem Gewande, ein prätibiales Myxödem.

Da die TSH-Rezeptoren, als Zielstruktur der Autoantikörper, nur in der Schilddrüse vorkommen, sollte der Krankheitsprozeß streng organspezifisch darauf beschränkt bleiben. Weshalb die Augenhöhle und mitunter auch gewisse Hautbereiche (in aller Regel vor dem Schienbein) zur Mitleidenschaft verpflichtet werden, entzieht sich der Kenntnis der Kenner. Das ist indes nicht die einzige Lücke in der Kennerschaft einschlägig beschlagener Forscher. Warum das Immunsystem einen Teil seiner Abwehrkräfte ausgerechnet gegen die TSH-Rezeptoren der Schilddrüse mobilisiert, bleibt vorerst offen: – auch für Spekulationen.

Jedenfalls steckt mehr dahinter als nur ein Defekt des Immunsystems. Die Gene sind hier sicherlich mit im Spiel – und die Hormone mischen fleißig mit: namentlich die Sexualhormone, seltsamerweise aber auch das Schilddrüsensteuerhormon selbst. Ja womöglich gehören sogar Viren und andere Infizierer mit wer weiß was für Ärmeltrümpfen der fatalen Spielrunde zu. Freilich: es ist nicht weit hergeholt (denn es liegt nahe), daß der Poker auf dem Rücken des Immunsystems ausgetragen wird: dieses ist die gemeinsame Schaltstelle, worin Fäden zusammenlaufen und wovon der immunologische Fehllauf seinen Ausgang nimmt.

⸺ Bedingungen und Auslöser der Basedowschen Krankheit

In der Tat spricht vieles dafür, daß die Basedowsche Krankheit jenen Leiden zuzurechnen ist, die zwar nicht selbst, aber deren biologische

Voraussetzungen wie eine Stafette von Ast zu Ast und Zweig zu Zweig den Stammbaum hinauf weitergereicht werden: Die Erbmasse hat's eben in sich, und vielleicht wird durch solche Bande die Verbundenheit mit nahen und fernen Vorfahren besonders eng. Jedenfalls haben Verwandte von Basedow-Kranken ein viermal höheres Risiko, es diesen nachzutun, als Menschen, die – in diesem Punkte – familiär unbelastet sind.

Daß die Basedowsche Krankheit, wie im übrigen auch alle anderen Schilddrüsenkrankheiten, die Frauen eindeutig benachteiligt, dürfte allerdings nur zum geringsten Teil einer genetischen Vorlast anzulasten sein. Jedenfalls kommt auf sieben Frauen ein Mann. Die Gründe sind noch nicht ergründet; von den genauen Zusammenhängen hat sich noch keiner ein zusammenhängendes Bild machen können: Immerhin weiß man, daß neben den Genen vor allem die Sexualhormone ein entscheidendes Wörtchen mitreden (ohnedies ist die Stimme der Hormone gewichtiger, als manche es glauben machen wollen): So machen die zyklischen Hormonschwankungen den weiblichen Körper wohl empfänglicher für die Krankheit. Immerhin bestimmen die Wechseljahre den oberen Grenzbereich des Manifestationsalters: nahezu alle Frauen erkranken zwischen dem zwanzigsten und fünfzigsten, die meisten davon vor dem vierzigsten Lebensjahr.

Wenn die allmonatlichen körperlichen Minikrisen in der Blüte weiblichen Lebens der Basedow-Krankheit tatsächlich beim Ausbruch behilflich sind, welche Rolle spielen dann überhaupt Streß, Krisen und psychische Belastung bei der Entwicklung dieser Autoimmungeschichte? Nun, Rollentext und Regieanweisung sind zwar kaum bekannt, doch steht fest: es handelt sich um eine tragende Rolle. Einen Blick darauf zu werfen, mag sich immerhin lohnen. Der Wurf wird jedoch auf einen späteren Abschnitt verschoben, in dem gemeinhin von der Bedeutung seelischer Vorgänge für die Basedowsche Krankheit die Rede ist (s. S. 164). Ein Vor-Wurf ist aber durchaus angebracht:

In der Vielfalt der inneren und äußeren Bedingungen, deren Wechselspiel und Zusammenwirken den Autoimmunprozeß hinter der Basedowschen Krankheit in Gang bringen, darf der Tabakrauch nicht fehlen – und tut es auch nicht: Von denen, deren Erbgut die kaum gut zu nennende Anlage in sich birgt, werden doppelt so viele Raucher ein Opfer wie Nichtraucher. Nicht genug: einmal erkrankt, müssen sie sich die Höhlenflucht ihrer Augen acht mal so häufig gefallen lassen wie ihre nichtrauchenden Leidensgenossen. Entsprechend höher ist mithin auch jedes basedowifizierten Rauchers persönliches Risiko einer manifesten Augenbeteiligung. Passivraucher bleiben in dieser Sache nicht ungeschoren: sie bekommen die Hälfte ab.

=====   Die Basedowsche Hyperthyreose

Würden nicht manche Schilddrüsen zuzeiten aus der Art und über die Stränge schlagen, wüßte man womöglich gar nicht, welchen Part ihre Hormone für Körper und Seele übernehmen. An der Basedowschen Hyperthyreose wird dieser Part als Hauptrolle deutlich: beider Unversehrtheit ist auf intakte Stoffwechselvorgänge angewiesen, und die wiederum bleiben nur bei regelrechter Funktion der Schilddrüse in Takt. Gesteht man der Persönlichkeit die integrale Aufgabe zu, jene zwei Ebenen unter einem Hut zu vereinen (oder innerhalb dessen, was man an Textilien auf dem Leibe trägt – denn laut Gottfried Benn wird die Integrität der Persönlichkeit heute nur noch von der Kleidung zusammengehalten), so kommt die persönlichkeitverbildende Wirkung eines entgleisten Schilddrüsenstoffwechsels nicht ganz unvermutet: Bei der Basedow-Hyperthyreose treten neben die körperlichen Beschwerden psychische Veränderungen und machen einen Gutteil des Krankheitsbildes aus.

----   *Ergänzungen zum klinischen Bild der Hyperthyreose*

Abgesehen von der Beschaffenheit der Schilddrüse, nehmen sich die Zeichen und Symptome, welche die Hyperthyreose dem Körper aufzwingt, im Gefolge eines Autoimmungeschehens kaum anders aus als auf dem Boden einer Schilddrüsenautonomie. Im vorangehenden Kapitel über die Autonomie-Hyperthyreose ist der Symptomsteckbrief der Schilddrüsenüberfunktion genugsam dargelegt (s. S. 135 ff); ein Zurückblättern könnte hier für das Basedowsche Krankheitsbild eine Darstellungslücke decken und wird anempfohlen.

Der Unterschied zum Autonomie-Gesamtbild rührt von der Seelenlastigkeit der Basedow-Überfunktion: die Folgen der Stoffwechselintensität, die den Körper aufheulen läßt wie einen Motor, der sich bei Leerlauf einem anschlägig niedergetretenen Gaspedal ausgesetzt sieht, erschüttern das Nervenfundament des Basedow-Patienten und schütteln manche psychische Funktion gehörig, nein fast ungehörig durcheinander. Andererseits ist die individuelle Ausgestaltung der Hyperthyreose für beide Ursprünge so variabel, daß sich die Gesamtbilder ohnedies großflächig überlappen. Trotzdem sind für die Basedowsche Hyperthyreose einige Merkmale der körperlichen Art anzumerken, die dem Autonomiepatienten in der Regel nicht anzumerken sind oder vollends fehlen.

Tastet der Arzt die Halsregion des Basedow-Patienten ab und sich dabei an die Schilddrüse heran, spürt er ein Pulsieren, das von den Halsschlagadern herübergeleitet wird. Außerdem kann er das Schwirren, das er typischerweise verspürt, auch vernehmen – falls er die Schilddrüse mit dem Stethoskop daraufhin abhört.

Ungeachtet ihrer Überaktivität bewahrt sich die Basedow-Schilddrüse oft eine normale Figur, bauscht sich allenfalls auf zu einer kleinen, weichen Struma. Ihre Größe läßt keinen Rückschluß zu auf die Produktivität, ihr Ertrag bemißt sich weniger nach der Breite des Fließbands als nach dessen Laufgeschwindigkeit – und wann könnte die schneller sein als bei der Hyperthyreose a la Basedow.

Die Haare kommen bei der Basedow-Hyperthyreose häufig nicht gut weg: Geschwächt in ihrer Wurzelhaft, verlieren sie den Halt und gehen verstärkt aus. Der tägliche Ausgang im Übermaß dezimiert mit der Zeit den Bestand: Grund genug für die weiblichen Patienten, die in Schilddrüsendingen immer das Gros der Leidtragenden ausmachen, sich jetzt, da sie den haarigen Teil ihrer Schönheit im Schwinden wähnen, stark beunruhigt dem Arzte zu stellen.

Auch die Nägel, als Haarverwandte, sind im hochaktivierten Zustand einer Basedowschen Stoffwechsellage gefährdet: sie wachsen rasch – kaum kommt man mit dem Schneiden nach -, dafür aber nicht gründlich genug; so sind sie von Anfang an brüchig, der Bruch läßt nicht lange auf sich warten, meist brechen sie bei unpassender Gelegenheit; zuletzt, wenn sie sich von den Fingerkuppen lösen, sich in ihrer Wachstumswut gleichsam entkuppeln, gehen sie als gebrochenes Ganzes verloren; ihre Finger aber bleiben ungebrochen zurück, denn die Nachfolgenägel sind schon im Anwuchs.

Sicherung der Diagnose

Bestätigung gibt Sicherheit! Diagnostiker sind davon nicht ausgenommen. Bei der Bestätigung ihrer Diagnosen sind die Medizinpraktiker noch am wissenschaftlichsten: die Diagnose ist zunächst nur eine Hypothese, die es zu überprüfen gilt – eine Hypothese, die nach der vorläufigen diagnostischen Orientierung aus der Vorgeschichte und den Befunden der körperlichen Untersuchung vor dem geistigen oder jedenfalls inneren Auge des Arztes ersteht und ihm die Untersuchungen weist, an deren Ergebnissen sie dann Bestätigung oder Verwerfung findet.

Wer bei der Basedowschen Hyperthyreose die Bestätigung der Diagnose sucht, wird dieselbe im Blute finden: die Blutfraktion des Trijodthyronins und meist auch des Thyroxins hat sich stark verstärkt, die des Steuerhormons TSH ist demgemäß nur noch schwach vertreten, wie es sich unter solchen Umständen gehört (s. S. 72 ff). Den diagnostischen Ausschlag aber geben die Autoantikörper, die TRAKs (gegen den TSH-Rezeptor an den Schilddrüsenzellen) und MAKs (oder TPOs gegen die Mikrosomen in den Drüsenzellen), die im Blut des Basedow-Patienten ihre Kreise ziehen (s. S. 77). Doch Vorsicht! der Nachweis von Autoantikörpern ist eine hinreichende, nicht aber eine notwendige Bedingung für die Krankheit. Ist kein Nachweis vorzuweisen, ist die Basedowsche Hyperthyreose noch lange nicht von der Hand zu weisen.

Um das Bild zu vervollständigen und das Bestätigte zu erhärten, zugleich zur Erkundung des therapeutischen Terrains, treten »Ultra« und »Szinti« weisungsgemäß in Aktion. Der Ultraschall wird gelegentlich doppelt eingesetzt: Im Doppler-Verfahren werden bewegte Grenzflächen (beispielsweise rote Blutkörperchen) farbig dargestellt – und in der Schilddrüse eine grosse Blutfülle festgestellt; im Echobild der ruhenden Strukturen macht die meist leicht vergrößerte Basedowsche Schilddrüse auf Lockerheit: die Gewebestruktur zeigt sich aufgelockert. Im Szintigramm geht es dafür um so dichter zu: kein Wunder! – das diagnostische, radiojodähnliche Technetium, in großer Menge vom überaktiven Drüsengewebe aufgenommen, verteilt sich über das Organ und strahlt in entsprechender Dichte ab: auf ihrem Funktionsabbild hinterläßt die Schilddrüse einen intensiv strahlenden Eindruck (Abb. 22, Farbtafel IV).

Die Abgrenzung der Basedowschen Hyperthyreose von einer Schilddrüsenentzündung im Frühstadium ist auf diesem Wege gar nicht so leicht: die Bilder ähneln sich; lediglich im Szintigramm verrät sich ein Unterschied. Bei der Entzündung ist die Produktivität zwar gesteigert, die Aufnahme des radioaktiven Technetiums aber nur leicht erhöht. So müssen die Autoantikörper im Blut zur Sicherung der Diagnose herhalten.

—— Psychische Veränderungen

Die häufigsten Befindensstörungen bei der Basedowschen Hyperthyreose sind psychischer Natur. Mit ihnen beginnen die meisten Vorgeschichten der Krankheit: nämlich mit innerer Unruhe und Anspannung. Freilich sind diese Psycho-Zeichen anfangs nicht genau auszumachen: sie haben eine diffuse und vage Präsenz und sind nur schwer einzuordnen. Demgemäß neigt der Basedow-Patient in dieser Dämmerphase seiner Krankheit zur Bagatellisierung: die unbehaglichen Veränderungen werden als unspezifische emotionale Probleme abgetan.

Dagegen fallen die psychische Labilität und erhöhte Reizbarkeit, die sich alsbald einstellen, zunächst eher der Umgebung und den Angehörigen auf als dem Patienten selbst – zumal wenn er sich vordem durch seelische Ausgeglichenheit auszeichnete. Im Käfig seines Bewußtseins gefangen, wird er der mißlichen Veränderungen erst allmählich und oft nur durch Vermittlung des Umfelds gewahr. Haben sich die Basedow-Kranken ihren Wandel dann schließlich eingestanden, werten sie ihn als etwas Fremdes, nicht zu ihrer Persönlichkeit Gehörendes, das sie von außen anfällt. Das macht es der sozialen Umgebung kaum leichter: sie muß mit den Aggressionen und dem Ärger fertig werden, von denen sich die Kranken schon bei nichtigem Anlaß ergriffen fühlen. Hier leiden die »anderen« im wahrsten Sinne des Wortes mit.

Das Basedowsche Augenleiden

Oft muß man die Basedow-Kranken erst mit anderen Augen sehen, um sich ihrer Krankheit inne zu werden. Wenn sich der Patient mit (zusätzlichen) Augenveränderungen präsentiert, ist der Diagnoseweg vorgezeichnet. Jede Art von Hyperthyreose kann eine Vergrößerung des Auges dadurch vorspiegeln, daß sich das obere Augenlid, dem Zug eines übereifrigen Muskels folgend nach oben zieht. Aber nur bei der Basedowschen Krankheit entzünden sich Schleim- und Bindehäute des Auges und das Gewebe in der Tiefe der Augenhöhle, das dabei anschwillt und das Auge ein Stück vor seine Höhle treten läßt (Abb. 36 und 37, s. S. 157 und 159). Wie groß solche Augen doch sind! – Indes: hier trügt der Augenschein ein zweites Mal. Die Augen sind nicht wirklich größer geworden: man sieht nur mehr davon als gewöhnlich.

Augenbeschwerden

Fast alle Basedow-Patienten vermerken eine Rötung und verspüren eine Reizung der vorderen Augenabschnitte: ihre Augen sind tatsächlich »nahe am Wasser gebaut«. Nur relativ wenige aber entwickeln so starke entzündliche Veränderungen an den Anhanggebilden der Augen, daß die Sehfunktion auf Dauer beeinträchtigt, das Augenlicht gefährdet ist.

Solche Augenveränderungen können der Schilddrüsenüberfunktion vorauseilen oder hinterherhinken. Augensymptome fallen naturgemäß eher ins Auge als die Symptome der Hyperthyreose: das macht den Augenarzt häufig zum ersten Ansprechpartner der Basedow-Patienten – namentlich da, wo die Augensymptome tatsächlich als Vorboten der Hyperthyreose auftreten. In seltenen Fällen bleibt der Okulist auch der einzige – wenn nämlich die Autoantikörper die Schilddrüse verschonen und ihre körperfeindlichen Aktivitäten auf das Auge fokussieren: dessen Symptome sind dann weder Vor- noch Nachläufer – sie sind unabhängig. Die Hyperthyreose bleibt aus. Ein Stückchen Unabhängigkeit mag aber auch da walten, wo Basedowsche Hyperthyreose und Augensymptome gemeinsam zu Gange sind: ihre Verläufe sind dann nicht parallel.

Dem Augendoktor klagen die künftigen oder noch unerkannten Basedow-Patienten ihr Augenleid: die morgendliche Schwellung der Augenlider, den Druck hinter den Augen, die Stirn- und Schläfenschmerzen, das Augenbrennen, die Lichtempfindlichkeit, das Fremdkörpergefühl. Der Kontakt mit den Kontaktlinsen muß vorübergehend abgebrochen werden. Der Lidschlag legt von Mal zu Mal größere Pausen ein. Wenn die Lider sich seltener oder nicht richtig schließen, ist ihre Schutzwirkung dahin: Staub und Wind haben leichtes Spiel. Die Schleimhäute werden ständig gereizt und laufen rot an. Dadurch und durch den Dauerdruck auf die Tränendrüsen werden die Schleimhäute trockengelegt. Die Tränen aber fließen kaum ab und legen sich als wässeriger Vorhang vor die Augen.

Die entzündliche Schwellung der Augenmuskeln und des Fettgewebes hinter den Augäpfeln sorgt nicht nur für deren Prominenz: sie behindert auch die Bewegung der Augäpfel und gerade ihre synchrone Bewegung. Dadurch entschärft sich das Bild, das die Augen an das Gehirn weitergeben: es verschwimmt – und verdoppelt sich dafür. Doch wiegen zwei unscharfe Bilder ein scharfes nicht auf. Der schlimmste Fall ist gefährlich: Die Schwellung des Gewebes braucht Platz und drückt auf den Sehnerv – zu Lasten des Sehvermögens.

▬ Sicherung der Augen-Diagnose

Ein häufiges Frühzeichen Basedowscher Augenveränderungen sind Lidödeme: Schwellungen der Augenlider durch Wassereinlagerung. Vorboten und Künder kommender Ereignisse – wann wären sie je richtig verstanden worden? Und so erleben Patienten, denen das ungebetene Autoimmungeschehen als erstes ein Lidödem »aufs Auge drückt«, nicht selten eine diagnostische Odyssee. Basedow-fernes ärztliches Bewußtsein produziert Gedanken an ein allergisches Ödem, eine Nierenerkrankung, eine Entzündung der Nasennebenhöhlen, zystische Veränderungen der Augenlider und wer weiß was noch. Die Verknüpfung mit einer (künftigen) Basedowschen Krankheit drängt sich nicht gerade auf – zumal wenn die Hyperthyreose noch keinen Einstand gefeiert hat.

Immerhin wird es leichter, wenn sich die Augensymptome häufen und den Patienten zum Augenarzt treiben. Der läßt sich nicht lange bitten: er inspiziert, mißt, dokumentiert – die erweiterte Lidspalte, die Beweglichkeit der Augenäpfel, die vielleicht schon prominent geworden sind, das Sehvermögen, den Augendruck. Mehr noch: er greift zum Ultraschallkopf, beschallt die Augenhöhle, bannt das Echo in ein Bild (s. S. 69) – und weiß Bescheid. Die Augenmuskeln sind durch die fehlgeleiteten Autoantikörper in Entzündung versetzt. Das Sonogramm wird zum Verräter an der Entzündung: die Strukturen des Muskelgewebes geben sich darin aufgelockert. Diese Untersuchungen können auch von einem erfahrenen Schilddrüsenspezialisten durchgeführt werden.

Die Röntgen-Computertomographie (s. S. 90) erlaubt einen tieferen Einblick in die Höhlenwelt des Sehorgans: die Verdickung der Augenmuskeln ist ebenso wie das vermehrte Fettgewebe hinter den Augäpfeln präzise darstellbar. Noch mehr leistet die Kernspintomographie: sie gibt Aufschluß über die Entzündungsaktivität der befallenen Strukturen (s. Abb. 27c, S. 91).

Unabhängig vom klinischen Bild der Hyperthyreose, läßt sich mit diesen Mitteln, über die Augensymptome, die Basedowsche Krankheit erkennen und in ihrem Schweregrad abschätzen. Die Abschätzung bleibt nicht ohne therapeutische Folgen (s. S. 175). Auch ohne Assoziationen an »Casablanca« kann sich also der Blick in die Augen bezahlt machen – jedenfalls bei den zwei Dritteln der Patienten, denen die Basedowsche Krankheit aus den Augen blickt.

Die Bedeutung seelischer Vorgänge

Deutlicher und tiefgreifender als bei der Autonomie-Hyperthyreose findet die Basedowsche Schilddrüsenüberfunktion ihren Niederschlag in der seelischen Befindlichkeit: die Patienten sind häufig niedergeschlagen und leiden an depressiver Verstimmung. Kommt der Hormonhaushalt nicht ins Lot, verharren die Patienten in seelischer Not: die Nervosität ist spürbarer, die innere Spannung straffer, der Angstanfall länger, die Persönlichkeitsänderung einschneidender – alles im Vergleich zur hyperthyreoten Stoffwechsellage bei Schilddrüsen-Autonomie (s. S. 136 ff).

Psychische Vorgänge und Zustände kommen bei der Basedowschen Krankheit nicht nur als Zielpunkte der Hyperthyreose ins Spiel. Seelenstreß und psychische Belastung, etwa in Gestalt von Verlusterlebnissen, bedrohlichen Ereignissen oder Lebenskrisen, können als Auslöser fungieren und den Verlauf der Krankheit widrig beeinflussen, indem sie ihr beispielsweise immer wieder auf die Sprünge helfen. Solche Zusammenhänge sind auch von anderen Autoimmunkrankheiten bekannt. Freilich: wissenschaftlich sind sie nur schwer und mit großem Aufwand nachzuweisen. Man mußte erst psychosomatisch denken lernen und gezielt danach suchen, um fündig zu werden.

Psychische Belastungen als Auslöser

Ein Unglück, so weiß es der Volksmund, kommt selten allein. Eine Krise, die nicht angemessen bewältigt wird, zieht nicht selten eine weitere nach sich: beispielsweise eine Krankheit. Daß krisenhafte Lebenslagen etwas mit der Entstehung der Basedowschen Krankheit zu tun haben, gilt unter Eingeweihten für verbürgt. In der Tat: nicht selten wird die Krankheit durch nachvollziehbare einschneidende Lebenserfahrungen eingeläutet. In anderen Fällen bleibt der innere Konflikt, die persönliche Krise unnachvollziehbar im Inneren, in der Person verborgen – und ist doch ein kritischer, wenn nicht gar der auslösende Faktor des Basedowschen Autoimmungeschehens.

Durchleuchtet man die letzten zwölf Monate von Basedow-Patienten vor Ausbruch ihrer Krankheit, so zählt man deutlich mehr negative Lebenserfahrungen oder als Krisen zu wertende Konfliktsituationen denn bei gesunden Vergleichspersonen: Unter Basedow-Kranken ist die Fraktion der Geschiedenen besonders groß, der Lustverlust durch chronischen Berufsfrust stärker ausgeprägt als in anderen Gruppierungen. Auch tritt die Basedowsche Krankheit oft unter beruflichem Streß in Erscheinung – und nach Verlusten anderer Art: eines nahestehenden Menschen, des Arbeitsplatzes, des engagiert geführten Wettstreits. In der Tat also: seelisch belastende Ereignisse und Umstände fördern die Entwicklung der Basedowschen Hyperthyreose und Augenkrankheit, sind womöglich die treibende Kraft oder geben gar den Anstoß.

Psychosomatische Sicht

Für die Psychosomatik, jenes medizinische Fach, das Krankheit in Bezug setzt zur Biographie, Lebenssituation und Persönlichkeit des Erkrankten, steckt hinter der Basedowschen Krankheit eine frühkindliche Bedrohung der Geborgenheit: durch Tod einer Bezugsperson, durch elterliche Ablehnung oder überhaupt durch gestörte Familienverhältnisse. Die Folge ist ein ständiger Kampf, Unsicherheit, Angst und zugleich eine permanente Überforderung. Erbanlage und frühe Umwelteinflüsse erzeugen eine Bereitschaft zur Basedowschen Krankheit, die später von bestimmten Auslösern eingelöst wird.

Frühe Ablehnung ist durch spätere verstärkte Anlehnung kaum wettzumachen: die Lebensangst bleibt und muß bekämpft werden. Dies geschieht, indem der künftige Basedow-Kranke früh die Kompetenz der Eltern in Frage stellt und Unabhängigkeit erstrebt. Verantwortungsbewußtsein und Leistungsbereitschaft, gewiß nicht jedermanns Sache, sind bei ihm im Übermaß entwickelt. So neigt der Basedow-Patient dazu, sich für andere aufzuopfern. Er leistet es sich, auf Leistung zu setzen, verschreibt sich Leistungszielen, gibt sich den Tätigkeiten hin, die dahin führen.

Der Grundkonflikt zwischen Abhängigkeit und Unabhängigkeit ist damit freilich nicht zu lösen: Angst spielt eine große Rolle, namentlich die Angst vor Abbruch oder Unterbrechung persönlicher Beziehungen, die Angst, vor dem gesteckten Ziel aufzustecken – und die Angst vor dem Verlust. Und wenn die Ängste sich dann gar bewahrheiten ...! Spätestens dann bahnt sich die Auslösung an: wenn aus dem nahestehenden Mensch ein Fernstehender, aus dem Arbeitsplatz eine »geplatzte« Arbeit geworden ist. Oder wenn man begreifen muß, daß man sich einer Sache verschrieben, genau besehen dabei aber verrechnet, daß man sich nicht für hehres Ziel hingegeben, sondern zu leerem Spiel hergegeben hat.

Auswirkungen der Krankheit auf das Seelenleben

Neben einer scheinbaren Wesensveränderung als wesentlichster Veränderung (s. S. 164) und aus dieser heraus entwickeln die Basedow-Kranken Züge, die ihrer sozialen Umgebung ersichtlich auffallen und häufig genug auch mißfallen: sie wollen alles auf einmal und sind wirklich beherrscht von Unruhe, so daß sie sogar in der Beherrschung unruhig wirken – und diese ja auch leicht verlieren. Ihre Wärme-Intoleranz kann bei ausgeprägter Schilddrüsenüberfunktion groteske Formen annehmen: Sie sind auch im Winter sommerlich gekleidet, drosseln die Heizung, wo es geht, und fühlen sich in der Kälte wohlig warm oder zumindest wärmlich wohl. Sie dienen sich selbst (und mitunter auch ihren Partnern) als Ofen. Wenn sie darüber hinaus aber bei eisiger Kälte das Fenster öffnen, machen sie sich bei Familienangehörigen und Arbeitskollegen unbeliebt: Die wollen die Fenster lieber geschlossen (obschon es dadurch draußen nicht wärmer wird). Soziale Konflikte sind vorprogrammiert. So tut eine rasche Normalisierung des Schilddrüsenhormonhaushalts doppelt not.

Die Unruhe und Gereiztheit des Basedow-Kranken überträgt sich meist auf die Angehörigen. Daran mag es mit liegen, daß der Kranke in der Regel weniger sich selbst als seine Umgebung verändert erlebt: Nicht er sei von sich aus nervös, gereizt, erregt, aufs höchste angespannt, ruhelos, zappelig, hastig und dabei sprunghaft und launisch, vermeint er – und wähnt sich dabei von den anderen gereizt und in Erregung versetzt.

Dazu paßt, daß die an den eigenen Schilddrüsenhormonen Erkrankten ihre Symptome häufig mit innerer Distanz betrachten und ihren Krankheitszustand herabspielen oder gar rundweg verneinen. Sie zeigen wenig Neigung, sich krank schreiben zu lassen und füttern sich selbst mit Durchhalteparolen: Man hat sich schließlich zusammenzureißen! Sie üben sich in Sachlichkeit und stellen ihre Emotionen hintan.

— Psyche und Immunsystem

Begreift man die Hormone als Vermittler zwischen körperlichen und seelischen Vorgängen, so zählt das Immunsystem (ebenso wie das Nervensystem) zu jenen Schnittstellen, an denen sich der Brückenschlag mit Hormonhilfe unaufhörlich vollzieht. Heute weiß man, daß Zustände, die der seelischen Ebene zugehörig sind, von den einzelnen Körperzellen über Hormone wie Kortisol, Adrenalin oder den Endorphinen wahrgenommen werden. Auf demselben Wege teilt sich seelisches Geschehen auch dem Immunsystem mit: viele Hormone bilden einen direkten Draht dorthin. Über solche Drähte wird beispielsweise die Produktion von Abwehrzellen angekurbelt. So macht sich Streß den Immunzellen mittels Adrenalin vernehmlich – und was sie vernehmen, ist unmißverständlich: »Mehret euch und schwärmet aus in alle Winkel des Körpers!« Wenn sie nicht gerade zu denen gehören, die in den Organen verharrlich als Gewebswächter fungieren und bei ihrer Mehrung ohne Schwärmerei auskommen müssen.

Dauert aber der körperliche oder seelische Streß an, greift der Botenstoff Kortison ein: er stoppt das Kaninchentreiben und mindert so die Zahl der Abwehrzellen. Bereits im Körper vorhandene Autoantikörper haben plötzlich leichtes Spiel: der Organismus kann sich nicht mehr angemessen wehren. Der berühmte Tropfen (nicht der auf den heißen Stein!) kann das Faß zum Überlaufen bringen.

Ein Paradox: Ausbruch der Basedowschen Krankheit bedeutet, daß diese in den Körper einbricht oder gar über ihn hereinbricht. Belastende Ereignisse, es wurde gesagt, haben dabei ihre Finger im Spiel: die Finger sind Hormone, welche die Angst und andere unerfreuliche Emotionen als

Konstituenten der seelischen Belastungen geradewegs dem Immunsystem hinterbringen. Und dieses bleibt nicht unberührt davon. Vielleicht gerät das Immunsystem unter dieser Berührung ja so aus der Fassung, daß es jenen verhängnisvollen Irrtum begeht, den Augen und Schilddrüse dann ausbaden müssen: die Bildung falsch gepolter Antikörper.

Andere wollen bei ihren Spekulationen über die Verbindung von Seelenstreß und Immunsystem und der dabei gezeugten Basedowschen Krankheit eine psychische Verursachung allein nicht gelten lassen. Sie postulieren daher die Beteiligung irgendwelcher (gewöhnlichen oder ungewöhnlichen) Infektionserreger (wahrscheinlich Viren), von denen sich das streßgeschwächte Immunsystem dann zu dem besagten Eigentor hinreißen läßt.

≡ Behandlung der Basedowschen Krankheit

Ehedem starben die Hälfte der Basedow-Kranken an ihrer Hyperthyreose: man konnte zwar die Patienten medikamentös beruhigen, nicht aber ihre Schilddrüse. Heute hingegen gestattet die Krankheit ihren Leidtragenden ein »normales« Leben – sofern man sie gut behandelt. Mit den Schilddrüsenhemmern, den Thyreostatika, sind dem Arzt Medikamente an die Hand gegeben, welche die erforderliche Güte gewährleisten. Erst recht aber steht das Gütesiegel den definitiven Verfahren zu: der Radiojodtherapie oder der Schilddrüsenoperation.

Denn unter der medikamentösen Therapie ist die Basedowsche Variante der Schilddrüsenüberfunktion eine langwierige Krankheit, die regelmässiger ärztlicher Betreuung bedarf. Mit Medikamenten allein ist es nämlich nicht getan: Bei der Entstehung dieser Krankheit haben viele Dinge ihre Einflüsse im Spiel, die späterhin den Krankheitsverlauf prägen. Belastungen für den Körper spielen eine wichtige Rolle; Seelenkräfte wirken eifrig mit. All diese Wirkgrößen sind mit zu bedenken und durch allgemeine Maßnahmen zu entkräften und unschädlich zu machen: solchen Einflüssen darf kein Ausfluß gewährt werden. Ihr therapeutischer Abfang muß parallel zur Thyreostatika-Behandlung erfolgen.

Jedenfalls so lange, wie mittels Radiojod oder Skalpell kein definitiver Schlußpunkt unter die Hyperthyreose gesetzt wird. Ein solcher ist aus doppeltem Grunde anzustreben: Die Lebensqualität erfährt eine Verbesserung, weil sich das verhaltene Verhalten in potentiellen Auslösersituationen fortan erübrigt. Zumeist werden auch die Augenveränderungen in einen günstigen Verlauf gezwungen, weil anders als bei der thyreostatischen

Behandlung dem Nachschub an Autoantikörpern kein weiterer Vorschub mehr geleistet wird.

Allgemeine Maßnahmen

Krankheitsfördernde Seelenkräfte gelangen zur Geltung unter den Alltags-und Lebensbürden, die chronisch oder punktuell so auf der Seele lasten, daß diese sich krümmt. Soll die medikamentöse Behandlung der Autoimmun-Hyperthyreose für eine stetig gute Stoffwechseleinstellung einstehen, sind jene Bürden möglichst abzuschütteln, die den Körper, die Seele und zuletzt die Schilddrüse selbst unter Druck setzen und der Basedowschen Krankheit den Boden bereiten.

Die Last dieser Art Entlastung liegt auf allgemeinen Therapiemaßnahmen, die das spezifische therapeutische Vorgehen flankieren. Sie laufen zumeist auf das Vermeiden bestimmter Situationen oder Belastungen und damit auf die Änderung eingefahrener Gewohnheiten hinaus. Bei der Hyperthyreose sorgt die flankierende Therapie auf der einen Seite durch die Vermeidung von außerplanmäßiger Jodzufuhr, auf der anderen Seite durch Ruhe, Schonung und Enthaltung für den erwünschten Flankenschutz.

Ruhe, Schonung, Enthaltung

Je mehr die Schilddrüse über ihre obere Normgrenze hinaus leistet, desto weniger vermag der Körper zu leisten: gelegentlich ist die körperliche Leistungsfähigkeit derart eingeschränkt, daß Bettruhe, mindestens aber körperliche Schonung mit Arbeitsunterbrechung und Haushaltsentlastung not tun. Überhaupt bekommen längere Ruhephasen, in unregem Wechsel mit Schlaf und Spaziergang, der Krankheit schlecht und dem Patienten gut. Der Körper braucht Ruhe, um in Ruhe mit der Krankheit fertig zu werden. Den Angehörigen wird indes Verständnis abverlangt: der Patient ist auf eine ruhige und verständnisvolle Umgebung angewiesen. Hier ist das soziale Umfeld gefordert: – die Forderung heißt, die Eigenarten des Patienten zu verstehen und für krankheitsbedingt zu tolerieren.

Im Zustand der Hyperthyreose befinden sich die Körperzellen in permanenter Erregung. Für sie zumindest wäre Alkohol, Bohnenkaffee oder Cola ein Ungenuß, der Einsatz von Aufputschmitteln ein Satz über die zulässige Erregungsschwelle und ein Putsch wider ihre zelluläre Integrität. Solche Putsch- und Aufputschversuche sind mithin zu unterlassen. Die Unterlassungssünde ist hierbei das geringere Übel.

Auf dem Boden einer Hyperthyreose werden selbst Sonnenbaden und sportliche Ertüchtigung zu Schädlingen: sie würden dem Körper noch mehr einheizen. Allein der Aufenthalt in heißen Zonen und direkte Sonneneinstrahlung sind schon zuviel der körperlichen Belastung. Für den hyperthyreoten Stoffwechsel wird selbst das Hochgebirgsklima zum Reizklima – und verliert dabei für den Stoffwechsler seinen Reiz. – Das Repertoire des Vermeidungsverhaltens ist entsprechend zu erweitern.

In der Schonzeit gilt es auch andere Belastungen zu meiden: beispielsweise das Rauchen, das nicht nur Krankheiten zum Ursprung verhilft, sondern auch ihren Verlauf verschlimmert (s. S. 161). So auch den der Basedowschen Hyperthyreose und namentlich der dazugehörigen Augensymptome. Überdies fällt auf, daß die Krankheit bei Rauchern deutlich häufiger anfällt: irgendwie scheinen sie dafür anfälliger zu sein. Womöglich läßt sich vom widrigen (und widerlichen) Einfluß der Qualmstoffe auf das Immungeschehen im Körper ein theoretisches Band zur Entwicklungsgeschichte der Basedowschen Schilddrüsen- und Augenkrankheit knüpfen.

Die Schonung, die dem hyperthyreoten Körper besser ansteht als weitere Erregungssteigerungen, darf auch in der Ernährung zum Ausdruck kommen. Es muß ja nicht gleich Schonkost sein: doch ist auf vitaminreiche Nahrung mit viel Gemüse, Obst und Eiweiß zu achten. Empfohlen werden Vitamin A (Karotten, Spinat, Milchprodukte) und vor allem Vitamin C (Kiwis, Schwarze Johannisbeeren, Paprikaschoten, Grünkohl, Orangen). Kalorien brauchen die »Überfunktionellen« übrigens nicht zu zählen: der hochtourige Stoffwechsel kostet viel Treibstoff, und so dürfen Bärenhunger und Brunnenputzerdurst vorbehaltlos gestillt werden.

Vermeidung von Jod

Freilich sollte der Heißhunger nicht ausgerechnet mit Hochseefisch gekühlt werden. Bei einer ausgeprägten Schilddrüsenüberfunktion sind jodhaltige Nahrungsmittel Tabu. Allzugroße Löcher dürfte diese Einschränkung in den Speiseplan allerdings nicht reißen: Darin liegt ja gerade das Grundproblem deutscher Schilddrüsen: in der Jodarmut hiesiger Lebensmittel.

Jodhaltige Medikamente und Desinfektionsmittel sind leicht durch jodfreie Präparate zu ersetzen. Jodbeladene Röntgenkontrastmittel zur Untersuchung der Nieren, der Gallenblase oder der Gefäße werden nur in dringlichen Fällen eingesetzt, unter dem Begleitschutz von Medikamenten, welche die vermehrte Jodaufnahme in die Schilddrüse sabotieren.

Wer als Basedow-Kranker auf Jodheilquellen und jodhaltige Meeresluft fixiert ist, sorge für eine ausgeglichene Hormonbilanz seiner Schilddrüse, damit auch wirklich sein Heil quillt und seine Luft sich mehrt, wenn er seiner Jodkur frönt – oder aber löse sich aus seiner Fixation. Hyperthyreoten Anhängern des Thermalbadens, Kneippkurens und Saunierens ist Enthaltsamkeit anempfohlen.

Der Krankheit den Boden entziehen

Streß der psychischen oder körperlichen Art verhilft der Basedow-Krankheit nicht nur ins Dasein, er fördert auch ihr weiteres Vorwärtskommen, gestaltet ihren Verlauf abwechslungsreicher und erschwert ihre medikamentöse Beherrschung. Der Zusammenhang bringt eine therapeutische Verpflichtung mit sich: Streßsituationen sind möglichst zu umschiffen, die Einstellung des Schilddrüsenhormonhaushalts darf nicht allein den Medikamenten überlassen bleiben, der Kampf gegen die Krankheit nicht allein mit medikamentösen Mitteln geführt werden. Der Arzt muß dem Patienten klar machen, dieser sich darüber klar werden, daß die Basedow-Symptome mehr als nur Zeichen der Krankheit sind: sie signalisieren Überlastung. Die gilt es, fortan zu vermeiden.

Dies ist vom Arzt leichter empfohlen als vom Patienten getan. Streß ist immer Ausdruck einer Wechselwirkung zwischen dem einzelnen und Bedingungen oder Ereignissen in dessen Lebensraum, die eine subjektiv bedrohliche Relevanz haben. Läßt man die objektiven Streßsituationen beiseite, die jedermann als bedrohlich erlebt, so bestimmt jeder für sich selber (genauer: wird jedem individuell bestimmt), was er als Streß empfindet. Steckt hinter der »Selbstbestimmung« eine neurotische Fehlhaltung, ist die Streßvermeidung nur möglich, wenn die Fehlhaltung korrigiert wird. Dieser Art von Fehlhaltung nimmt sich der Psychotherapeut an. Der gute Wille ist eine notwendige, aber keine hinreichende Bedingung: er allein genügt zur Korrektur nicht. Selbsthilfe ist indes nicht ausgeschlossen:

Seelische Konflikte, die man scheut, äußere Einwirkungen, die man psychisch nicht bewältigt, bedrohliche Seelenkräfte, denen man sich nicht stellt – sie erzwingen sich ihr Recht auf der Körperebene, suchen dort die Auseinandersetzung und finden sich eine Scheinlösung, die sich als körperliche Krankheit artikuliert – und schließlich ihr Opfer und seinen Arzt von sich reden macht. Wer seine Basedowsche Krankheit so begreift, wird vielleicht geneigt sein, mit professioneller Hilfe den ganzen Prozeß rückwärts zu durchlaufen, um im Reiche des Psychischen das ehedem Versäumte nachzuholen und seinem Leiden ein für allemal den Nährboden zu entziehen. Die Krankheit selbst kann auf solche Weise zum Wegbereiter werden – und den Weg zur Selbstfindung weisen.

Behandlung der Augenveränderungen

An der Geduld (lateinisch: patientia!) erkennt man den Arzt – und erst recht den Patienten. Geduld, vor der Ära der pharmazeutischen Industrie als beste Arznei gepriesen, ist in der Tat von beiden gefordert. Die Augensymptome der Basedowschen Krankheit, nicht minder Ausdruck eines Autoimmungeschehens als die Hyperthyreose, sind daher ebensowenig wie diese einer Therapie zugänglich, die an den Ursachen ansetzt.

Schon bei milden Verläufen und leichten Augensymptomen wird die Geduld auf die Probe gestellt: Zwar ist eine Linderung mit einfachen Maßnahmen zu erwirken, aber auf Dauer sind auch diese lästig – oder wenigstens die Abhängigkeit, die damit gegeben ist: eine getönte Brille gegen die Lichtempfindlichkeit, künstliche Tränen des tags und Gleitgele des nachts zur Anfeuchtung der trockenen Schleimhäute – und ständig auf der Flucht vor Staub und Pollen. Der Kopf muß selbst in der Nacht (mit Kissens Hilfe) hochgetragen werden, um der Gewebsflüssigkeit guten Abfluß in die (vom Leibdesigner eigens dafür eingerichteten) Lymphgefäße und weiter in die Venen zu gewähren. Die Rückbildung der Lidschwellung erfolgt indes ohne Gewähr.

Schwere Lasten werden von mehreren leichter getragen. Bei schweren Formen des Basedowschen Augenleidens teilen sich Hausarzt, Schilddrüsenspezialist, Augenarzt, Strahlentherapeut und womöglich Chirurg die therapeutische Verantwortung. Das Leid des Patienten bleibt ungeteilt, doch die Betreuung erfolgt im Team (Teamtherapie: nicht zu verwechseln mit Gruppentherapie!) – weniger intim zwar, dafür aber kompetent.

Kortison und Bestrahlung

Wenn das Gewebe unter der Einwirkung der irregeleiteten Autoantikörper sich entzündet und vielleicht gar entflammt, schwillt es an und erzeugt Druck in der Tiefe der Augenhöhle. Treibt der Entzündungsdruck die Augen ins Weite und den Sehnerv in die Enge, so daß derselbe sich wahrlich »genervt« vorkommt, darf mit der milden Gabe von Kortison-Tabletten nicht länger gezögert werden: sind sie doch kühlender Balsam für das erhitzte Gewebe. Man beginnt mit täglich 40 bis 60 Milligramm und vermindert die Dosis schrittweise binnen acht bis zwölf Wochen. Auf diese hormonelle

Weise wird das Entzündete gewissermaßen gelöscht, Augenanhanggebilde und Augenmuskeln schwellen unterschwellig ab, die Schwellbeschwerden bilden sich parallel dazu überschwellig zurück. Freilich: das Kortison übt keinen Einfluß auf die Ursachen, es weist lediglich deren Folgen, also die Augensymptome, in die Schranken. Demgemäß spricht man von einer symptomatischen Behandlung.

Doch damit nicht genug: das Kortison vermag die Symptome nicht dauerhaft zu vertreiben. Kaum ist es abgesetzt, macht sich die Entzündung oft wieder breit im Gewebe der hinteren Augenhöhle: Schwelbrände, die wiederaufflackern, kaum daß die Löschtrupps abgezogen sind. Um der Entzündung den Garaus zu bereiten oder sie wenigsten über die Schwelphase nicht hinauskommen zu lassen (schwelen darf es, nur schwellen darf es nicht!), muß man dem Kortison eine Gefährtin (keine Kortisane!) zugesellen: die Hochvolt-Bestrahlung der Augenhöhlen.

Was dabei herauskommt, ist echt eine Spitzentherapie. Denn von den Schläfen her wird die Spitze der Augenhöhlen in zehn bis zwanzig Sitzungen mit niedrig dosierten Strahlen »beschossen«. (In der Tat eine Spitze: die Augenhöhle hat die Gestalt einer vierseitigen Pyramide, deren Basis der Höhleneingang und zugleich das Fenster nach draußen ist: so »späht« denn das Gehirn von der Spitze einer Pyramide aus auf die Welt. Etwas boshaft und vielleicht passender könnte man auch sagen: durch einen Trichter oder eine Tüte – was man nicht sieht, kommt sozusagen nicht in die Tüte!) Der vordere Raum der Augenhöhle und damit das Auge selbst bleiben von der äußeren Bestrahlung ausgespart, so daß Nebenwirkungen, zum Beispiel in der Linse, gemeinhin nicht vorkommen.

Unter der gezielten Behandlung mit Kortison und ionisierenden Strahlen treten bei der Mehrzahl der Patienten die Augensymptome den Rückzug an, obschon nicht unbedingt auf der ganzen Linie. Grundsätzlich aber gilt: die Behandlung hindert die Erkrankung am Fortschreiten, nicht aber am Weggehen.

—   Operative Behandlung

Gelingt es mit diesen Maßnahmen nicht, die Doppelbilder zu vereinen, welche durch die Funktionsstörung der Augenmuskeln im Sehhirn erzeugt werden, lassen sich die Abweichungen zumindest in der Hauptrichtung zunächst mit auf das Brillenglas aufgeklebten Prismenfolien, später mit in das Glas eingeschliffenen Prismen prima ausgleichen. Ungünstigenfalls muß eine Operation für die Wiedervereinigung sorgen. Darüber hinaus ist die Operation angezeigt, wo das Augenlicht durch Schädigung der Hornhaut zum Dämmerlicht zu verkommen droht, die Lider unschlüssig sind, so daß dem Lidschluß der Abschluß fehlt, oder der Sehnerv trotz Kortison und Hochvoltstrahl gefährdet ist.

___ *Heilungsaussichten*

Die Basedowsche Augenkrankheit zeigt sich meist von ihrer guten Seite: der Exophtalmus erklärt mit der Normalisierung des Schilddrüsenstoffwechsels seinen Rücktritt – die Augäpfel treten in die Augenhöhle zurück. Bei manchen Patienten aber bekunden die Augensymptome Eigenständigkeit: sie scheren sich nicht um die Stoffwechsellage der Schilddrüse und gehen ihren eigenen Weg. Sie lassen sich dabei auch nicht irremachen, wenn das Drüsengewebe längst durch Radiojod zerstört ist oder gar fast die ganze Schilddrüse sich vom Körper operativ verabschiedet hat.

Da sich der Verlauf der Basedowschen Augenkrankheit im Einzelfall nicht vorhersagen läßt, erleben die Patienten immer wieder verständliche Enttäuschungen: nach wie vor sind die Möglichkeiten begrenzt, das Krankheitsbild gezielt und kalkulierbar zu beeinflussen. Den Patienten gilt es darauf vorzubereiten, daß sich weder die Entwicklung seines Leidens, gewissermaßen sein Leidensweg, absehen noch ein sicherer Therapieerfolg vorhersehen läßt. So füllen Behandlung und Nachbehandlung womöglich lange Zeiträume, bevor sich stabile Verhältnisse einstellen. Erfahrungsgemäß kommt der Autoimmunprozeß, dem sich die Krankheit verdankt, schließlich zum Stillstand. Bleibende Veränderungen am Auge und seinen Anhanggebilden sind ein hoher Preis, der mitunter eingelöst wird: sie müssen trotzdem in Kauf genommen werden. Solange der Ursprung und die Anfänge der Krankheit im dunkeln liegen, weiß die Therapie zwar, worauf sie abzielt, nicht aber wonach sie zielt. Kurzerhand hat man die Symptome zum Ziel erklärt. Die trifft man dann ja auch – während die Ursachen heimlich weiterwirken und womöglich immer wieder Symptome nachschieben.

=== Thyreostatika gegen die Basedowsche Hyperthyreose

Pflanzenextrakte haben manches für sich: handelt es sich um ein Extrakt aus Lycopus (Wolfstrapp), weiß der Naturheilkundige es bei einer leichten Schilddrüsenüberfunktion wirksam einzusetzen. Die Tinktur aus dem Lippenblütlerkraut senkt die Schilddrüsenhormonspiegel im Blut, weil ihre Wirkstoffe dem TSH die Bindung an seine Zellrezeptoren streitig, den Hormonen die Freisetzung aus den Drüsenzellen schwer und einem Teil des passiven T4 die Umwandlung in aktives T3 unmöglich machen. Chemisch sind die Wirkstoffe gar nicht da: man hat sie noch nicht auf eine Formel gebracht. Jedenfalls reicht ihre Wirksamkeit (oder ihre Menge) nicht hin, um gegen eine höhergradige Hyperthyreose anzukommen. Hierzu bedarf es Substanzen eines anderen Kalibers. In der Tat stehen solche Arzneistoffe seit 50 Jahren zur Verfügung: die Schilddrüsenhemmer oder Thyreostatika (s. Medikamentenliste S. 253).

Wenn man die Thyreostatika wörtlich nimmt, dann bringen sie die Schilddrüse zum Stehen. Realiter aber bringen sie die Schilddrüsenfunktion partiell zum Erliegen: indem sie die Jodfalle außer Kraft setzen und die Schilddrüse an der Jodaufnahme hindern, oder indem sie den Bildungsauftrag der Drüsenzellen durchkreuzen und die Hormonproduktion unterbinden. Nicht beeinflußt wird dagegen die Abgabe der Schilddrüsenhormone, die sich im Speicher befinden, so daß sich in den ersten Wochen die Medikation nach außen hin kaum bemerkbar macht. Erst danach ist eine Behandlungswirkung zu verpüren. Im weiteren Sinn zählt übrigens auch hochdosiertes Jod(id) zu den Thyreostatika, ja selbst das Radiojod: – eben alles, was die Schilddrüse in ihrer Aktivität bremst.

Warum aber nicht gleich die kranke Schilddrüse entfernen oder mit Radiojod endgültig aus dem Hormonverkehr ziehen? Es spricht vieles dafür: Mit einem Schnitt oder Schlag ist man die Autoantikörper samt der Hyperthyreose los. Auch die Augenbeschwerden verabschieden sich zumeist oder lockern die Beziehung. Die Basedowsche Krankheit hat den Patienten heimgesucht, aber mit einer definitiven Therapie läßt man sie dort kein Heim finden. Der Preis für die schnelle Lösung und den kurzen Prozeß, die lebenslange Hypothyreose, ist leicht zu bezahlen. Gerade bei der Radiojodbehandlung kann man sicher sein, daß kein Aufpreis fällig wird. Bei der Operation ist ein solcher bekanntlich nie gänzlich auszuschließen. Die medikamentöse Behandlung hingegen zieht sich lange hin, erfordert viel Aufwand, und zuletzt, nach Genesungen und Rückfällen, sind es dann doch 80 Prozent der Basedow-Patienten, die operiert oder radiojodiert werden.

Dennoch hält man hierzulande an der medikamentösen Therapie mit Thyreostatika fest. Eingefahrene Gewohnheiten halten sich eben oft auch wider besseres Wissen. Eine rationale Therapieentscheidung müßte der Radiojodbehandlung uneingeschränkt das Wort reden. Der medikamentösen Langzeittherapie bleibt als Rechtfertigung allein der Hinweis auf die Möglichkeit einer Spontanheilung, die jeder Basedowschen Krankheit innewohnt. Zwar spricht man von einem Verlauf in Schüben, aber ein Vortrieb ist unter Behandlung kaum zu beobachten: die Schubkraft geht sogar eher in die Gegenrichtung – wenn die Krankheit nämlich tatsächlich nach Monaten oder Jahren spontan ausheilt. Rechnet man die Fälle ab, wo es späterhin doch zu einem Rückfall kommt, bleibt eine Heilungsaussicht von 20 Prozent.

Durchführung der Behandlung

Da Schilddrüsenhormone auf Vorrat produziert werden, kommen die Schilddrüsenhemmer, die nur die Herstellung, nicht die Lagerung der Schilddrüsenhormone sabotieren, nach außen hin verzögert zur Geltung. Die Hyperthyreose und ihre Symptomschar haben eine Galgenfrist – bis die Hormonspeicher mangels Nachschub leer stehen. Eine Zeitlang, die von ein bis drei Wochen reicht, nisten Angst und Anspannung weiterhin im Kopf, rast das Herz wie zuvor, hängt der Blutdruck in ungebührlichen Höhen fest, hat der Patient immer noch das große Zittern. Das Gemüt muß beruhigt, das Herz geschützt, der Blutdruck abgefangen werden: Also gibt man zu Beginn der Thyreostatika-Behandlung zusätzlich Beruhigungsmittel und Beta(rezeptoren)blocker (sie hemmen die Umwandlung von T4 zu T3 in den Körperzellen (s. S. 48) und die Übertragung von Nervenimpulsen, die das Herz unter dem Einfluß der Schilddrüsenhormone auf Trab halten). Wenn die Bremswirkung in Kraft tritt, die Stoffwechsellage sich normalisiert und die Symptome mählich weichen, dürfen Beruhigungsmittel und Betablokker sich gleichfalls aus dem Körper schleichen.

Um die Galgenfrist der Symptome möglichst kurz zu halten, wird der thyreostatische Einstieg mit hohen Dosen begangen: je nach Schweregrad des Krankheitsbildes 10 bis 40 mg Thiamazol (oder 15 bis 60 mg Carbimazol), wenn sich Patient und Medikament nicht vertragen, 100 bis 400 mg Propylthiouracil. Wieviel genau, hängt vom Empfänger ab: jeder wird hier individuell bedient (so wie er es braucht).

Wenn nach etwa vier Wochen die Beschwerden an Beschwerlichkeit einbüßen und parallel dazu die Schilddrüsenhormone im Blut, dem Druck der medikamentösen Widersacher nachgebend, sich endlich zur Normkonformität bequemen, wird die Dosis auf die nächstniedere Tablettenstärke herabgemindert. Man will so vermeiden, daß die Funktion der Schilddrüse völlig erlahmt und daß die Schilddrüsenhemmer, im Gefühl ihrer Stärke, dem Körper noch andere Wirkungen abzwingen als die gewünschte.

Da es aber schwer ist, den schmalen Dosierungsgrat zwischen einem Zuviel und einem Zuwenig an Funktionshemmung zu finden und dann noch über längere Zeit sicher zu wandern, entscheidet man sich meist von vorneherein für das Zuviel, legt die Schilddrüse nahezu lahm und deckt die Differenz zum Normalbedarf mit Schilddrüsenhormonpräparaten ab. Wie bei der Kropfbehandlung (s. S. 110), wird die Schilddrüse hierdurch abgehalten, plötzlichen Expansionsgelüsten nachzugeben.

Der guten Gründe für dieses Vorgehen gibt es hier einen besonders guten mehr: Die Basedowsche Krankheit ist spontaner Selbstheilung nicht abgeneigt – nur ist eine solche unter der Behandlung nicht gleich zu erkennen. Die Späterkennung kommt mit den Symptomen der Schilddrüsenunterfunktion. Mit täglich 100 Mikrogramm Levothyroxin in Ergänzung zu einem Schilddrüsenhemmer ist dem vorgebeugt: Zustände einer Hypothyreose nach spontaner Heilung der Basedowschen Überfunktion stellen sich erst gar nicht ein. Im übrigen munkelt man in einschlägigen Kreisen, in Gegenwart der Schilddrüsenhormone seien die Autoantikörper, als notorische Übeltäter hinter der Basedowschen Krankheit, in ihren widrigen Aktivitäten (unerklärlich) gehemmt.

___ Nebenwirkungen

In seltenen Fällen wird unter dem Einfluß der Thyreostatika außer der Schilddrüse auch das Knochenmark von Hemmungen ergriffen: es verweigert die Bildung der weißen Blutkörperchen. Das Ereignis entzieht sich jeder Vorhersicht. Plötzlich ist es da und tut sich mit Fieber und Halsschmerzen als ersten Anzeichen kund. Die Therapie ist unverzüglich abzubrechen, der behandelnde Arzt zügig zu konsultieren.

An Arzneimitteln, deren Entsorgung die Leber übernimmt, kann diese auch Schaden nehmen. Die Thyreostatika werden in der Leber abgebaut: darauf zu vertrauen, daß sie dabei nicht selber abbaut, hat alle Wahrscheinlichkeit für sich. Kontrolle ist indes besser: anhand der Leberwerte im Blut (s. S. 95) läßt sie sich gut üben. Klagt der Patient über Magen-Darm-Beschwerden, Gelenkschmerzen, Hautrötungen oder Jucken, wird der Arzt hellhörig. Finden sich darüber hinaus weitere Zeichen einer Allergie, wird er hellsichtig: er setzt das Medikament ab.

Dererlei Probleme in Zusammenhang mit thyreostatischer Medikation erfordern nicht nur regelmäßige Kontrolluntersuchungen (s. S. 94) für die Dauer der Therapie, sondern auch rückhaltlose Aufklärung des Patienten – ohne daß er den Rückhalt los wird, den der Arzt ihm doppelt schuldig ist.

Bei solch umfassender Aufklärung über die Risiken einer Thyreostatika-Behandlung würden die Patienten dann beispielsweise auch erfahren, daß die Einnahme von Schilddrüsenhemmern bei manchem von ihnen einen unangenehm bitteren Geschmack hinterläßt. Über den Geschmack lohnt es hier und anderwärts nicht, sich zu streiten: er gewinnt seine alte Güte zurück, sobald die Dosis herabgesetzt ist.

Wirkung und Wirksamkeit

Gelingt die thyreostatische Behandlung, geht die Abnahme der Hormonproduktivität häufig mit einer Zunahme des Körpergewichts einher. Das ist bei der Basedowschen nicht anders als bei der autonomiebedingten Hyperthyreose, unter Thyreostatika nicht anders als nach Radiojodbehandlung. Da die Schilddrüsenüberfunktion der Mehrzahl der Patienten an die Substanz geht, scheint es nur recht und billig, wenn dieselben (gesetzt, es sind die gleichen) ihr ursprüngliches Gewicht wieder zurückgewinnen. Allein: oft genug geht der Leibesgewinn über den ursprünglichen Verlust hinaus (s. S. 147). Die Eßgewohnheiten sind eben auf die hyperthyreote Stoffwechsellage zugeschnitten: ihre Umstellung ist gewohnheitsgemäß nur wider Widerstände und mit entsprechender Verzögerung durchzusetzen. Die Folgen sind gewichtig.

Wie Gewohnheiten sind auch Schwächen, einmal etabliert, nicht rasch wiederloszuwerden. Die Muskelschwäche, die unter der Hyperthyreose die Arme und Beine ergreift, läutert sich nur ganz allmählich zur alten Stärke: So sieht man die Patienten noch lange nach der Normalisierung ihrer Schilddrüsenhormonspiegel sich die Treppen hochschleppen.

Die Thyreostatika nehmen die Basedowsche Hyperthyreose und deren Symptome aufs Korn und leisten dabei gute Arbeit. An den Ursachen aber rütteln sie nicht. So entpuppen sich die Verflüchtigung des Symptombildes und die korrigierte Stoffwechsellage als trügerische Angelegenheit. Die Verursacher sind nach wie vor am Werke: der Autoantikörperpegel steht hoch, die Durchblutung der Schilddrüse dokumentiert sich im Doppler-Sonogramm als unverändert stark (s. Abb. 22, Farbtafel IV).

Wer jetzt unbeschwert von Beschwerden der Medikamente enträt, hat die hyperthyreotischen Plagegeister alsbald wieder am Hals. Aus diesem Grunde ist die thyreostatische Medikation über die Symptomvertreibung hinaus ein gut Stück weiterzupflegen: Die Beschwerdefreiheit wird mit Behandlungszwang erkauft. Von denen aber, die nach solch einem gut Stück therapeutischen Wegs ihr Thyreostatikum schließlich beiseite tun, kann sich weniger als die Hälfte der nunmehr doppelten Freiheit erfreuen – und auch die meist nur eine Zeitlang, bis sie die Hyperthyreose zuletzt wieder einholt. Mit dem Rückfall wird eine erneute Behandlung fällig. Diesmal vielleicht aber doch lieber eine definitive.

Umgekehrt kann sich unter der Therapie durchaus eine Spontanheilung ergeben. Es gibt aber keine Methode, solche Heilungen zuverlässig zu erkennen. Wer es genau wissen will, muß die medikamentöse Behandlung unterbrechen und sich auf einen gezielten Weglaßversuch einlassen – freilich nicht ausgerechnet in einer Phase der Belastung und des psychischen Drucks oder auf Urlaub in fernem oder heimischem Streßklima.

Definitive Behandlungsmethoden

Der Weglaßversuch bringt die Entscheidung zwischen drei Situationen: Die Krankheit ist (wenigstens vorläufig) geheilt, eine weitere Behandlung erübrigt sich; der Zustand ist unverändert, man wird mit der medikamentösen Behandlung fortfahren; der Autoimmunprozeß hat trotz der Medikation Fortschritte gemacht, denen selbst der Fortschrittsgläubige nichts abzugewinnen vermag. In diesem Fall hält die medikamentös erwirkte Thyreostase die Überfunktion zwar in Zaum, aber die verantwortlichen Schilddrüsen-Antikörper florieren, die Echodarstellung der Schilddrüse zeigt eine ausgeprägte Auflockerung der Gewebsstrukturen, das Farb-Dopplerbild verrät eine ungeahnte Blutfülle des Drüsenorgans. Kaum fallen die Thyreostatika weg, fällt die Schilddrüse zurück in die hektische Produktivität der prätherapeutischen Ära (biographisch betrachtet), der Körper ein in den Chor der Hyperthyreoten und der Hormonspiegel aus dem normativen Rahmen. In einer solchen Situation fällt dem Arzt nur noch die definitive Lösung ein: die Radiojodbehandlung oder die Schilddrüsenoperation.

Radiojodbehandlung

Jedem Land seine therapeutischen Vorlieben: angesichts der häufigen Rückfälle und Nebenwirkungen unter der Behandlung mit Thyreostatika wird in den USA mit der Basedowschen Krankheit kürzerer Prozeß gemacht als hierzulande: schon seit Anfang der vierziger Jahre werden die Basedow-Patienten frühzeitig – und erfolgreich – mit Radiojod behandelt.

Die Deutschen halten es hier mit der vorsichtigsten und vornehmsten Haltung – der Zurückhaltung: sie üben dieselbe und lassen dem Radiojod erst den Vortritt, wenn die operative Behandlung nicht in Frage kommt und die Thyreostatika zum Rücktritt gezwungen sind, weil sie ihr therapeutisches Pulver verschossen haben.

Für die Durchführung der Radiojodtherapie bei Basedowscher Krankheit gilt, was dazu im Kapitel »Schilddrüsenautonomie« ausführlich ausgeführt wurde (s. S. 141 ff). Abweichungen davon sind für die Dosierung und die Häufigkeit einer Unterfunktion im nachtherapeutischen Lebensabschnitt zu vermerken.

Basedow-Patienten, deren Schilddrüse sich unter dem leidigen Einfluß der Autoantikörpern allenfalls leicht vergrößert, ist mit einer geringeren Strahlenmenge Genüge getan als den Patienten mit heißen Knoten in der Schilddrüse. Dafür müssen mehr von ihnen späterhin eine Unterfunktion in Kauf nehmen: bei der (nicht diffusen) Schilddrüsenautonomie werden lediglich die heißen Knoten bestrahlt, so daß umliegendes gesundes Gewebe von den Strahlen verschont bleibt. Die Basedow-Schilddrüse hingegen kennt kein Schonbezirke: das ganze Organ wird therapeutisches Strahlenopfer.

Wirft man die Radiojodbehandlung gegen die übrigen Behandlungsmethoden in die Waagschale, so hat sie bei der Basedowschen Krankheit nicht weniger als bei der Schilddrüsenautonomie den Ausschlag auf ihrer Seite. Sicher, einfach, schmerzlos, preiswert und wirksam: wer seine Therapieentscheidung rational trifft, müßte dem radioaktiven Jod auch bei der Behandlung der Basedowschen Hyperthyreose den Vorrang einräumen.

Schilddrüsenoperation bei Basedowscher Krankheit

Wer für das Problem der Autoimmunhyperthyreose eine definitive Lösung sucht, hat neben der Radiojodtherapie die operative Verkleinerung der Schilddrüse zur Wahl. Selbst bei demokratischer Wahl liefe es auf ein iatrokratisches Votum hinaus: meist zugunsten der Operation – zurecht aber nur, wenn die Schilddrüse des Basedow-Patienten deutlich vergrößert, knotig verändert oder für Luft- oder Speiseröhre eine unzumutbare Zumutung ist.

Das Operationsrisiko bei der Basedowschen Schilddrüsenüberfunktion läßt sich durch angemessene Medikation im Vorfeld und in Vorbereitung des Eingriffs auf den unvermeidlichen Rest minimieren. Einzelheiten des operativen Vorgehens wurden vorgängig beschrieben (s. S. 118 ff).

Freilich wird der Patient auf operativem Wege seine Hyperthyreose am schnellsten los. Die Schnittregel für den Operateur lautet: ein Restgewebe von drei bis fünf Gramm soll bleiben. Zwar wüten in dieser chirurgischen Hinterlassenschaft die Zellen – nicht minder krank als vorher – unbeirrt weiter: nur kommt jetzt in der Gesamtrechnung keine Hyperthyreose mehr heraus. Das dahinrasende Fließband der Hormonfabrik ist durch den Eingriff soweit verschmälert, daß nicht mehr (sondern eher weniger) Schilddrüsenhormon anfällt, als die Körperzellen für sich in Anspruch nehmen. Der kleine Schilddrüsenrest dient als »Notstrom«-Aggregat für Situationen, in denen der Hormonbedarf höher als die mit der Schilddrüsenhormontablette zugeführten Menge ist.

Defizite sind bei Verlaufskontrollen festzustellen und in einer Nachbehandlung mit Schilddrüsenhormontabletten wettzumachen. Dies ist bei einer Fraktion der operativ versorgten Basedow-Patienten (die größer ist als jene der »Autonomen«) vonnöten – anders als bei Patienten nach Operation eines Jodmangelkropfes, die allesamt ihren Hormonbedarf nicht mehr aus eigenen Ressourcen bestreiten. Doch auch für den Basedow-Operierten gilt: man hat ihn lieber als gesunden »Unterfunktionellen« denn als widerspenstigen basedowkranken »Überfunktionellen«.

Nachsorge

Nicht selten entscheidet über die Güte des Spiels erst die Qualität des Nachspiels. Nicht weniger selten wird der Erfolg der Therapie erst durch das nachtherapeutische Verhalten des Patienten bestätigt und gesichert. (Nachtherapeutisch heißt nicht nach Ausheilung der Krankheit, sondern nach Absetzen der Medikation, nach Operation oder nach Radiojodtherapie.) So muß der Patient nach einer Basedowschen Krankheit achtsam und sorgsam mit sich umgehen: er hat darauf zu achten, daß er Belastungssituationen meidet, und dafür zu sorgen, daß er zunehmend weniger Situationen als Belastung empfindet.

Verlaufskontrollen

Wer sich Rechenschaft über Unberechenbares geben will, muß regelmäßig Kontrolle üben. So auch nach einer erfolgreichen Therapie der Basedowschen Hyperthyreose mit Thyreostatika: der weitere Verlauf ist unterschiedlich und nicht vorhersagbar, zumal wenn auch die Augen verändert sind. Entsprechend häufig muß kontrolliert werden: am Anfang in kürzeren Abständen, später reicht eine jährliche Verlaufsuntersuchung aus.

Kontrolleur ist der behandelnde Arzt; kontrolliert werden die Schilddrüsenhormonspiegel, Schilddrüsenantikörper, die Schilddrüsengestalt in sonographischer Projektion, die Augen und ihre Anhangsgebilde. Verläßt die Schilddrüsenfunktion den Pfad der normativen Tugend und das Auge seinen angestammten Platz, wird der Fehltritt rechtzeitig bemerkt und korrigiert, bevor ein Irrweg daraus wird. Die Behandlung paßt sich der Richtung des Fehltritts an: Werden die alten Autoantikörper (obschon neu gebildet) wieder aktiv, ist der Rückfall perfekt und eine definitive Lösung nähergerückt. Driftet die Schilddrüse dagegen langfristig in eine Unterfunktion, erhält sie von Schilddrüsenhormontabletten funktionellen Beistand.

Wer ein ordentlicher Basedow-Patient ist, führt Buch über die Untersuchungstermine beim Arzt und ebenso über die Beschwerden, die der Alltag parat hält. Schließlich muß man davon ausgehen, daß die Hyperthyreose rückfällig wird: zu häufig ist dies der Fall. Wenn sie es aber tut, wird sie nicht mit der Tür ins Haus fallen. Sie wird sich heimtückisch einschleichen, womöglich sogar in Verkleidung. Eine sorgfältige Dokumentation sämtlicher Beschwerden steigert die Chancen von Patient und Arzt, die Schleichspuren zu entdecken. Man bleibt so auf der Hut und ist stets (be)handlungsbereit.

___ Psychohygiene

Wenn die Körperabwehr ihre Truppen irrtümlich gegen körpereigenes Gewebe ins Feld schickt, ziehen psychische Kräfte mit die Fäden. Auf diese Weise beeinflussen Zustände wie Depression, Ängstlichkeit oder innerer Rückzug Auslösung, Fortschreiten und Ausprägung der Basedowschen Krankheit – namentlich bei Patienten die bereits eine psychosomatische Vorgeschichte zu erzählen haben. Zustände der genannten Art sind Reaktionen auf unbewältigte Konflikte und Ausdruck seelischer Gleichgewichtsstörungen. Dabei werden die widrigen Seelenkräfte freigesetzt und auf die Körperebene abgeführt, wo sie das Unheil stiften, über das in psychosomatischen Lehrbüchern nachzulesen ist.

Eine Autoimmunerkrankung von der Art der Basedowschen ist immer auch ein Hilferuf: die Aufforderung des Körpers an seinen Inhaber, sich mit seiner Seele zu beschäftigen. Seelisches Gleichgewicht wird dem Körper keine Energieabfuhr erteilen. Das Immunsystem bleibt unbehelligt von widriger Seelenkraft, und schwelende Autoimmunprozesse ersticken im Keim. Zur (Therapie und) Nachtherapie der Basedowschen Krankheit gehört mithin auch der Versuch einer Änderung des bisherigen Lebens. Im Klartext bedeutet dies: wer als Basedow-Kranker dem Hilferuf nachkommen will, den seine Krankheit signalisiert, dem ist eine begleitende Psychotherapie oder eine psychotherapeutische (nicht aufdeckende, also nicht analytische) Gesprächsbehandlung nahegelegt.

Die psychische Betreuung der Basedow-Patienten verbindet der Arzt mit dem Appell zu Geduld und Zuversicht. Es ist freilich nicht so einfach, dem Patienten über den scheinbaren Widerspruch hinwegzuhelfen, daß es keine Therapie gibt, die das Übel an der Wurzel zu packen vermag, und dennoch, vom Gesamtverlauf her, auf eine Dauerheilung gehofft werden darf. Einsichtiger ist dem Patienten da schon die Aussicht auf Lösung des Problems durch eine definitive Behandlung, wenn sich eine solche Genesung eben nicht einstellt. Immerhin eine versöhnliche Perspektive: tritt unter der medikamentösen Therapie keine Selbstheilung ein, sondern nach dem Absetzen der Medikation ein Rezidiv auf, dann tritt ein alternativer Behandlungsplan in Kraft – und unter der Strahlung des radioaktiven Jods oder dem Skalpell des Chirurgen die Krankheit endgültig ab.

An der psychischen Grundkonstellation, die zum Bedingungssatz der Basedowschen Krankheit gehört, ändert dies freilich nichts. Auch wenn die Schilddrüse, gewissermaßen als Zielorgan das corpus delicti der an der Krankheit mitwebenden psychischen Faktoren, nach einer definitiven Behandlung physisch kaum noch präsent ist, bedarf die seelische Ausgangslage therapeutischer Zuwendung. Sonst ist zu befürchten, daß sie sich auf andere mißliche Weise Luft macht.

☰ Die Basedowsche Krankheit in speziellen Umständen

Der allgemeine Fall auf besondere Situationen übertragen, eröffnet nicht selten spezielle Informationslücken, die einer gesonderten Schließung bedürfen: Die einzige Form der Hyperthyreose, die bei Kindern eine gewisse Rolle spielt, ist die Basedowsche. Schwangerschaften, die vor dem Hintergrund einer Basedowschen Krankheit ausgetragen werden, sind mit einem Risiko behaftet und gelten demgemäß als Risikoschwangerschaften. Die Stillzeit wirft gewisse Probleme auf, weil die Thyreostatika in die Muttermilch übergehen. Im Alter ist die Basedowsche Krankheit selten, aber häufig genug, um angesichts der gewohnten autonomiebedingten Hyperthyreosen den Arzt vor ein diagnostisches Problem zu stellen.

══ Bei Kindern

Angeboren kommt die Basedowsche Krankheit nicht vor. Was vorkommt, ist eine Schilddrüsenüberfunktion, die von Müttern mit Basedowscher Krankheit herrührt. Die mütterlichen Autoantikörper, welche die Schilddrüse zur Produktion antreiben (und übertreiben), treten in das Blut des Kindes über: eine Übertretung, für die das Neugeborene mit einer Vergrößerung der Schilddrüse und oft auch der Augen bezahlt. Die Symptome bilden sich jedoch alsbald zurück, weil die stimulierenden Antikörper sich im Kinde nicht nachbilden.

Kinder, die es aus eigener Immunkraft (vielleicht eher einer Schwäche!) zur Basedowschen Überfunktion bringen, fallen durch ein beschleunigtes Wachstum auf – und durch einen beschleunigten Puls: sie schwitzen leicht, tun sich bei warmem Wetter schwer, glänzen durch ihre Augen und beweisen Größe durch ihre Schilddrüse.

Lehrern, die aufpassen, bemerken, daß diese Kinder mit dem Aufpassen ihre liebe Not haben. Ihre Handschrift verrät das Zittern ihrer Hände, der Schulsport verrät die Schwäche ihrer Muskulatur. Den langen Lebensweg vor sich, ermüden Basedow-Kinder schon nach kürzesten Gehstrecken und verweigern den Fortschritt.

Über Nervosität klagen die Kinder in der Regel nicht, vielleicht haben sie auch keinen Begriff davon. Jedenfalls fällt es oft schwer, einem überaktiven und ruhelosen Kind eine Schilddrüsenüberfunktion nachzuweisen. Mütter, die von der Basedowschen Krankheit geplagt sind, lassen ihre Kinder mitunter daran teilhaben. Man sollte bei solcher Ausgangslage daran denken und danach fahnden.

Aus dem Blut läßt sich die Diagnose stellen – wie bei Erwachsenen auch. Wenn die Schilddrüsenhemmstoffe der einschlägigen Arzneien die Schilddrüse beruhigen, kommt auch der Stoffwechsel wieder zur Ruhe. Die Behandlung mit Schilddrüsenhemmern kann bei Kindern ohne Hemmung mehrere Jahre durchgehalten werden: gespeist von der Hoffnung an eine Spontanheilung.

Andernfalls bietet sich auch bei Kindern die Lösung des Problems durch eine definitive Behandlung an: der chirurgische Eingriff nicht weniger als die Radiojodbestrahlung. Schilddrüsenoperationen, an kinderchirurgischen Zentren von erfahrenen Operateuren durchgeführt, bergen kaum ein Risiko. Die Radiojodbehandlung, ehedem als Therapie für Patienten über vierzig abgestempelt, wird heute wegen ihrer Unbedenklichkeit für alle Altersgruppen empfohlen.

Wie bei Erwachsenen, nimmt man auch bei Kindern lieber eine leicht behebbare Unterfunktion der Schilddrüse in Kauf, als zuviel Schilddrüsengewebe zu belassen und der Überfunktion weiterhin schwer kontrollierbare Entfaltungmöglichkeiten einzuräumen. Schilddrüsenhormontabletten sorgen für bequemen und kalkulierbaren Ausgleich.

In der Schwangerschaft

Frauen mit Basedowscher Krankheit haben eine Neigung, der sie verständlicherweise abgeneigt sind: sie neigen zu Unfruchtbarkeit. Kommt aber trotz Überfunktion eine Schwangerschaft zustande, ist das Kind stärker gefährdet als bei gesunden Frauen: durch Fehlgeburten sowohl als Frühgeburten. Dafür steht nicht, daß die Frau oft einen zusätzlichen Nutzen davon hat: in der Spätschwangerschaft bessern sich ihre Beschwerden. Zumal sich in der Frühschwangerschaft diese zunächst verschlimmern. Nach der Entbindung ist der Status ante wiederhergestellt: die Basedow-Frau fühlt sich wieder wie vor der Schwangerschaft.

Bei der (unvermeidlichen) Behandlung mit einem Schilddrüsenhemmer kann dieser vom Blut der Mutter in den kindlichen Blutkreislauf übergehen. Damit das werdende Kind nicht in Kropfgefahr gerät, sind die Thyreostatika möglichst niedrig zu dosieren. Schutz vor der Unterfunktion durch gleichzeitige Verabreichung von Schilddrüsenhormonpräparaten steht dem Ungeborenen nicht zu Gebote: sie schaffen kaum den Sprung auf die kindliche Seite des Mutterkuchens. Den Schaden hat das Kind zu tragen.

So bleibt unter dem Strich die Einsicht, daß die Basedowsche Krankheit die Zeit bevorstehender Mutterschaft in eine Risikoschwangerschaft verwandelt – auch wenn man davon ausgehen kann, daß die Schilddrüsenhemmer ihre Hemmwirkung nicht auf das kindliche Wachstum in der Gebärmutter ausdehnen, geschweige denn zu Mißbildungen führen. Hier ist die interdisziplinäre Zusammenarbeit zwischen Frauenarzt, Schilddrüsenspezialist und Kinderarzt gefragt. Mitunter wird der Chirurg in den Kreis mit aufgenommen: falls nötig, ist im zweiten oder dritten Schwangerschaftsdrittel eine Operation möglich. Ansonsten wird die Schwangere sorgfältig überwacht – und auf eine Unter- oder Überfunktion des Neugeborenen sorgsam geachtet (s. S. 187).

In der Stillzeit

Wenn es darum geht, nach der Geburt ein Therapiebedürfnis der Mutter medikamentös zu stillen, geht es zugleich um die Frage, ob diese Stillung mit dem Stillen des Kindes vereinbar ist. Die Behandlung einer Jodmangelstruma oder einer Hypothyreose mit Schilddrüsenhormonen ist für den Säugling unverfänglich: die Hormone übergehen die Muttermilch. Anders die Thyreostatika: sie gehen in die Muttermilch über – in geringen Mengen. So gering, daß bei niedriger Dosierung die Mutter ihr Kind trotzdem stillen kann. Für diejenigen, die es genau wissen wollen: die Tagesmenge ist für Thiamazol auf 15, für Carbimazol auf 20 und für Propythiouracil auf 150 Milligramm begrenzt.

Bei alten Menschen

So selten wie die Basedowsche Hyperthyreose bei alten Menschen anzutreffen ist, geht sie leicht in der Vielzahl der Autonomie-Hyperthyreosen unter (s. S. 131 ff). Apathie herrscht vor, die alte Haut ist zu trocken, um viel Schweiß zu erübrigen, das feinschlägige Zucken der Hände läßt sich als Alterszittern abtun, die Muskelschwäche im Gefolge der Hyperthyreose dem Alter anlasten: was nicht mehr zu übersehen ist, wird leicht übersehen – und schon hat sich die Basedowsche Überfunktion dem diagnostischen Blick entzogen.

Wird sie aber doch erkannt, folgt die medikamentöse Behandlung mit Thyreostatika auf dem Fuße. Scheitert diese, wird das Radiojod bemüht (s. Seite 141 ff) – denn einer Operation steht das Alter oft im Wege.

Schilddrüsenunterfunktion

☰ Überblick

»Was darüber liegt, ist von Übel«: das klinische Bild der Schilddrüsenüberfunktion läßt daran keinen Zweifel. Die in Worte gebannte Grunderfahrung medizinischer Endokrinologie ist dem Volke nach dem Mund geredet, dessen auf den Punkt gebrachte Weisheit da lautet: »Allzuviel ist ungesund.« Welche Gestalt die Ungesundheit im Falle der Schilddrüsenhormone annimmt, ist in den beiden vorangehenden Kapiteln nachzulesen.

Indes: was sind schon die Nachteile, Einbußen und gesundheitlichen Folgen des Überflusses und Überschusses im Vergleich zum Elend und Jammer der Ärmsten und Armen, die zu wenig oder nichts haben! Gilt dann nicht auch für den speziellen Fall der Schilddrüse, daß der Mangel an ihren Hormonen kränker macht als ein Übermaß davon? – Nun, ohne Schilddrüsenhormon schleppt sich der Stoffwechsel in den Körperzellen jedenfalls so träge dahin, daß für den Patienten mehr als ein stumpfes und dumpfes Dahinleben nicht herausspringt.

Der Ursachen für die Schilddrüsenunterfunktion sind mehrere: Sie mag mit in der Wiege liegen – wenn, wurde sie freilich nicht dort erst hineingelegt, sondern war bereits in jenem Organ zugange, wo schlechthin alles Menschliche seinen Ursprung nimmt. Meist wird die Hypothyreose jedoch erworben – ohne daß der Erwerber darauf Wert legt (wie gern würde er sich in diesem Punkte erwerbsunfähig bekennen). Erwerbsgrundlage ist zumeist eine chronische Schilddrüsenentzündung oder ein ärztlicher Eingriff, dem die Schilddrüse als ganzes oder in Teilen zum Opfer fällt. Mitunter ist es auch nur das Alter, dem die Schilddrüse Tribut zollt: dabei schwindet Drüsengewebe mit den Jahren dahin.

In all diesen Fällen außer dem letzten hängt die Hypothyreose im Schlepptau anderer Schilddrüsenkrankheiten oder wird für die Schilddrüse selber eingetauscht. Zugrunde liegt entweder eine Schädigung oder die Ausmerzung des Drüsengewebes: die Schilddrüse ist primär betroffen. Daneben findet sich aber auch eine sekundäre Form der Hypothyreose: wenn nämlich die Hirnanhangdrüse es versäumt, ihren Drüsenanhang (darunter die Schilddrüse) in der Körperperipherie (vom Hirn aus gerechnet zählt der Hals bereits zur Peripherie) nachdrücklich an seine Produktionspflichten zu erinnern. Sich selbst überlassen, fehlt es der Schilddrüse an Motivation: sie erbringt nur einen Bruchteil ihres sonstigen Ertrags. Das aber reicht nicht hin, um Körper und Seele in angemessenen Schwung zu bringen.

Das Behandlungsprinzip indes ist einfach: gebt dem Körper, was des Körpers ist! Was innen fehlt, wird von außen ersetzt: der Fachmann nennt es Substitution. Kraft einer Substitutionstherapie mit Schilddrüsenhormontabletten hilft man der Schilddrüse aus ihrer Hypothyreose und führt sie zurück auf den Pfad der funktionellen Tugend – oder läßt es zumindest so aussehen.

≡ Was ist Hypothyreose?

Gleich der Hyperthyreose hat die Schilddrüsenunterfunktion den Status einer eigenständigen Krankheit knapp verfehlt: sie geht als gemeinsame Endstrecke verschiedener Krankheiten oder Folgezustand (meist) therapeutisch gesetzter Organschäden in die Lehrbücher ein. Entsprechend vielfältig sind ihre Ursachen. Die Befindungsstörungen und Körperbefunde, die sich unter dem Banner der Hypothyreose versammeln, sind Ausdruck des gedrosselten Stoffwechsels in den Zellen und Organgeweben.

≡ Ursachen der Hypothyreose

Die kausale Vielfalt dokumentiert sich bei der Darlegung der Vorgänge, deren Eintreten den Eintritt, und der Sachen, deren Dasein das Hiersein der Schilddrüsenunterfunktion notwendig mit sich bringt.

— *Die angeborene Hypothyreose*

Kopfüber wird der Mensch als Mangelwesen in die Welt geworfen. Bei jedem Viertausendsten ist der erste Lichtblick (mit dem das Kind das Licht der Welt erblickt) getrübt durch einen besonderen Mangel: den an Schilddrüsenhormonen. Ein Mangel gibt dabei dem anderen die Hand: diesen Kindern fehlt entweder die Schilddrüse (ganz oder zum Teil) oder eines der Enzyme, die im Hormonwesen einen Bildungsauftrag zu erfüllen haben. (Irgendwo auf dem langen Weg von der Eireifung oder Spermabildung bis zur Empfängnis verliert sich ein Stück genetische Information in dunklen Kanälen.) Gelegentlich steht hinter der angeborenen Hypothyreose ein extremer Jodmangel.

Man weiß heute um die verheerenden Folgen der Neugeborenenhypothyreose und ist gewappnet: Am fünften Tag nach der Geburt wird in einer Routineblutuntersuchung, von der kein Kind ausgenommen bleibt, gezielt danach gefahndet. An dem erhöhten TSH-Spiegel gibt sich die angeborene Schilddrüsenunterfunktion zu erkennen (Abb. 38).

—— *Hypothyreose nach Schilddrüsenentzündung*

Eine Unterfunktion stellt sich naturgemäß auch ein, wenn das produktive Drüsengewebe unter widrigen Einfluß gerät und dabei Schaden nimmt. So geschieht es bei langwierigen und mithin chronischen Entzündungen, die sich der Gewebe bemächtigen ohne Rücksicht auf deren Integrität und Funktion: oft genug wird dabei das organspezifische und funktionell spezialisierte Gewebe durch unspezifisches Bindegewebe ersetzt, das sich um den Funktionsauftrag des Organs nicht schert. Irgendwann ist die Schilddrüse nur noch Ersatz: dann ist der Zustand der Unterfunktion oder gar der Funktionsstille erreicht.

Die chronische und zugleich häufigste Entzündung der Schilddrüse, die Hashimoto-Thyreoiditis (s. S. 214) – mit gut 50 Prozent hat sie knapp die absolute Mehrheit –, hält sich in der Tat an das vorgegebene Muster: im Laufe entzündlicher Jahre gehen die Drüsenzellen mählich und schmählich zugrunde, der Produktionsbetrieb wird schleichend stillgelegt. Wer an dieser Entzündung und ihren Folgen leidet, steht in seiner Familie meist nicht allein da. Er darf sich der Solidarität in seiner Verwandtschaft fast sicher sein: die Krankheit tritt – wie die Basedowsche Krankheit (s. S. 156) – familiär gehäuft auf. Über ihre Häufigkeit (s. Tab. 1, S. 29) und Häufung war man sich lange Zeit nicht im klaren. Insbesondere unter den Alten sind viel mehr mit der Hypothyreose geplagt, als man bislang zu glauben geneigt war: auch dahinter steckt meist die schwelende Schilddrüsenentzündung a la japonaise.

Akute Entzündungen und solche, die nicht ganz so akut und mithin auch nicht ganz so heftig verlaufen (bis sie sich zuletzt selber verlaufen), suchen sich bisweilen eine Hypothyreose als Begleitung – mit der sie dann auch wieder gemeinsam verschwinden.

—— *Der Arzt als Verursacher*

Heilen durch Verletzten, ist das Prinzip der Chirurgie – doch auch umgekehrt wird ein Schuh daraus. Verletzen durch Heilen also: indem der Arzt einen Schaden behebt und heilt, richtet er einen neuen Schaden an. Wie! – der Arzt als Krankmacher, als Krankheitsursache; die Krankheit vom Arzt heraufbeschworen, durch ärztliches Handeln erzeugt: iatrogen,

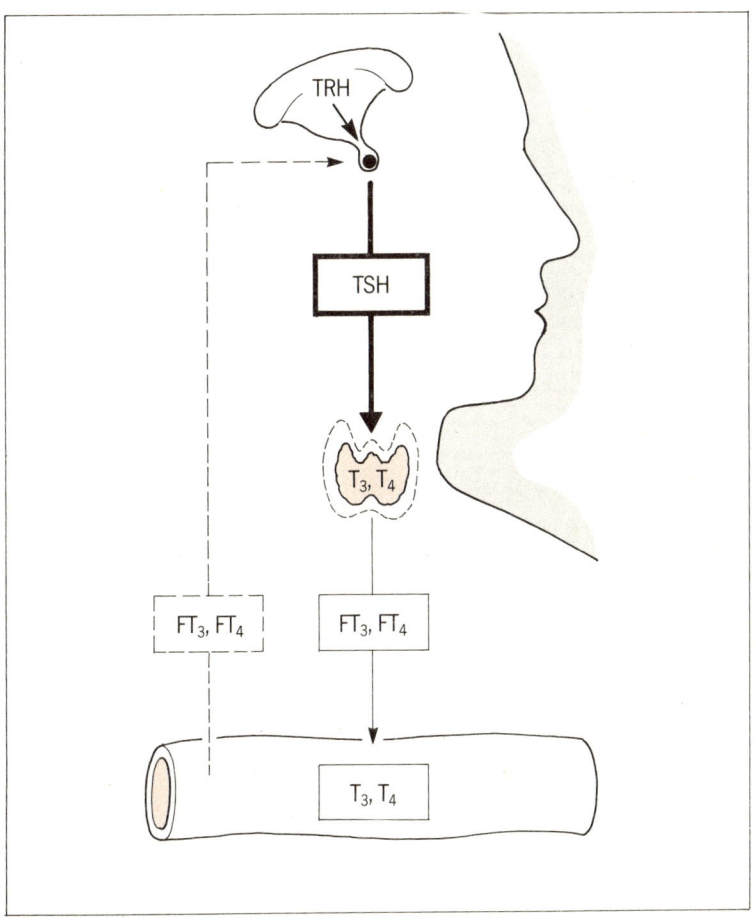

Abb. 38   Die primäre, meist erworbene Schilddrüsenunterfunktion kann sich nach einer
Entzündung, Operation oder therapeutischen Bestrahlung oder unter einer Be-
handlung mit Schilddrüsenhemmern zu Wort melden. Gegen den Mangel an
Schilddrüsengewebe steht das Steuerhormon TSH auf verlorenem Posten: die
Zellen werden nicht mehr ausreichend mit Schilddrüsenhormonen versorgt. Bei
der seltenen sekundären Hypothyreose (s. S. 195) fehlt es dagegen an TSH: die
Hirnanhangdrüse produziert nicht genug davon.

wie der Begriffskundige sagt (griechisch iatros: der Arzt)? – In der Tat! –
Aber nicht von ärztlichen Kunstfehlern ist hier die Rede, sondern von der –
zumal bei schweren Krankheiten – nicht ungewöhnlichen Situation, wo das

verlorene Heil nur um den Preis gesundheitlicher Einbuße wiedergewonnen werden kann. Nach Güterabwägung sich für das geringere Übel entscheiden – heißt dann die therapeutische Strategie. Und so ist die Hypothyreose der Obolus, den Arzt und Patient entrichten, um schwerwiegende Schilddrüsenübel abzuwenden. Sie wird beim Kropf (s. S. 126), beim autonomen Adenom (s. S. 147) und bei der Basedowschen Krankheit (s. S. 177 ff) bewußt in Kauf genommen – als Bestandteil des Therapieplans.

Wenn die Art und Bösartigkeit eines krankhaften Geschehens im Halsraum oder in der anatomischen Nachbarschaft der Schilddrüse eine hochdosierte Bestrahlung erzwingt, beispielsweise bei der Hodgkinschen Krankheit oder bei Lungenkrebs, so sind die Strahlenschäden am Drüsenorgan der Preis und die Hypothyreose die Währung, in der er bezahlt wird. Die Lebenserhaltung hat immer noch Priorität vor der Organbewahrung oder der Funktionsrettung.

Nistet der Krebs hingegen in der Schilddrüse selbst, muß diese dran glauben: man hofft, daß damit der ungeladene Nesthocker für immer aus dem Körperverbund ausscheidet. Des Körpers verwiesen, hinterläßt die Schilddrüse nicht nur einen für immer verwaisten Standplatz und einen einsamen Schildknorpel, sondern auch eine neue Lebensgefährtin, an deren lebenslanger Treue kein Zweifel aufkommen kann: die Hypothyreose. In diesem Fall ist also die Schilddrüse selbst der Preis und die Hypothyreose eine Art Dauernachzahlung in Form einer lebenslangen Rente (s. S. 243).

Eine Hypothyreose kann auch an übermäßige Jodzufuhr gekoppelt sein – zeitweilig, solange die Jodeinwirkung währt: nämlich bei all den jodhaltigen Medikamenten, Augentropfen, Röntgenkontrastmitteln und Desinfektionsstoffen, die für „autonome Überfunktionelle" ein „No-No" sind (s. S. 133). Wie lange die Weilzeit anhält, hängt von der Jodeinwirkung ab: kurzweilig oder langweilig – die Hypothyreose kommt mit dem Jod und reicht nach Beendigung der Jodexposition ihren Abschied ein.

Von den jodfreien Medikamenten sind es natur- und sachgemäß die Schilddrüsenhemmer, die das funktionelle Gleichgewicht nach unten kippen können: Wird die thyreostatische Zwangsjacke zu eng geschnürt und nicht beizeiten gelockert, geht eine Schilddrüsenunterfunktion daraus hervor (s. S. 177). Lithium, Hoffnungsträger manisch-depressiver Patienten, kann ebenfalls auf die Schilddrüse nebenwirken: im Sinne einer funktionsneutralen (euthyreoten) Organvergrößerung oder im Widersinne einer Hypothyreose.

—— Hypothyreose durch extremen Jodmangel

Seitdem die dialektische Philosophie die grundsätzliche Vereinbarkeit der Gegensätze aufgezeigt hat, erscheint es weniger spektakulär, wenn gegensätzliche Bedingungen die nämliche Wirkung hervorbringen. Das gilt erst recht, wo extremer Jodmangel sich statt verstärkter Jodanflutung als Verursacher einer Hypothyreose entpuppt. Während das dialektische Verständnis stark strapaziert wird, wenn man nachvollziehen will, daß der Umstand des Jodüberflusses in eine Hypothyreose münden kann, ist es unmittelbar einsichtig, daß ein Jodmangel darauf hinausläuft.

Jedenfalls wird hin und wieder die Joddurft der Schilddrüse so groß, daß die kompensatorische Kropfbildung (s. S. 104) das Defizit nicht auffangen kann: dann kommt es doch einmal so weit, daß der Jodmangel mit der Hypothyreose, deren er sich sonst so geschickt zu erwehren versteht, eine kausale Beziehung eingeht. Aber wie gesagt: der Fall hat Seltenheitswert.

—— Sekundäre Hypothyreose

Nicht immer ist es der Schilddrüse anzukreiden, wenn Körper und Seele von einer Hypothyreose geplagt werden. Läßt draußen im (Wirtschafts-)Leben die Produktion zu wünschen übrig, liegt es oft genug an den Sagenhabern in den höheren Etagen. Im (Körper-)Innenleben begibt es sich hingegen höchst selten, daß dem Schilddrüsenhormonbetrieb von oben her ins Handwerk gepfuscht wird. Immerhin: versäumt es die Hypophyse, auf sinkende Schilddrüsenhormonspiegel mit einer angemessenen TSH-Ausschüttung zu antworten, dann weiß die Schilddrüse nicht, daß ihre Produktionsdienste gebraucht werden. Organisch gesund und voll funktionsfähig, aber falsch informiert, produziert sie in Kurzarbeit – und produziert zu wenig. Weil aber die Schilddrüse für die Versorgungsmisere nichts kann, spricht man in diesem seltenen Fall von einer sekundären Hypothyreose (Abb. 38, S. 193). Für die übliche primäre muß die Schilddrüse selber geradestehen.

== Befunde und Befinden

Der Übergang zur Schilddrüsenunterfunktion vollzieht sich so allmählich, daß das Bewußtsein zunächst keinen Anteil daran nimmt. Wird es der körperlichen und seelischen Veränderungen dann doch gewahr, ist der

Eindruck zu Beginn so vage und unspezifisch, daß er zu Fehleinschätzungen und Mißinterpretationen verleitet. Die Beschwerden, die sich zu Wort melden, werden auf Überarbeitung, auf Streß oder auf das Alter geschoben. Zumal das Alter tut sich hier hervor – als Pauschalerklärung für alle Wehs und Wehwehchen, die den Körper im Lauf der Jahre umwehen. Das Vollbild der Krankheit füllt sich nur langsam. Bis es soweit ist, muß man der Diagnose über ein unfertiges Puzzle auf die Spur kommen. Vielleicht wird sie deswegen oft so spät gestellt.

Da letztlich sämtliche Körperzellen von den Schilddrüsenhormonen abhängig sind, wirkt sich deren Mangel auf alle Gewebe aus: Der Hypothyreose eröffnet sich ein weites Feld individueller Symptomgestaltung, das nicht-immer-geahnte Möglichkeiten der Variation einräumt. Freilich: da sich die Symptome auf leisen Sohlen in das Leben ihres Wirtes schleichen, ohne daß es ihm gleich bewußt wird, gewinnt das Erscheinungsbild der Krankheit erst ganz allmählich Kontur und Farbe.

Der Tenor ist jeweils der gleiche: Auf kühlem Grunde, der chronisch frieren läßt, paart sich Müdigkeit mit Leistungs- und Konzentrationsschwäche und eine depressive Gemütsverfassung mit Antriebsarmut und Desinteresse. Der äußere und innere Lebensrhythmus sind verlangsamt. Dem sozialen Umfeld bleiben die körperlichen und geistigen Leistungsdefizite nicht verborgen – die organischen und erst recht die hormonellen Hintergründe aber schon.

—— Beschwerden körperlicher Art

Der hypothyreote Patient ist kälteempfindlich. Seine unterkühlte Stoffwechsellage verwandelt ihm selbst gut beheizte Räume in Kühlkammern: sozial wird nicht selten ein Streitpunkt (hoffentlich kein Schlußpunkt) daraus. Sich die Beschwerden des Patienten anzuhören, fällt gerade den Angehörigen oft schwer: wie leicht wird Kältegefühl als Gefühlskälte ausgelegt!

Die allgemeine Schwäche kann, in einem fortgeschrittenen Stadium der Hypothyreose, so weit gehen, daß jede Bewegung und jede Unterhaltung eine große Anstrengung erfordert. Die eingeschränkte Leistungsfähigkeit quittiert der »Unterfunktionelle« mit Apathie. Nachts aber schlafen die Patienten schlecht: das Schlafbedürfnis wächst. Schlimm, wenn man nicht kann, wie man will; schlimmer noch, wenn man nicht kann, wie man muß: schlafhungrig quält sich der schlaflose Patient durch seine Nächte und wird nicht satt.

Ungestillt bleiben in diesem Zusammenhang auch noch andere Bedürfnisse; manches Betttreffen endet im Frust, weil **der** unter den Betreffenden, hypothyreotisch geschwächt, seine Impotenz liebesspielerisch nicht auszugleichen versteht. Abgesehen davon, daß unter der Hypothyreose nicht nur die Mannes-, sondern auch die Zeugungskraft leidet, und überdies die hypothyreote Frau zur Unfruchtbarkeit neigt – mithin neben der allgemeinen Produktivität auch die spezielle Reproduktivität dicke und lange Abstriche hinnehmen muß. Wie um diese zu unterstreichen, sind die Menstruationsblutungen hypothyreoter Frauen besonders stark.

Der herabgesetzte Stoffwechsel verschleppt die innere Nährstoffaufnahme noch über das Maß hinaus, das den Großmüttern bei ihren klassischen Kau- und Verdauempfehlungen weiland vorschwebte. So bahnen sich Verstopfungen an. Der verminderte Kalorienbedarf, gepaart mit körperlicher Untätigkeit, bestimmt bei unverminderter Kalorienzufuhr den Hang zum Übergewicht: – gewissermaßen den Überhang. Wassereinlagerungen verstärken den Effekt.

Angesichts solcher Selbstdarstellung der Hypothyreose in »unterfunktionellen« Schilddrüsenpatienten vergeht manchen von ihnen zwar nicht Hören und Sehen, immerhin aber ein Stück Hören: als Schwerhörigkeit macht es sich bemerkbar.

Psyche und Verhalten

Der weitere Verlauf der Hypothyreose bekräftigt den Zusammenhang zwischen Schilddrüsenhormonhaushalt und seelischer Befindlichkeit, die sich ja im Verhalten ausdrückt. Eindrücklicher noch als die Hyperthyreose dokumentiert die Schilddrüsenunterfunktion die lebenslange Abhängigkeit seelisch-geistiger Funktionen vom intakten Stoffwechsel der Nervenzellen. Zuviel des Guten ist immer noch besser als Zuwenig des Guten. Mit dem täglich Brot ist es den Zellen nicht getan: sie brauchen dazu ihr tägliches Schilddrüsenhormonelixier.

Bleibt dieses unter Bedarf oder gar aus, bleibt dann eben auch nicht aus, daß die geistige Spannkraft zuerst an Spannung und später an Kraft einbüßt, bis es an beidem gebricht. Mit der Zeit merken die Patienten, daß ihre Merkfähigkeit nachläßt. Sie berichten – wenn es ihnen nicht gerade entfallen ist –, daß ihr Gedächtnis sie des öfteren im Stich lasse. Zuletzt erstarrt der ohnedies träge Geist in geistiger Trägheit: Das Denken fällt schwer und reduziert sich mitunter darauf, daß man denkt, man tue es. Selbst elementare Geistesarbeit kommt den schwer hypothyreoten Menschen hart an: das Schreiben – und das Sprechen.

Die Patienten leiden unter ihrer Langsamkeit: sie sind der Schnelligkeit nicht mehr fähig. Die unerträgliche Saumseligkeit »unterfunktionellen« Seins, verkettet mit der typischen Antriebsarmut, stempelt den Hypothyreose-Patienten für die Umwelt, die mit ihren Urteilen schnell und noch schneller mit ihren Vorurteilen bei der Hand ist, zum Faulenzer und Nichtstuer.

Der Eindruck wird bekräftigt, wenn mit wachsendem Hormondefizit die Antriebsarmut sich steigert bis zum Verlust jeglicher Eigeninitiative und schließlich umschlägt in völlige Interesselosigkeit, die sich nach außen als dumpfe Stumpfheit oder stumpfe Dumpfheit zu erkennen gibt. Der soziale Antrieb ist von solcher Entwicklung ausgenommen. So bleibt die Geselligkeit auf der Strecke: statt zwanglosen Umgang zu pflegen, pflegen fortgeschrittene Hypothyreotiker einen solchen zwanghaft zu umgehen.

Freilich: wer kommt bei dererlei Beobachtungen schon darauf, dahinter eine Hormonstörung oder überhaupt eine Krankheit zu vermuten – zumal der Betrachter meist nur des aktuellen Verhaltens, nicht aber des zugrundeliegenden Verhaltenswandels gewahr wird? Selbst Ärzte tun sich schwer – solange sie die Diagnose nicht kennen –, den geistigen Leistungsabfall, der sich kollektiv im Kulturbetrieb auf geistigen Abfall reduziert, als Ausdruck einer Hypothyreose zu deuten. Berichtet der Patient dazu von Depressionen, die im Beschwerdebild der Schilddrüsenunterfunktion ihren festen Platz haben, rückt der Gedanke an die Schilddrüse als gemeinsamen körperlichen Urheber solch kognitiver und emotionaler Abstriche eher ferner als näher.

Körperliche Befunde

Wenn alle Prozesse sich verlangsamen, warum nicht auch das Herz? – In der Tat: es schlägt gemächlicher und läßt die Pulsfrequenz sinken. Eine Ausnahme macht hingegen die Körpertemperatur: sie wird nicht langsamer, sie fällt lediglich ab.

Solche Stoffwechselbeschränkungen gehen dem Patienten unter die Haut – in Gestalt von Wassereinlagerungen, die sich im Unterhautgewebe breitmachen und dieses polstern: mit solchen Ödemen im Gesicht wird die Mimik gewissermaßen verwässert. Das Mienenspiel büßt an Beweglichkeit und Lebhaftigkeit ein, in den Lidern sorgt das Gewebswasser für Schwellungen, unter denen sich der Lidspalt verengt. Schwillt auf nämliche Weise die Haut über den Gelenken an, tun diese sich mitunter schwer und machen dabei Beschwerden. Aus den gleichen hydraulischen Gründen stimmt es auch mit der Stimme nicht mehr: die Stimmbänder saugen sich voll Flüssigkeit, bis ihnen die Fasern schwellen, – und klingen dann rauh, rauh bis zur Heiserkeit. Da die Zunge ebenfalls verdickt ist, hört sich die »Spreche« verwaschen und kloßig an. Weil es gerade um Kommunikation geht: auch die körpersprachliche Artikulation der »Unterfunktionellen« läßt zu wünschen übrig. Sie setzen kaum Gesten ein und verstärken dergestalt den Eindruck allgemeiner Teilnahmlosigkeit, den sie bei ihren Gegenübern erwecken.

Eine ausgeprägte Hypothyreose macht Taschendiebe berufsunfähig. Ihre Langfinger verdicken und verplumpen, die Gelenkfalten vergroben: hypothyreote Finger bieten ein typisches Bild. Die Muskeln geben sich schlaff, dennoch kommt es zu Muskelkrämpfen, und Beine und Arme schlafen ungeachtet sonstiger Schlafstörungen ein. Die Haare gehen es beim Wachsen gemächlich an und werden dabei struppig; die Augenbrauen haben lichte Momente, aus denen sie gelichtet hervorgehen. Die Fingernägel folgen voll dem hypothyreoten Trend: sie wachsen nur zögerlich, bilden Riffeln und Rillen, werden brüchig und beflecken sich selbst.

Auch auf der Körperoberfläche hinterläßt die Hypothyreose im fortgeschrittenen Stadium ihre Spuren: die Haut nimmt sich trocken und blaß aus, und nicht selten geht an Stellen Pigment verloren, so daß sie dort noch blasser wird und ein scheckiger Eindruck entsteht: demgemäß spricht man von Scheckhaut oder Weißfleckenkrankheit (fachdeutsch: Vitiligo, s. S. 216), die bei gebräunter Haut besonders ins Auge springt.

Sicherung der Diagnose

Wessen Blick gerade zum Tellerrand reicht, der kann die Schilddrüsenunterfunktion mit einer Herzkrankheit, mit Rheuma oder mit Hirndurchblutungsstörungen verwechseln. Wenigstens bis zu den diversen Blutspiegeln (s. Abb. 13, S. 72, und Abb. 14, S. 75) sollte der Blick schon schweifen: Der Arzt hält sich die Spiegel vor – in diagnostischer Pose; T4 ist niedrig, TSH steigt empor –, das sichert die Diagnose; im Spiegelvergleich tritt sie klar hervor: die Hypothyreose. An der Höhe der Schilddrüsenhormonspiegel läßt sich zudem der Schweregrad der Unterfunktion ablesen. Sind Autoantikörper gegen Schilddrüsengewebe nachzuweisen, kann der Arzt zugleich auch eine Ursache vorweisen (s. S. 77).

Mancher Spiegel gibt verzerrte Bilder wider: mäßig ausgeprägte Hypothyreosen sind im TSH-Spiegel kaum zu erkennen. Man muß diesen erst klarsichtig machen, indem man das TSH mit dem vorgesetzten Freisetzungshormon von der Spitze der Hormonhierarchie aus in Bewegung bringt (s. S. 73). Bei Schilddrüsen, die in ihrer Aktivität ungebührlich gedämpft sind, wird das TSH daraufhin in die Höhe schnellen, – während der Schilddrüsengesunde einen regelrechten Anstieg des TSH zu verzeichnen hat.

Bei Schilddrüsenunterfunktion wird das Blut fetter: das Cholesterin und andere Fettfraktionen steigen an. Diese Fettsucht des Blutes schwächt sich zur Normalität hin ab, je näher der Schilddrüsenhormonhaushalt seinem angestrebten Gleichgewicht kommt. Somit eignen sich die Blutfette zur Verlaufskontrolle der Hypothyreose unter der Behandlung (s. S. 93).

Durch Messung der Achillessehnenreflexzeit (s. S. 93) ist die Unterversorgung der Körperzellen mit Schilddrüsenhormonen gewissermaßen muskelreaktiv nachzuvollziehen: der Reflex läßt auf sich warten. Unter erfolgreicher Substitutionsbehandlung verringert sich die Wartezeit auf das normale Maß: die Wadenmuskulatur zuckt wieder wie in den besten euthyreoten Tagen.

Organe, die lange Zeit nicht oder nicht ausreichend in Betrieb sind, bauen Gewebe ab: sie bekommen die Schwindsucht und schrumpfen. Mit den diagnostischen Zwillingen Szinti und Ultra (den mittlerweile vertrauten Informanten der Diagnosefahnder) lassen sich Schwund und Schrumpfung (medizindeutsch: Atrophie) der chronisch hypothyreoten Schilddrüse nachvollziehen. In der Tat: nach langen Entzündungsvorgängen, wie sie häufig einer Hypothyreose zugrundeliegen, und in dem nicht minder häufigen hypothyreoten Zustand nach Radiojodtherapie gibt sich die Schilddrüse recht bescheiden: klein und atrophisch. Nur bei der sekundären Hypothyreose präsentiert sich die Schilddrüse in ihrer gewohnten Größe.

≡ Behandlung der Schilddrüsenunterfunktion

Wenn akute Entzündungen oder Medikamente (Thyreostatika oder Lithium), denen nicht rechtzeitig abgeschworen wird, aus ursächlicher Verbundenheit mit der Hypothyreose diese heraufbeschwören, liegt eine Wurzelbehandlung auf der Hand: man kappt einfach das Band zwischen dem Übel und seiner Wurzel und ist mit einem Hieb beides los. In allen anderen Fällen lassen sich die Ursachen der Hypothyreose nicht beeinflussen: man kann dem Körper die Hypothyreose zwar medikamentös ausreden – aber die Ursachen bleiben zeitlebens bestehen und am Werke. Ebenso lang dauert dann auch die Behandlung mit Schilddrüsenhormontabletten.

═══ Hormonsubstitution

Substitution nennt es der Mediziner, wenn er körpereigene Stoffe, die der Körper nicht mehr selbst zu erstellen vermag, von außen zuführt. Die Substitutionstherapie mit körperfremden Schilddrüsenhormonen wurde vor gut 100 Jahren in England mit Extrakten aus Schafsschilddrüsen eingeläutet: Patienten mit Hypothyreose wurden zur Injektion gebeten – und zeigten positive Wirkung. Heute werden Schilddrüsenhormone, gewissermaßen das Extrakt des Extraktes, synthetisch hergestellt und tablettiert unter die Patienten gebracht (s. Medikamentenliste im Anhang, S. 252).

Die Aufgabe erweist sich dankbar: Sorgt die Substitution für das rechte Hormongleichgewicht, macht sie aus dem hypothyreoten einen funktionell gesunden Patienten – schilddrüsig betrachtet. Die Ursachen sind nach wie vor am Walten, aber sie können sich ohne Vermittlung des Hormondefizits nicht mehr durch Symptome zur Geltung bringen: diese müssen der Behandlung weichen.

─── *Prinzip*

So springen für die körpereigenen Schilddrüsenhormone ihre pharmazeutischen Doubles in die Bresche. Die Körperzellen merken den Unterschied nicht: jedenfalls nehmen sie in ihrer Not gern mit dem Substitut vorlieb. Auch das Immunsystem merkt nichts: demgemäß bleiben Allergien aus. Und andere Medikamente nehmen keine Notiz von ihnen: so wechseln sie keine Wirkung mit den künstlichen Hormonen. Levothyroxin wird vom Körper nicht ausgeschieden: es scheidet also nicht ungenutzt aus dem Stoffwechselspiel aus, sondern zieht mit dem Blut seine Kreise, bis es sich verbraucht hat.

Das Levothyroxin verhält sich im Körper so wie unter regulären Bedingungen das körpereigene Thyroxin (T4): Ein Jodatom setzt sich ab, das Thyroxin formiert sich zum eigentlichen Wirkstoff Trijodthyronin (T3, s. S. 48). Rund acht Tage dauert es, bis nach einmaliger Einnahme der erforderlichen Dosis das T4 in T3 verwandelt und vollständig verbraucht ist. Levothyroxin erweist sich mithin als ideales Depotpräparat: unabhängig von seiner Konzentration im Blut ergibt sich eine konstante T3-Konzentration, wie bei intakter Schilddrüsenfunktion. Auf diese Weise kann eine Tagesration auch getrost einmal vergessen werden – sofern man am nächsten Tag die Dosis verdoppelt.

Es kommt darauf an, daß der T3-Spiegel im Blut von unten und der TSH-Spiegel von oben in ihren Normbereich vordringen. Der T4-Spiegel hingegen kann sich unter Levothyroxin erhöhen – und darf es auch ruhig (s. S. 93 und 112).

―――   *Durchführung der Behandlung*

Man macht sich heute zunutze, daß die latente Hypothyreose angesichts der modernen verfeinerten (zu deutsch: raffinierten) Methoden der Labordiagnostik ihren Status nicht halten kann: sie muß ihr Versteckspiel aufgeben, und man verhindert mit angemessenen Hormongaben, daß sie manifest wird: die Hypothyreose wird bereits im Keim erstickt.

Die Schilddrüsenhormonbehandlung verlangt einen behutsamen Einstieg, also eine niedrige Dosierung mit allmählicher Steigerung. Die lange auf Sparflamme gesetzten Organe wären bei einer abrupten Umschaltung auf Normalbetrieb womöglich überfordert. Es gilt, den schmalen Grat zwischen Zuviel und Zuwenig zu finden und zu beschreiten.

Es hat sich eingebürgert, mit einer Tagesdosis von 12,5, 25 oder 50 Mikrogramm Levothyroxin einzusteigen und diese im Verlauf von Wochen bis Monaten je nach Befindlichkeit und Blutwerten auf 100 bis 150 Mikrogramm zu steigern. Vertrauen ist gut, Kontrolle ist besser – am besten aber ist beides! Die vertrauensvolle Zusammenarbeit zwischen Arzt und Patient und die regelmäßige Kontrolle der Hormonblutspiegel sichern die bestmögliche, individuelle Dosierung

Was eine rechte Unterfunktion ist, sinkt mit der Zeit immer tiefer. Die Normabweichung nimmt zu, und die ausgleichende Dosis Schilddrüsenhormon (in Tablettenform) ist entsprechend zu erhöhen. Auch hier gewährleistet die Tandemstrategie aus Vertrauen und Kontrolle angemessene Korrekturen und überhaupt eine erfolgreiche Behandlung der Hypothyreose.

Mischen sich andere Krankheiten in den laufenden Therapieprozeß ein, darf der eingeschlagene Weg dennoch nicht verlassen, die veranschlagte Dosis nicht zurückgenommen werden. Wer seiner Schilddrüsenunterfunktion nicht konsequent mit Schilddrüsenhormonen auf die Sprünge hilft, altert schneller und wird anfälliger für andere Leiden.

Die lebenslange Substitution von Schilddrüsenhormonen ist eine therapeutische Aufgabe, die ohne Risiko, aber nicht ohne Belastung zu meistern ist. Weshalb relativ viele Patienten mit einem chronischen Funktionstief ihrer Schilddrüse die therapeutische Aufgabe als Aufgabe der Therapie interpretieren und die Behandlung oder wenigstens die kontrollierte Behandlung aufgeben, ist nicht ganz einsichtig. Jedenfalls bleiben sie irgendwann den Kontrolluntersuchungen fern und entziehen sich fortan der Kontrolle – obschon nur diese die Gewähr für die richtige Dosierung des Substituts und eine gute Stoffwechseleinstellung bietet.

Wer als Hypothyreose-Patient sein Levothyroxin nicht mehr einnimmt, übernimmt sich: die Hypothyreose nimmt den Patienten und ihren angestammten Platz wieder ein und übernimmt erneut das Kommando. Der Machtwechsel findet allerdings mit einer gewissen Verzögerung statt: nach Wochen oder Monaten, wenn die Schilddrüsenhormonvorräte im Körper aufgezehrt sind. Ob dieser Galgenfrist wähnen sich viele hypothyreote Patienten auch ohne ihre Tablette gesund – bis die Hypothyreose sie wieder einholt. Ist die Schilddrüsenfunktion erst einmal auf die schiefe Bahn geraten und nach unten abgeglitten, ist die Rehabilitation, der Wiederaufstieg in die heile Welt zwischen den Normgrenzen, gemeinhin blockiert.

Wirkung und Wirksamkeit

Gib dem »unterfunktionellen« Menschen, dem notorisch antriebsschwachen und lustlosen, dem ewig müden und »kaputten«, dem reizlos gereizten, dem grundlos aggressiven und depressiven seine Schilddrüsenhormontabletten! – und er fühlt sich »wie neugeboren«. Angemessen dosiert und regelmäßig verabreicht, bringen die Levothyroxin-Tabletten den Schilddrüsenhormonhaushalt wieder ins Lot und Harmonie und Stabilität über den Haushaltsvorstand – jedenfalls in den Dingen der Schilddrüse.

Für den Körper und seine Schilddrüse ist das Schilddrüsenhormon aus den Tabletten ein höchst vertrauter und gewöhnlicher Stoff: – eine Gewöhnung, das heißt die Erfordernis zunehmender Dosierung für gleichbleibende Wirkung, tritt somit nicht ein. Identisch mit dem körpereigenen Schilddrüsenhormon, ist das fremdgeschaffene Substitut so unschädlich (oder – im Übermaß – schädlich) wie dieses.

Der Weg zur Besserung führt mitunter durch ein Tal der Verschlimmerung. Tatsächlich fühlen sich manche Patienten zu Beginn der Behandlung kränker als ohne therapeutische Einwirkung. In dieser Phase empfiehlt sich mithin eine höhere Kontrolldichte: also Verlaufsuntersuchungen in kürzeren Zeitabständen.

Die Schilddrüsenunterfunktion entwickelt sich schleichend und nimmt sich dazu Zeit. Umgekehrt dauert es lange, bis das Hormondefizit wettgemacht ist. Hier muß sich der Patient also wörtlich nehmen: Geduld ist gefordert. Zwei bis sechs Monate mögen verstreichen, ehe die endgültige Dosis (vorläufig) feststeht. Die Wirksamkeit der Behandlung ist indes schon früher zu fassen – subjektiv sowohl als objektiv.

—— *Vorsichtsmaßnahmen*

Keine unerwünschten Nebenwirkungen, keine Gewöhnung – und doch ist Umsicht angesagt beim Umgang mit Schilddrüsenhormontabletten, und Vorsicht beim therapeutischen Vorgang. Die Körperorgane haben sich nämlich auf den Minimalstoffwechsel eingestellt: abruptes Umschalten auf hohe Drehzahlen könnte ihnen Schaden zufügen – namentlich wenn bereits Vorschäden gesetzt sind. Vor allen anderen Organen ist dabei das Herz gefährdet – und mit ihm der Herzeigner. Wird nach langer Schilddrüsenhormonebbe das gefäßkranke Herz ohne Vorankündigung durch ungewohnt normale Hormonanflutung von Sparflamme auf Volldampf gepuscht, steigt der Sauerstoffbedarf ungebührlich an und dem Herzmuskel wird die Luft knapp. Ohne körperliche Arbeit, allein durch die plötzlich wieder normale Stoffwechselsituation, gerät das Herz unter Dauerbelastung. In solchen Fällen ist das Hormondefizit gemächlich und behutsam auszugleichen: also einschleichend!

══ Schilddrüsenhormongabe ohne Schilddrüsenkrankheit

Daß bei der Schilddrüsenunterfunktion Übergewicht ein gewichtiges und die allgemeine Leistungsminderung kein minderes Symptom darstellt, läßt sich mit einem Schuß verqueren Denkens auch andersherum drehen und zur Befriedigung verschiedener Motive nutzen. Die einen packen die Gelegenheit am Schopf, um die Verantwortung für ihr Übergewicht den Hormonen oder dem Mangel an Hormonen unterzuschieben, anstatt sich wegen kalorischen Fehlverhaltens am eigenen Schopf zu packen. Andere, ebenfalls Übergewichtige, sehen in den Schilddrüsenhormonpräparaten das Wunschmittel, mit dem sich auf leichterem Wege Schlankheit erzwingen läßt als durch diätetisches Erbsenzählen; mindestens aber versprechen sie sich davon Schützenhilfe für ihre zielstrebigen Abspeckbestrebungen.

Zur Sündenbock- und Alibifunktion der Hypothyreose, die im übrigen nicht allein auf das Übergewicht beschränkt ist, kommt noch eine andere: Aus dem Drange, ihren Symptomen kausale Plausibilität zu verleihen, verfallen manche schilddrüsengesunden Kranken durch Zufall, Halbwissen oder nachbarliche Einflüsse auf die Hypothyreose als vermeintlichen

Quell ihrer Beschwerden und halten daran fest, bis der Arzt sie davon ab-
bringt – was oft gar nicht so einfach ist. Zumindest verbinden solche Patienten aber für gewöhnlich keinen therapeutischen Anspruch mit ihrer Vermeinung.

Schilddrüsenhormone gegen Übergewicht

Es steht fest, daß die Übergewichtigen überwiegend (streng genommen sind alle Übergewichtigen überwiegend!) ohne Mithilfe der Schilddrüse zu ihrer Gewichtigkeit kommen. Im Vergleich zu ihnen, deren Zahl in den
Industrieländern Legion ist, nimmt sich die Zahl der Hypothyreose-Patienten recht mager aus. Die Fraktion der »Unterfunktionellen« im Plenum der
Beleibten dürfte sich in Grenzen halten. Übergewicht ist eben keine Frage
des hormonellen Gleichgewichts, sondern die Antwort eines kalorischen Un-
gleichgewichts: Bilanziert man eingenommene gegen ausgegebene Kalorien, liegt das Übergewicht auf der Einnahmeseite – und ergibt dann das
Übergewicht, das den Betreffenden sichtlich und unübersehbar (manchmal
auch unübersichtlich) einnimmt.

Freilich: auch der Leibesgewinn, den die Schilddrüsenunterfunktion nach sich zieht, müssen die Betroffenen vor sich her tragen. Doch wer
Übergewicht hat, nicht weil er sich über Gebühr mit Nahrung versorgt, sondern weil er unter Gebühr mit Schilddrüsenhormonen vorsorgt ist, dessen
Gewichtsprobleme verflüchtigen sich unter angemessener Hormonbehand-
lung zusammen mit der übrigen Gefolgschaft der Hypothyreose. Wer aber
als Übergewichtiger mit regelrechter (also euthyreoter) Schilddrüsenfunktion seine wuchernden Pfunde vergraben und die Schilddrüsenhormone zu
diesem Behufe einspannen will, der muß zu hohen Dosen greifen – und holt
sich damit eine künstliche Hyperthyreose ins Haus. Wenn er durch ärztlichen Verschrieb dazu noch andere Medikamente im Dienste körperlicher
Entfettung wie Appetithemmer, Entwässerungstabletten und Beruhigungsmittel einwirft, unter deren Einfluß die Hormonwirkung eskaliert, kann er
schlimmsten-, aber nicht seltenstenfalls in eine schwere und lebensbedrohli-
che Krise hineingleiten. Die Diagnose lautet dann: Schilddrüsenhormonver-
giftung.

Beleibten, die schon länger mit Schilddrüsenhormontabletten behandelt werden, ist anempfohlen, in vernehmlichem Einvernehmen mit ihrem Arzt die meist überdosierten Hormongaben für sechs Wochen auszuset-
zen. Zeigt sich danach ein normgerechter TSH-Spiegel im Blut, darf eine
Schilddrüsenunterfunktion als Ursache für die Leibüberfrachtung ange-
zweifelt werden. Nur selten finden schwer wiegende Menschen in der Hypo-

thyreose ein schwerwiegendes Argument für ihr Schwergewicht. Wer sich mit Hilfe von Schilddrüsenhormontabletten künstlich in eine Hyperthyreose hineinmanövriert, darf wie bei der echten Überfunktion durchaus mit Gewichtsverlust rechnen. Freilich hat sich hierbei schon mancher verrechnet: die »Entwichtung« vollzieht sich nicht auf Kosten des Fettgewebes, sondern zu Lasten der fettfreien Körpermasse, also der Muskeln und des Bindegewebes. Die Methode galt zuzeiten unter Pugilisten als Geheimrezept: man wollte mit ihrer Hilfe auf das vorgeschriebene Kampfgewicht abspecken. Aber wie gesagt: Der Speck blieb, die Muskeln schwanden. Auf diese Weise hat der eine oder andere Faustkämpfer denn auch Lorbeeren lassen müssen, darunter der Prominenteste seiner Zunft: Altweltmeister Mohamed Ali. Es gilt wachsam zu bleiben! – die Hormone fordern ihren Tribut.

Jedenfalls haben sich Schilddrüsenhormontabletten als Schwerebrecher und Leichtermacher disqualifiziert. Hinzu kommt, daß sie den Appetit eher steigern als zügeln. So bleibt zuletzt nur die Einsicht, daß Schilddrüsenhormontabletten zwar dicke Hälse (s. S. 110), nicht aber dicke Bäuche zu verschlanken imstande sind.

—— Argument für Trijodthyronin

Nichts steht so fest, daß sich nicht ein gutes Argument dagegen finden ließe. Für diejenigen, die es genau nehmen, soll nicht unerwähnt bleiben, daß es durchaus eine Begründung gibt, die sich zugunsten eines Einsatzes von Schilddrüsenhormonpräparaten als Begleiter und Helfer bei Schlankheitsdiäten anführen läßt. Wo der Körper von eigenen Reserven zehren muß, wird er geizig und läßt seine Wechselgeschäfte auf Sparflamme weiterlaufen, um den Stoffverlust möglichst hintanzuhalten. Zu diesem Zwecke fährt er die Produktion von Trijodthyronin, dem eigentlichen Stoffwechseltreiber, spürbar zurück. Woher sollte das Fleisch auch wissen, daß der Geist willens ist, von ihm, seinem materiellen Substrat, fettsam herzugeben. So lautet mancher Experten Empfehlung, T3 in geringen Mengen diätbegleitend einzusetzen, um über die Stoffwechselnormalisierung den Gewichtsverlust zu forcieren. Zugleich wird damit aber auch in den Schilddrüsenregelkreis eingegriffen: die Eigenproduktion der Hormone wird gehemmt.

Ohnedies machen einschlägige Gegenstimmen geltend, daß der diätetisch erwünschte T3-Ausgleich auch anders zu erwirken ist, ganz ohne Zufuhr von außen: Körperliches Training bringt nämlich den Körper dazu, selber für eine Wiedereinsetzung des T3-Spiegels in den vorigen Stand zu sorgen. Die Präferenz liegt also auf der Hand: schließlich ist dieser Effekt nicht das einzige, was die sportliche Entrostung des Körpers für sich hat.

— *Schilddrüsenhormonbehandlung aus anderen Motiven*

In den Köpfen mancher Frauen zwischen Dreißig und Sechzig hält sich hartnäckig der Gedanke, die Müdigkeit, die sie nicht nur des nachts, sondern auch des tags an den Tag legen, sei der Funktionsschwäche ihrer Schilddrüse anzulasten. Die Frauen haben ein Beschwerdemuster gemein: jeden Morgen wachen sie müde vom schlechten Schlaf auf, ihre Leistungsfähigkeit, ohnehin schon schwach, baut im Lauf des Tages weiter ab. Der Alltag, den sie nicht bewältigen, überwältigt sie. Auf der sozialen Ebene ziehen sie es vor, sich zurückzuziehen.

Um ihre unerklärliche chronische Leistungsschwäche zu erklären, erweitern diese Frauen die Sündenbockfunktion der Schilddrüsenunterfunktion: Offensichtlich ist ihnen die Vorstellung einer hypothyreoten Verursachung ihrer Beschwerden angenehmer als das Eingeständnis einer Depression oder eines beginnenden Wechsels in die Wechseljahre, die oder der sich zumeist hinter ihren Leiden verbirgt.

Das Kausalbedürfnis drängt die Kausalbedürftigen, sich auch dort Zusammenhänge zurechtzulegen, wo die Realität keine ursächlichen Bezüge liefert oder solche nicht bekannt sind. Wer gelernt hat, daß die Schilddrüsenunterfunktion Wachstum und Entwicklung behindert, wird fortan bei jedem entwicklungsgestörten Kinde über die Ursachen der Störung in diesem Sinne mutmaßen. Daran mag es liegen, daß bei Kindern, die in ihrer geistigen und körperlichen Entwicklung zurückgeblieben sind, immer wieder nach einer Hypothyreose gefragt wird. Die Frage ist heute indes nur noch selten zu bejahen.

Der therapeutische Einsatz von Schilddrüsenhormonpräparaten bei Beschwer durch Übergewicht und Beschwerden durch Leistungsschwäche sowie bei anderen Erscheinungen aus dem Symptomarsenal der Hypothyreose ist nur gerechtfertigt, wenn die fertige Diagnose eine solche zu Recht konstatiert. Eine Schilddrüsenhormontherapie diesseits einer Jodmangelstruma oder jenseits einer Schilddrüsenüberfunktion ist unzweckmäßige Zweckentfremdung und schlichtweg nicht angezeigt.

≡ Die Schilddrüsenunterfunktion in speziellen Umständen

In drei speziellen Situationen bereitet die Hypothyreose spezielle Probleme: In der Schwangerschaft wird die Hypothyreose zur Gefahr für das Kind, aber die Gefahr endet nicht mit der Geburt. So gibt es bei Kindern einiges zu beachten. Bei alten Menschen schließlich sind es die möglichen Verwechslungen von Hypothyreose-Symptomen mit gängigen Alterserscheinungen.

≡ In der Schwangerschaft

Die Schilddrüsenunterfunktion ist nicht gerade familienfreundlich: in stärkerer Ausprägung durchkreuzt sie Kinderwünsche von vorneherein und läßt eine Empfängnis gar nicht erst zu. Bei leichteren Formen macht sie der kinderwilligen Frau zunächst gute Hoffnung – die Empfängnis findet statt – und späterhin häufig doch noch einen Strich durchs Familienglück, indem sie für eine Fehlgeburt sorgt.

Umso wichtiger ist die konsequente Behandlung in der Schwangerschaft. Das hormonelle Gleichgewicht in Sachen Schilddrüse muß unter allen Umständen durchgesetzt werden. So ist die Therapie mit Schilddrüsenhormontabletten konsequent fortzuführen – und zwar in etwas höherer Dosierung. Das verringert die Gefahr einer Fehl- oder Frühgeburt.

Das Kind bekommt von der Therapie nichts mit und kaum etwas ab: solange die Dosierung nicht aus dem Rahmen des Üblichen fällt, bleibt das Kind von der Einnahme der Schilddrüsenhormontabletten ausgenommen: zu gering sind die Hormonmengen, die den Sprung über die Plazentaschranke in den kindlichen Blutkreislauf zuwege bringen. Dennoch profitiert das Ungeborene von den Therapiebemühungen der Mutter: seine Aussichten werden größer, den allesentscheidenden Schritt vom Ungeborenen zum Neugeborenen erfolgreich hinter sich zu bringen. Dieser erste Schritt stellt zugleich den Schritt, genauer: den Tritt (denn man schreitet nicht, man tritt) in die Welt und ins Leben dar. Vielleicht ist es sogar der größte Tritt überhaupt – den man je bekommt.

Bei Kindern

In Zeiten des Wachstums sind die Zellen und Organe von den Schilddrüsenhormonen noch stärker abhängig als sonst. Fehlt es daran, wird das Entwicklungsziel verfehlt – und zwar um so weiter, je weniger Hormone vorhanden sind. Am schwersten haben die Ungeborenen im Mutterleib daran zu tragen: sie darben hilflos und ohne Hilfe von außen vor sich hin. Im schlimmsten Fall (dem der Nullproduktion) werden Schäden angerichtet, die nicht wieder gutzumachen sind: das Kind wird behindert geboren. Bei diesem Krankheitsbild, das Kretinismus heißt, bleibt die körperliche und geistige Entwicklung um Längen zurück. Und zurück bleibt in der Tat ein Kleinwuchs oder, deutlicher noch, ein Zwergwuchs, – und leider auch ein zurückgebliebenes Gehirn, eine Oligophrenie.

Gottseidank ist hier der schlimmste Fall auch der seltenste, der Kretinismus eine absolute Rarität. Daß schlimme Verläufe der Hypothyreose auch nach der Geburt eine Seltenheit bleiben, dafür soll der Früherkennungstest (als Hypothyreose-Screening bezeichnet) sorgen, der bei uns keinem Neugeborenen erspart bleibt (s. S. 191 ff). (Das hieße auch an der falschen Stelle sparen!) Früh erkannt ist leicht gebannt! Ist die Hypothyreose im Körper des Kindes erst einmal im Bewußtsein der Ärzte, lassen sich durch unverzügliche Substitution weitere Gefahren unterbinden. Schäden, die sich bereits im Mutterleib entwickeln, sind dadurch freilich nur zum Teil rückgängig zu machen. Doch Schlimmeres wird vermieden.

Schlägt die Früherkennung fehl, liegt der Stoffwechsel von Anfang an danieder. Seine Daniederlage setzt Zeichen: der Säugling ist ruhig, schreifaul, trinkträge, strampelschwach, bewegungsarm, vielschläfrig. Beim Stuhlgang kann von Gehen keine Rede sein: die Windeln bleiben lange sauber. Selten sind Mütter durch ihre Säuglinge weniger belastet. Dafür ist die Belastung für den Winzling umso größer: Wer genau hinsieht, mag es sehen: die Haut ist gelblich-blaß, kühl, trocken, verdickt, der Leib vorgewölbt, der Gesichtsausdruck stumpf, der Reflexablauf verlangsamt. Erst spät hebt das Kind den Kopf.

Die Behandlung besteht wie gesagt in einer Ersatzhandlung: die Schilddrüsenhormone, die fehlen, werden ersetzt; die Dosierung ist dem Alter, dem Körpergewicht und der Stoffwechsellage angepaßt. Drei bis vier Mikrogramm Levothyroxin am Tag für jedes Kilogramm Winzling sollten es schon sein. Nur bei der seltenen Form der angeborenen Hypothyreose, die sich extremem Jodmangel verdankt, wird Jodid zum Ersatz verpflichtet.

Pflegt ein Kind erst in seinen besten Jahren Umgang mit der Hypothyreose, ist im allgemeinen eine chronische Hashimoto-Thyroiditis als Drahtzieher am Werk. Diese Entzündung repräsentiert zusammen mit der Basedowschen Krankheit die Autoimmun-Lobby unter den Schilddrüsenleiden. Und in der Tat: bei Müttern solcher Kinder ist häufig die eine oder die andere dieser Krankheiten zu beobachten.

Die Symptome der kindlichen Hypothyreose aber sind unspezifisch und treten auch in anderem Zusammenhang auf: so sind die Ursachen nicht leicht zu durchschauen. Das Krankheitsbild ist wie ein Puzzle ohne Vorlage, das seinen Bildgehalt nur stückweise preisgibt: die Kinder werden in ihrem Wachstum zurückgeworfen und lassen in ihren schulischen Leistungen nach – erste Anzeichen ungenügender Schilddrüsentätigkeit, aber wer vermag sie schon richtig zu deuten? Der Mangel an Interesse, die ständige Müdigkeit: sie fallen den Eltern auf, aber es fällt ihnen nichts dazu ein – jedenfalls nicht die Schilddrüse. Häufig weist erst ein (meist kleiner) Kropf die Spur, welche die Eltern zum Arzt und den Arzt über die übrigen üblichen, in unterschiedlicher Ausprägung sich dem Körper einprägenden Symptome und Zeichen zur Hypothyreose führt (s. S. 195 ff).

Umgekehrt präsentieren Eltern öfters ihre übergewichtigen Kinder und diese ihre Leibesfülle dem Schilddrüsenspezialisten, weil sie als Ursache des Übergewichts eine Hypothyreose vermuten (s. S. 204). Übergewichtige Kinder sind jedoch in der Regel groß, während hypothyreote Kinder in ihrer Wachstumsgehemmtheit eher klein bleiben. Blutuntersuchungen bringen die Diagnose an den Tag.

Im Alter

Wie die Schilddrüsenüberfunktion tritt die Hypothyreose bei alten Menschen maskiert auf und noch dazu in der wirksamsten Maskerade: in der des Alters. Die hormonelle Minderleistung entwickelt sich im Alter noch schleichender als sonst und teilt sich in Symptomen mit, die den normalen Altersprozeß simulieren. Darüber hinaus treibt der Antriebsmangel – dazu reicht die Triebkraft gerade noch – die Patienten in die Lethargie: sie können sich dann nicht mehr dazu aufraffen, ihre Beschwerden dem Arzte vorzustellen.

Schafft der hypothyreote Alterspatient es (auf Drängen seiner Angehörigen) aber doch zum Arzt, ist dieser angesichts der raffinierten Tarnung der Funktionsstörung gut beraten, wenn er unspezifische Veränderungen der körperlichen und seelischen Befindlichkeit grundsätzlich auf Kollaboration mit einer Schilddrüsenunterfunktion untersucht: beispielsweise die generelle Verlangsamung (inmitten einer dahinrasenden Zeit), die depressive Verstimmung (als Einstimmung auf die aufkeimende Fin-de-Siecle-Stimmung) oder die Konzentrations-und Gedächtnisstörungen (als Zeichen eines »zersprengten« Ichs in einer »zerdachten« Welt).

Antidepressiva, in Verkennung der hypothyreoten Hintergründe wohlmeinend verabreicht, erweisen sich als untauglich, während Schilddrüsenhormone, in Erkennung der hintergründigen Hypothyreose wohltuend eingesetzt, nunmehr als Antidepressiva fungieren. Die Mimikry geht noch eine Täuschung weiter: im Gewande rheumatischer Beschwerden erschleicht sich die Hypothyreose eine Behandlung mit Rheumamitteln, aus der sie womöglich gestärkt hervorgeht, weil diese nebenwirklich die Hormonbildung in der Schilddrüse sabotieren können.

Zuordnungsprobleme bereitet die eingeschränkte Hörigkeit alter Hypothyreose-Patienten: hypothyreoter Hörverlust konkurriert hier mit Altersschwerhörigkeit. Auf Herz und Kreislauf ist bei Altershypothyreose besonders zu achten! Das Herz fügt sich dem verlangsamten allgemeinen Körpertempo: mit 60 Schlägen in der Minute ist es noch gut dabei, meist bleibt es darunter. Bei körperlicher Anstrengung wird dem Patienten der Brustkorb zu eng: mit Hilfe des hypothyreotisch erhöhten Cholesterins treibt der Kalk die Gefäße in die Enge – namentlich die, welche dem Herzen einen Kranz flechten: die Herzkranzarterien.

Schilddrüsenentzündungen

☰ Überblick

Bakterien, Pilze, Viren, Strahlen und Antikörper – auf die Schilddrüse losgelassen, werden sie zu Störenfrieden, die Zellen und Gewebe bei der Arbeit stören, deren Integrität gefährden und lokale Reaktionen heraufbeschwören, die im Organ die alte Ordnung wiederherstellen sollen. Bis es soweit ist, befindet sich die Schilddrüse im Zustand der Entzündung: wer seine Kundigkeit in diesen Dingen bekunden will, spricht von Thyreoiditis.

Freilich geht die Rechnung des Körpers nicht immer auf – zumal wenn er sich die Entzündung selbst einbrockt. Das entzündete Organ kommt dann nicht ungeschoren davon – wie bei der häufigsten Form der Schilddrüsenentzündung, die sich der Körper mit fehlgeleiteten Antikörpern selber antut: Dem Patienten bietet sie sich als chronisch, schmerzlos, zellzerstörend und funktionssabotierend dar, bis zuletzt die Schilddrüse funktionell darniederliegt und ihre Aufgaben von Hormontabletten gewahrt werden. Im Lehrbuch imponiert sie als Autoimmunkrankheit, benannt nach ihrem japanischen Erstbeschreiber als Hashimoto-Thyreoiditis.

Im Gegensatz zum Schwelbrand der chronischen Entzündung entzündet sich beim akuten Geschehen das Schilddrüsengewebe so plötzlich und heftig, daß es entflammt und in Brand gerät. Etwas gemäßigter geht es bei der subakuten Thyreoiditis zu: die Flammen schlagen nicht ganz so hoch. Für beide Entzündungsformen gilt: damit es soweit kommt, sind massive entzündliche Reize vonnöten, die auf das Schilddrüsengewebe einwirken: Bakterien und Pilze im einen, Viren im anderen Fall. Die akute Schilddrüsenentzündung ist insgesamt selten: erst die AIDS-Welle hat sie nach oben gespült.

Die Hashimoto-Thyreoiditis verzichtet, wie gesagt, auf Schmerzbegleitung: als chronische Entzündung greift sie zu anderen Ausdrucksmitteln. Die akuten und subaktuen Formen hingegen wollen auch am Schmerz erkannt sein. Zudem spielen unter der Einwirkung der Entzündungsreize die betroffenen Hormonspeicherzellen verrückt und setzen ihre Vorräte frei: die plötzliche Anflutung von Schilddrüsenhormonen simuliert eine Zeit lang die Überfunktion der Drüse. Danach geht es wieder ruhiger zu; nur ausnahmsweise verirrt sich die akute oder subakute Entzündung in eine Unterfunktion, die zeitlebens nach Substitution verlangt. Für die chronische Hashimoto-Krankheit ist dies eher die Regel.

Während die chronische Schilddrüsenentzündung, als Autoimmunkrankheit, keine ursächliche Behandlung zuläßt, wird bei den akuten

Verläufen der Kausalkampf mit den verantwortlichen Übeltätern aufgenommen. Antibiotika springen ein, wo die Bemühungen des körpereigenen Abwehrsystems zu scheitern drohen. Die subakute Thyreoiditis entzieht sich wie die meisten Viruserkrankungen der ursächlichen Behandlung – doch bleibt der Entzug ohne Folgen.

Was sind Schilddrüsenentzündungen?

Wer unter der Einwirkung widriger Kräfte aus dem Gleichgewicht gerät und Gefahr läuft, einen Schaden zu erleiden, wird Gegenkräfte mobilisieren, um den Schaden abzuwenden und sein Gleichgewicht wiederzugewinnen, – und wird sich nicht selten beim Versuch der Abwehr unter vollem Einsatz seiner Kräfte selber Schaden zufügen. Nichts anderes unterfängt ein Körperorgan, wenn es unter dem Angriff aggressiver Reize an den gereizten Stellen mit lokalen Reaktionen antwortet, deren Gesamtheit die Entzündung des Organs ausmacht.

Entzündung als allgemeines Phänomen

Die Reaktionen, die in Wechselwirkung mit reizenden Störeinwirkungen ein Organ entzünden, gehen von dessen Gefäßen und Bindegewebe aus: Die Gefäße verengen sich kurzfristig, um sich dann weit zu öffnen, so daß die Blutströmung sich verlangsamt. Zugleich werden die Gefäßwände durchlässig für Blutflüssigkeit, die infolge der behäbigen Blutbewegung reichlich ins Gewebe ausfließt; Blutzellen wandern hinterher. Dieser Ausfluß aus den Gefäßen, der sich aus der Sicht des Gewebes als unerwünschter Einfluß darstellt, ist typisch für die akute Entzündung. Die vier klassischen Symptome: Errötung, Erwärmung, Schwellung und Schmerz, mit denen die akute Entzündung sich nach außen (aber auch nach innen) zu erkennen gibt, werden durch jene Vorgänge erklärt. Womöglich kommt dazu noch ein (zeitweiliger) Funktionsverlust oder gar Funktionsausfall des entzündeten Organs.

Hält der entzündliche Aufruhr längere Zeit an, beginnen die ins Organgewebe ausgewanderten Zellen zusammen mit ortsständigen Zellen zu sprießen und zu wuchern und mehren dergestalt den Bindegewebsanteil, oft auf Kosten des funktionellen Gewebes. Man nennt es Proliferation, und die ist typisch für die chronische Entzündung. Werden dabei organspezifische Strukturen durch unspezifisches Bindegewebe über Gebühr ersetzt, bleibt die Organfunktion davon nicht unberührt. Ist die kritische Schwelle

einmal überschritten, sind die Funktionseinbußen nicht wiedergutzuma-
chen.

▬ Hashimoto-Thyreoiditis

Lange Zeit gab es kein Etikett, das man dem Krankheitsbild der
Hashimoto-Thyreoiditis anheften konnte – bis 1912 der japanische Arzt
und Pathologe (Krankheitsforscher) HAKARU HASHIMOTO in den solcherart
erkrankten Schilddrüsen neben zerstörten Drüsenzellen unerwartete An-
sammlungen weißer Blutkörperchen entdeckte (vom Stamme Lymph:
Lymphozyten also, weiße Blutzellen aus dem Lymphgewebe, die für das Immunsystem tätig sind, entweder als Produzenten von Antikörpern oder als
direkte Vollstrecker gegen feindliche oder vermeintlich feindliche Strukturen im Körper). Damit war die Krankheit als Entzündung qualifiziert und
hatte ihre Schublade sicher. Zugleich hatte sie sich eine Doppelbenennung
gesichert: Hashimoto-Thyreoiditis oder chronische lymphozytäre Thyreoiditis.

▬ *Kennzeichnung*

Heute ist verbürgt, daß die Lymphozyten in den Zerstörungspro-
zeß gegen Drüsengewebe ursächlich verstrickt sind: sie stellen die Autoantikörper her, die als Zellenkiller gegen die Schilddrüse in Aktion treten und deren Präsenz im Blut die Hashimoto-Thyreoiditis als Autoimmunkrankheit
ausweist. Mutmaßlich zugrunde liegt ein kleiner Fehler in der Erbmasse,
der große Wirkung zeitigt: die Schilddrüsenzellen werden von der Immunab-
wehr aufgrund bestimmter Merkmale nicht mehr als körpereigen toleriert,
sondern als körperfremd (und daher feindlich) zerstört. Demgemäß spricht
man von einer Störung der Autoimmuntoleranz – und wird zugleich daran
gemahnt, wie verhängnisvoll Intoleranz, in den Innenräumen des Körpers
sowohl als in den Außenräumen der Welt, sich auswirken kann.

Als Autoimmunleiden rückt die Hashimoto-Thyreoiditis in die
Nähe der Basedowschen Krankheit (s. S. 158). Nur in der Wirkung ihrer Autoantikörper unterscheiden sie sich: bei dieser kurbeln die fehlorientierten
Antikörper die Hormonproduktion an, bei jener zerstören sie die Produktionsstätten. Aber beide Krankheiten erwachsen aus der nämlichen genetischen Wurzel – und an dieser hängt die Hälfte der Familie: sie teilen sich
den Erbdefekt. So kommt es, daß autoimmune Überfunktion und autoimmune Entzündung sich innerhalb von Familien häufen – und sich über Kreuz

häufen. Mehr noch: daß bei ein und demselben Patienten beide ineinander übergehen können, gleich als ob sie austauschbar wären.

Autoimmunkrankheiten verstehen sich als etwas Besonderes – demgemäß bekunden sie Solidarität: sie gesellen sich gerne anderen aus ihrer Gruppe zu und neigen zu gemeinsamer Inbesitznahme ihres Opfers. So rechnet die Hashimoto-Thyreoiditis illustre potentielle Autoimmunpartner zu ihrem Kreise: beispielsweise die Vitiligo (s. S. 216), den Diabetes der jugendlichen Art, das klassische Rheumaleiden oder die grave Myasthenie, jene schwere Muskelkrankheit, die immer weiter fortschreitet, auch da, wo ihr Opfer zu schreiten längst nicht mehr imstande ist.

Die Hashimoto-Thyreoiditis treibt sich stärker um als bisher angenommen. In den USA trägt jede sechste der Frauen ab Fünfundvierzig Autoantikörper vom Stamme der MAK und TAK (s. S. 77) mit sich herum und tut auf diese Weise immunologisch kund, daß »Hashimoto« längst von ihr Besitz ergriffen hat. Das kann nicht ohne Folgen bleiben: zehn Prozent der Amerikanerinnen über Fünfzig entwickeln, mit der Entwicklungshilfe nach Hashimoto, eine Funktionsstörung ihrer Schilddrüse: die Versorgung mit Schilddrüsenhormonen wird dabei immer dürftiger, die Hypothyreose immer behandlungsbedürftiger. Hierzulande liegen die Zahlen niedriger (s. Tab. 1, S. 29): es ist zu vermuten, daß der allerwärts herrschende Jodmangel vor der Hashimoto-Entzündung (und auch vor der Basedowschen Krankheit) einen gewissen Schutz bietet.

▬ Beschwerden

Anfangs hält sich die Krankheit sehr zurück: introvertiert von Charakter schwelt sie im stillen und gibt dem Bewußtsein keine Hinweise von ihrer Präsenz. Meldet sie sich dann schließlich nach mehreren Jahren zu Symptom, wenn die Autoantikörper genügend Schilddrüsenzellen dahingerafft haben, bringt sie keine eigenen Zeichen zuwege, sondern macht Anleihen beim Symptomarsenal der Hypothyreose (s. S. 195). Oft wird die Krankheit erst auf diese Weise aufgespürt: bei der Fahndung nach den Ursachen der Hypothyreose, mit der sich der Patient dem Arzte stellt.

Mitunter tritt sie auch bei einer Untersuchung der Schilddrüse zutage, wenn lokale Beschwerden im Halsbereich oder ein Knoten im Hals den Patienten zum Arzt treiben. Denn gelegentlich bedrückt die Patienten ein (meist nur leichtes) Druckgefühl im Halsbereich. Schmerzen sind ausgesprochen selten – wenn sie ihr Dasein bekunden, dann nur schwach und vage.

Die Weißfleckenkrankheit (Scheckhaut oder Vitiligo), selbst Ausdruck autoimmunen Geschehens, paart sich gerne mit Autoimmunkrankheiten, und am liebsten mit der Hashimoto-Thyreoiditis. Sie verkehrt bevorzugt in Kreisen, wo die Autoimmunität zur Familienanamnese gehört. Hinter dem Kreisverkehr stecken (Auto-)Antikörper, die es auf die pigmentbildenden Zellen der Haut (Melanozyten) abgesehen haben: Sie sorgen für eine großflächige Depigmentierung und ein entsprechend scheckiges Aussehen – eine Form von Scheckbetrug: sie betrügen die Haut dergestalt um ihr Pigment. Wer solche »Spots« hat, muß auch den Schaden tragen, den das Sonnenlicht darauf anrichtet – wenn er sich nicht mit Lichtschutzsalben davor schützt. Im übrigen verpflichtet das Paarungsverhalten der Vitiligo den Arzt, bei Patienten mit Pigmentscheckung Zustand und Funktion der Schilddrüse unter die Lupe zu nehmen.

Die Hashimoto-Schilddrüsenentzündung will sich ihres Opfers nicht nur mit Haut, sondern auch mit Haar bemächtigen. So werden auch die Haare in Mitleidenschaft gezogen – und halten dem Zug nicht stand: sie fallen ein in den Symptomchor der Krankheit und fallen dabei aus. Um nicht mißverstanden zu werden: der Haarausfall ist ein Tribut an das Autoimmungeschehen und wird bereits entrichtet, bevor die Schilddrüse von der Autoimmunentzündung erschöpft in eine Hypothyreose fällt. Deren Haarsymptome (brüchig, struppig, stumpf und ausfallend) mögen sich samt dem übrigen krankhaften Anhang in der hypothyreoten Phase der Thyreoiditis auf die Autoimmunzeichen derselben aufpfropfen.

⎯ Körperliche Befunde

Wenn man hinfaßt, tut's weh! Gemeint ist nicht die heiße Herdplatte, an die das Kind faßt, bevor es ein gebranntes ist, sondern lediglich die Schilddrüse, an welcher der Hashimoto-Entzündete bei zufällig angesetztem eigen- und einhändigem Würgegriff zu seiner Beunruhigung eine Druckempfindlichkeit, wenn nicht gar einen (leichten) Druckschmerz verspürt. Dieses Verspür mag ihn denn auch zum Arzte führen – was die Möglichkeit einer frühen Diagnose eröffnet.

Meist aber stellt sich der Patient mit einer Schilddrüse vor, die über die Druckempfindlichkeit längst hinaus ist: sie fühlt sich derb und fest an, während die Funktion weicht. In der Tat: was den Kranken in diesem Stadium zum Arzt treibt, sind die Beschwerden der Hypothyreose. Die zerstörerischen Schilddrüsen-Antikörper haben den Widerstand des Gewebes gebrochen: es verkümmert – und seine Funktion bekommt den großen Nachlaß. Die Schilddrüse verspürt einen Schrumpfdrang und gibt ihm ungeniert nach: was folgt ist die Zeit der Atrophie. In diesem Endstadium tastet der Arzt (bei seinen diagnostischen Tastversuchen) eine Schilddrüse, die deutlich kleiner ist, als der Standard (DIN: Durchschnittliche Innenkörper-Norm) es verlangt (s. Tab. 2, S. 69). Die Verkümmerung des Organs von leichter Übergröße bis zu einem kümmerlichen Rest kann wenige Wochen bis Jahre dauern.

___ Diagnose

An der Erkennung von entzündetem Schilddrüsengewebe haben Szinti und Ultra von der Diagnose-Detektei den gewohnten Anteil: So verrät das Szintigramm, daß im Anfangsstadium der Entzündung oft noch verstärkt radioaktive Substanz im Drüsengewebe angehäuft wird. Die Schilddrüse behält die Fähigkeit, sich am Jod (s. S. 43) des Blutstroms zu bereichern, verhungert aber buchstäblich auf ihrem Reichtum: das Jod gelangt gar nicht erst aufs Fließband und steht für die Hormonfertigung nicht zur Verfügung. Entsprechend gering fällt der Ertrag aus: er unterschreitet die Grenze des Erträglichen. Das Sonogramm kann sich ein klares Bild von der Entzündung machen, denn entzündet ist das Schilddrüsengewebe nicht mehr imstande, den einfallenden Ultraschall auf die gewohnte Weise zu reflektieren: die betroffenen Areale geben sich auf dem Echobild echoarm. Dafür geht es im Farb-Dopplersonogramm besonders farbig zu: als Ausdruck der entzündungstypischen Mehrdurchblutung des Drüsengewebes.

Im Blut gibt sich die Hashimoto-Thyreoiditis direkt zu erkennen: an den mikrosomalen und bisweilen auch an den Thyreoglobulin-Antikörpern (MAKs und TAKs, s. S. 77), die (zwar in der Schilddrüse stets vorhanden, aber im Blut nur) in 95 Prozent der Fälle nachweisbar sind. Damit empfiehlt sich das Autoimmunpaar MAK und TAK im Blut als hinreichende, nicht aber als notwendige Bedingung für den Verweil der Hashimoto-Entzündung im Körper. Die Konzentration der Schilddrüsenhormone T3 und T4 und ihres Chefhormons TSH im Blut bezeigt im frühen Stadium der Krankheit eine intakte oder eine Überfunktion, späterhin dann eine Unterfunktion (mit erhöhtem TSH-Spiegel) (s. S. 72 ff).

Tappt der Arzt nach diesen Untersuchungen noch im dunkeln, ist auf dem Diagnoseweg der Punkt der Punktion erreicht: aus den Schilddrüsenzellen, welche die Punktionsnadel hergibt, liest der kundige Zellkundler (der Zytologe) die Diagnose: Ist die Schilddrüse an einer Hashimoto-Thyreoiditis erkrankt, wird dies an den typischen Veränderungen ihrer Zellen offenbar (s. S. 86 ff).

Bestätigt sich die Diagnose der Hashimoto-Thyreoiditis, ließen sich die dazu verwandten Blut- und anderen Tests getrost auf die Blutsverwandten des Patienten ausweiten. Immerhin haben diese die besten Aussichten auf die gleiche Diagnose oder wenigstens auf die der Basedowschen Krankheit (s. S. 155): besser die Diagnose frühzeitig aus dem Verborgenen ans Licht ziehen, als sie in Gestalt der manifesten Krankheit auf dem Tablett späthin serviert bekommen.

Subakute Thyreoiditis

Die subakute Schilddrüsenentzündung ist keine langwierige und auch keine heiße Sache: weder ergreift sie lebenslang Besitz von ihrem Opfer, noch verausgabt sie sich in einer kurzen und vehementen Entladung. Sie läßt sich mehr Zeit als die akute Entzündung, geht es langsamer an, weniger heftig, und nimmt ihren Verlauf über Wochen oder Monate. So nennt man sie denn subakut; und weil sie der französische Arzt DE QUERVAIN als erster beschrieben hat (hundert Jahre ist es her, wenn das Jahrhundert sich wendet), ist sie mit seinem Namen bedacht: subakute Thyreoiditis de Quervain. Doch ist der Name weniger geläufig als »Hashimoto«: nicht seiner Aussprache wegen, sondern weil die Krankheit seltener ihre Aufwartung macht. Wo sie es tut, klingt sie meist an (ohne je Anklang zu finden), nachdem ein (Virus-)Infekt der oberen Luftwege abgeklungen ist. Genaueres läßt sich derzeit nicht sagen: man nimmt an, daß die Viren von dort zur Schilddrüse vor- und in sie eindringen.

Befunde und Befinden

Ein Höflichkeitsbesuch ist die Aufwartung der subakuten Thyreoiditis freilich nicht. So läßt sie sich mit allgemeinem Krankheitsgefühl und Gliederweh anmelden, um sich sodann mit heftigen Schmerzen in der vorderen Halsregion vorzustellen: die Schilddrüsenlappen üben sich im Anschwellen, und das tut weh. Zweifellos hat die Krankheit auch ihre Ausstrahlung: der Schmerz strahlt aus in den Kieferbereich, bis an die Ohren, ja bis über beide Ohren.

So suchen die meisten Patienten zunächst einen Hals-Nasen-Ohrenarzt auf oder gehen zu ihrem Zahnarzt. Es liegen keine offiziellen Angaben darüber vor, wie oft es im zweiten Falle zu einer Zahnbehandlung kommt. Jedenfalls wird anfänglich (aber nicht nur von Anfängern) fast häufiger an einen erneuten Befall der oberen Luftwege gedacht als an eine

Schilddrüsengeschichte, die sich Arzt und Patient meist erst später erzählen. Irreführen mag auch die stark beschleunigte Blutsenkung, die in der ersten Stunde Werte von über 100 Millimeter erreicht (s. S. 94): Sie läßt an eine bösartige Krankheit denken, gleichwohl ein solch hoher Wert gerade auch an die subakute Thyreoiditis denken lassen sollte. Er ist eines ihrer Hauptkennzeichen.

Die Schilddrüse rückt spätestens ins Blickfeld, wenn sich Symptome einer Überfunktion einstellen (s. S. 136): denn auch bei der subakuten Thyreoiditis geht kontinuierlich Schilddrüsengewebe unter, so daß kurzfristig zu viele Schilddrüsenhormone unberufen ihren Weg ins Blut nehmen. Ebensogut können dem Patienten selbst oder seinem Arzt aber auch die Druckempfindlichkeit und das derbe Angefühl der Schilddrüse auffallen. Mit der Schilddrüsenentzündung de Quervain hat man für einige Wochen genug am Hals. Beiläufig: einmal entzündet geht in der Regel genügend Drüsengewebe zugrunde, um eine Hyperthyreose auf den Plan zu rufen – aber nicht soviel, daß schließlich eine Hypothyreose daraus würde.

___ Erkennung

Ist der Weg erst einmal gewiesen, von den Symptomen oder vielleicht doch durch die typische hohe Blutsenkung, kommt die diagnostische Apparatemedizin zu Wort, um den Nachweis der Verdachtsdiagnose »subakute Thyreoiditis de Quervain« anzutreten. Heutzutage gelten die Aussagen der Technik immer noch für verbindlicher als die Einsichten des einsichtigsten Experten – gesetzt, seine Einsichten wurden ohne technische Gerätschaft errungen. Welchen Geräten in der Schilddrüsendiagnostik die Beweislast zufällt, ist mittlerweile bekannt:

Das Schilddrüsenecho des Ultraschalls, im Sonogramm ins Bild gebannt, verrät herdförmige Auflockerungen des Drüsengewebes: entzündetes Gewebe hat den stillen Schallwellen nicht so viel entgegenzusetzen, es wirft nur ein schwaches Echo zurück, zumal sich in den betroffenen Arealen auch die stärker reflektierenden Schilddrüsenfollikel (s. S. 66 ff) in Auflösung befinden. Die Jodaufnahmeprüfung (mittels Szintigraphie) kann die Schilddrüse nur mit Mühe bestehen: im Szintigramm finden sich verstreute kalte Areale, und insgesamt hat die Schilddrüse viel von ihrer normalen Technetium-Ausstrahlung (s. S. 80 ff) verloren – anders gesagt: was die Jodaufnahme angeht, kann sie es mit gesunden Schilddrüsen nicht mehr aufnehmen.

Die Blutbeschau enthüllt in der Frühphase der subakuten Schilddrüsenentzündung oft einen erhöhten Hormonspiegel, der aber in der Regel wieder an Höhe verliert, bevor sich hyperthyreote Symptome einschleichen können. Autoantikörper gegen die Schilddrüse wie bei der Hashimoto-Thyreoiditis sind praktisch nicht aufzustöbern. Dafür senken sich die roten Blutzellen (Erythrozyten) des Blutes extrem schnell: die Messung der Blutkörperchensenkungsgeschwindigkeit, kurz Blutsenkung und noch kürzer BSG genannt, macht es deutlich. Statt der üblichen maximal 20 (bei Männern) oder 28 (bei Frauen) Millimeter mißt die Sedimentsäule in der Kapillarröhre nach der ersten Stunde rund 100 Millimeter. Gewiß: solch beschleunigtes Darniedersinken gibt es auch bei Leber- und Nierenerkrankungen und vor allem bei Tumoren – aber in diesem Zusammenhang beweist sich daran die subakute Thyreoiditis.

Im diagnostischen Zweifelsfall löst der Griff zur Nadel alle Probleme: bleibt die Diagnose trotz Szinti, Ultra und Blube (Blutbeschau) unklar, kommt die Feinnadel zum Einsatz (s. S. 86) und der Punkteur zum Zuge: Finden sich im Punktat die Riesenzellen, die für die subakute Thyreoiditis de Quervain typisch sind, gibt der Diagnostiker Ruh: die Diagnose steht fest.

Akute Thyreoiditis

Die akute Schilddrüsenentzündung ist sehr selten. Als Entzünder und gewebliche Brandstifter fungieren Fungi (zu deutsch: Pilze) oder agieren Bakterien. Allerdings ist eine Zunahme der Krankheit zu befürchten: sie hat neuerdings ihren Auftritt in AIDS-Dramen. Bei allgemeiner Immunschwäche sieht auch die Schilddrüsenabwehr schlecht aus.

Stets überrascht die akute Thyreoiditis ihre Opfer, bricht unversehens über sie herein – so unversehens eben, wie ihre Erreger die Schilddrüse erstürmen und einnehmen. Dabei bleibt diese nicht ungeschoren: die Haut darüber ist gerötet, die Drüse selbst in einem Zustand ungebrochener Anspannung, die vordere Halsregion ungemein druckschmerzhaft. Wer hierbei schluckt, hustet, kaut oder einfach nur den Kopf bewegt, fühlt sich wie unter einer Schmerzkapuze, die Kopf, Nacken und Schultern umhüllt, während der Schultergürtel zu eng geschnallt ist. Die Halslymphknoten blähen sich unter der Thermik der Entzündung. Schilddrüsig entzündet, gerät der ganze Körper in Brand: er fiebert sich heiß; der Schüttelfrost bringt Augenblicke der Kühlung – und doch keine Linderung.

Die Feinnadelpunktion treibt die diagnostischen Bemühungen auf die Spitze: mit ihrer Hilfe läßt sich der Schlußpunkt hinter die Diagnose setzen: im Punktat sind die Erreger zu begutachten und zu identifizieren. Nur so können Antibiotika gezielt eingesetzt werden.

═ »Silent« Thyreoiditis

Die Thyreoiditis fällt nicht immer bequem in eine der drei Schubladen: akut-bakteriell, subakut-viral oder chronisch-autoimmun. Namentlich zwischen de Quervain und Hashimoto (den letzten beiden) finden sich Zwischenformen der Schilddrüsenentzündung, mit erhöhten Hormonspiegeln im Blut, verminderter Jodaufnahme der meist aufgeplusterten Schilddrüse und Gewebsveränderungen a la Hashimoto – aber nichts, was dem Drüsenorgan und seinem Inhaber weh täte oder ihm unmißverständlich als krank ins Bewußtsein träte: die Schilddrüse bleibt weitgehend stumm und behält ihre Entzündung für sich.

Zeichnet sich doch ein Beschwerdebild ab, dann das einer leichten Hyperthyreose. So wurde früher eine milde Variante der Basedowschen Krankheit daraus gemacht. Indes: der szintigraphische Befund wollte nicht dazu passen: die im Bild eingefangene Strahlendichte verrät, daß solche Schilddrüsen nicht mehr (wie bei Basedow-Patienten), sondern weniger Jod aufnehmen. Dessen und zellulärer Entzündungszeichen gewahr, sah man in dem Krankheitsbild eine vierte Form von Thyreoiditis.

Seit zwanzig Jahren hat sie einen Namen: »silent« Thyreoiditis. »Silent«, weil sie häufig stumm verläuft, ohne viel Aufhebens für die Befindlichkeit der Patienten. Englisch »silent« statt Deutsch »stumm«! weil sie vor allem in den USA (und in Japan) anzutreffen ist, und zwar zumeist bei jungen Frauen nach der Schwangerschaft. In Deutschland hingegen ist weder im Wochenbett noch anderwärts viel von ihr zu sehen. Dort beschränkt die »silent« Thyreoiditis ihr Vorkommen fast gänzlich auf die Lehrbücher – und auch dabei fristet sie meist nur ein klägliches Dasein.

═ **Behandlung der Schilddrüsenentzündungen**

Die chronische Hashimoto-Thyreoiditis als Autoimmunkrankheit, die subakute Schilddrüsenentzündung de Quervain als Folge eines viralen Infekts und die akute Thyreoiditis als Reaktion auf einen bakteriellen Angriff oder eine mykotische (Pilz-) Kolonialisierung – diese Entzündungsformen der Schilddrüse unterscheiden sich nicht nur in ihren Ursachen, sondern auch in ihrem Verlauf und in der Intensität des entzündlichen Geschehens. Sie lassen sich nicht über einen therapeutischen Kamm scheren.

= Behandlung der Hashimoto-Thyreoiditis

Da das Autoimmungeschehen, als unmittelbare Ursache der Hashimoto-Thyreoiditis, gegen therapeutische Eingriffe derzeit noch immun
ist – selbst Kortison vermag hier nichts auszurichten –, kann die Entwicklung zur Hypothyreose meist nicht gestoppt werden. Man muß sich damit bescheiden, deren Folgen zu beschneiden oder besser noch: durch Defizitaus-
gleich gar nicht erst aufkommen zu lassen. Das Zauberwort heißt Substitution, wie schlechterdings bei jeder Hypothyreose, gleich welchen Ursprungs
(s. S. 193 und 202 ff). Die Dosierung der Schilddrüsenhormone wird dem
wachsenden Defizit angepaßt, bis in extremen Fällen zuletzt der gesamte
Bedarf des Körpers von außen gedeckt wird – zeitlebens.

Auch wer rückhaltlos auf die eingeschlagene Behandlung vertraut, darf auf regelmäßige Kontrollen der Schilddrüsenhormonlage nicht
verzichten – und ist gehalten, sie nach der üblichen Prozedur zu üben: zweimal tief in den Blutspiegel geblickt, einmal in den der Schilddrüsenhormone und dann in den des Schilddrüsensteuerhormons TSH (s. Abb. 13, S. 72
und Abb. 14, S. 75). Selbst der Nonkomformist wird hier der Norm Genüge
tun und jeder Unter- oder Überdosierung tunlichst entgegenwirken.

Mit der Substitutionstherapie in angemessener Dosierung macht
sich der Hashimoto-Patient von seinen Schilddrüsenantikörpern unabhängig. Es braucht ihn nicht zu scheren, wenn diese sich viele Jahre hindurch
ihre Fraktionsstärke in Schilddrüse und Blut bewahren – solange er, als
chronisch Schilddrüsenentzündeter, nicht der Hypothyreose samt ihren
Symptomen anheimfällt.

Tritt die chronische Thyreoiditis im Verbund mit einem Kropf auf,
sei es als dessen Verursacher oder auf dessen Boden, ist zur Hormonsubstitution zu raten, bevor die Hypothyreose sich als Dritte im Bunde dazuge-
sellt. Abzuraten ist hingegen vom Jod –anders als beim unentzündeten Jodmangelkropf (s. S. 109). Wer bei der Hashimoto-Entzündung Jodidtabletten
einnimmt, läuft Gefahr, Öl auf die Flammen zu gießen.

= Behandlung der subakuten Thyreoiditis

Da es Viren sind, die de Quervain zu einem Platz in den Annalen
der Medizin verhalfen, ist ihnen mit Antibiotika nicht beizukommen. So be-
läßt man es bei Bettruhe und lindert die (subakuten) Beschwerden mit fie-
bersenkenden und schmerzstillenden Medikamenten. Halten die Beschwerden unvermindert an oder fühlt sich der Patient allgemein beeinträchtigt,

führt eine Kortisontherapie schlagartig (genauer: stoßartig, denn sie beginnt mit einer kräftigen Dosis, also einem Kortisonstoß) zur Besserung.

Ist der Patient wieder in Freiheit – nämlich in Beschwerdefreiheit –, wird die Behandlung mit Kortisontabletten acht bis zwölf Wochen lang weitergeführt, in zunehmend abnehmender Dosierung: um der Entzündung ein für allemal die Lust am Wiederaufflackern zu vergällen.

Man sollte nicht warten, bis der Bock zu weit in den Garten kommt – so jedenfalls empfiehlt es der Volksmund. Dennoch: wenn die Beschwerden erträglich sind, darf zugewartet werden. Es ist damit zu rechnen, daß die Schilddrüsenfunktion nach wenigen Monaten völlig wiederhergestellt ist. Ultra und Szinti können es bestätigen: das Gewebe hat wieder seine normale Textur, und seine Radioaktivierung verrät, daß die Jodaufnahme wie vorgeschrieben vonstatten geht.

Heile mit Weile: gemeinhin sind für die Heilung zwei bis drei Monate anzusetzen. Wer aber läßt sich schon gerne festlegen? Die Entzündung kann sich auch länger hinziehen, mitunter bis zu einem Jahr. Mit der Heilung ist das freilich so eine Sache! Statistische Zählung will es, daß in einem Bruchteil der Fälle die subakute Thyreoiditis durch Umwandlung von Drüsen- in Bindegewebe in eine Hypothyreose mündet. Damit die Statistik recht behält, zahlen einige wenige Patienten die Zeche für die vielen anderen, deren Schilddrüse unversehrt aus dem subakuten Entzündungsgeschehen hervorgeht: – sie bezahlen mit lebenslanger Hormonsubstitution (s. S. 201 ff).

Angesichts solcher Entwicklungen empfehlen sich jährliche Verlaufskontrollen, damit man stets weiß, wo man steht: frühzeitiges Handeln erlaubt rechtzeitiges Behandeln. Nur wer die Übersicht behält, hat die Chance, nichts zu übersehen – und kann Funktionseinbußen oder gar -ausfälle vermeiden. Mehr noch: es wird ihm nicht entgehen, wenn die subakute Thyreoiditis sich erneut ankündigt – und vielleicht immer wieder ankündigt. In solchem (seltenen) Falle, wenn sie denn gar nicht freiwillig weichen will, muß man nachhelfen. Die Nachhilfe besteht in der operativen Entfernung der kranken Schilddrüse (s. S. 118). Alleine, ihres Organes ledig, mag die Schilddrüsenentzündung de Quervain nicht zurückbleiben (und auch keine andere).

▬ Behandlung der übrigen Schilddrüsenentzündungen

Was schweigt, braucht nicht gestillt zu werden: eine Behandlung der »silent« Thyreoiditis ist gemeinhin nicht erforderlich. Selbst wo die stumme Entzündung doch zu ihrer Stimme findet, spricht sie, bei hyperthyreoter Stimmlage, in leisen Tönen – kaum daß man sie vernimmt. Ohnedies sind sie nicht lange vernehmbar: so erübrigt sich auch hierbei eine Therapie. Zuletzt bleiben nur wenige Patienten, deren Schilddrüse sich nach einer stummen Entzündung in den Dauerruf einer Hypothyreose hineinsteigert – den man aber mit Schilddrüsenhormontabletten leicht zum Verstummen bringt.

Demgegenüber zielt die Behandlung der akuten Thyreoiditis auf die Wurzel des Übels mit den Mitteln, die für Ursachentherapie schlechthin stehen: mit Antibiotika. Sie versprechen namentlich dann Erfolg, wenn die Übeltäter und Entzündungsstifter namentlich bekannt sind. Im Feinnadelpunktat sind diese (in ihrem unerwünschten Element: dem Eiter) zu finden und können anhand der verfügbaren Steckbriefe und Entzünderkarteien erkannt werden. Die Bildung des Eiters wird von den bakteriellen Erregern der Krankheit in Auseinandersetzung mit einer bestimmten Truppe aus der Armee der weißen Blutkörperchen ausgelöst und vorangetrieben. Mitunter sammelt sich der nicht immer gelbe (sondern manchmal blaue) eitrige Zellsud im Gewebe und kapselt sich ab: Abszeß sagt der Fachmann und zieht den Chirurgen zu Rat – und zur Tat, woraufhin der Abszeß sich entleert.

≡ Schilddrüsenentzündungen in speziellen Umständen

Angesichts der Bedeutung der bislang dargestellten Schilddrüsenkrankheiten für die speziellen Situationen der Schwangerschaft und der Kindheit erscheint es angebracht, auch die Schilddrüsenentzündungen in diesem Sinn zu behandeln – nachdem ihre Behandlung in einem anderen Sinne soeben den Gegenstand der Darstellung abgab.

≡ In der Schwangerschaft

Es ist keine Gretchenfrage, obwohl es eine hätte sein können: Wie hat man's, bei chronisch entzündeter Schilddrüse, mit der Schwangerschaft? Indes: nicht von der Entzündung, vom Funktionszustand der Schilddrüse hängt es ab, ob die Schwangerschaft für das Kind ein (erhöhtes) Risiko ist. Zwei Voraussetzungen müssen erfüllt sein, damit die Gefahr einer angeborenen Fehlbildung steigt: es muß ein Funktionstief der Schilddrüse vorherrschen und es darf kein therapeutischer Gegenzug erfolgen. Wird also die Funktion überwacht und bei Bedarf angemessen korrigiert, steht die Hashimoto-Thyreoiditis der Mutterschaft nicht im Wege. Funktionszu-

stand sowohl als Antikörpersituation können sich (ebenso wie bei der Basedowschen Krankheit) für die Dauer der elementarsten aller Zweierbindun-
gen sogar bessern. Nach Lösung dieser Bindung (also der Entbindung) fällt
die Mutter dann wieder in die schilddrüsenhormonelle und -antikörperliche
Ausgangslage zurück.

Für Mütter mit einer Hashimoto-Thyreoiditis, deren Schilddrüse
den Funktionsstandard ohne Substitut halten kann, weil das chronisch entzündete Gewebe noch ausreichend Schilddrüsenhormone produziert, ist die
Schwangerschaft in der Regel (auch wenn diese naturgemäß ausbleibt) kein
Problem. Doch scheint das seelische Wochenbett-Tief in solchen Fällen auch
die Schilddrüsenfunktion mit hinab zu ziehen, so daß für einige Monate
nach der Entbindung mit Schilddrüsenhormontabletten substituiert werden muß, bis die alten (vorgeburtlichen) Verhältnisse wiedereingekehrt
sind.

Mitunter bringen die Schilddrüsen-Antikörper es fertig, sich in
den kindlichen Kreislauf einzuschleichen: ein Grund zur Besorgnis besteht
indes nicht. Der Zustand behebt sich von selbst: die Antikörper bekommen
keinen Nachschub mehr; sie werden vom kindlichen Immunsystem nicht
nachproduziert.

Bei Kindern

Die chronische Hashimoto-Thyreoiditis macht sich nur selten an
der Basis der Alterspyramide zu schaffen – und sichert dennoch, als häufig-
ster Verursacher, den Bestand der erworbenen Hypothyreosen bei Kindern
(s. S. 209).

Ohne Gefährdung der Schilddrüsenfunktion verlaufen dagegen
die meist leichten subakuten Schilddrüsenentzündungen, die sich bei der
Blutbeschau entpuppen: Ein bis zwei Wochen brauchen die Viren, um sich
nach Infektion der oberen Luftwege zu Wasser und zu Lande bis zur Schilddrüse durchzuschlagen. Dort geben sie ihre vorübergehende Inbesitznahme
an einer schmerzhaften Halsschwellung zu erkennen. Dazu mag Fieber
kommen und ein Krankheitsgefühl, wodurch das Kind freiwillig zum Hüter
seines Bettes wird: – im Grunde aber sind die ungebetenen Eindringlinge
und Drüsenknacker harmlos. Mit einem Mittel, welches das Fieber in die
Senke jagt oder vollends vertreibt, ist die Lage schon fast geklärt. Schwere-
re therapeutische Geschütze wie Kortison müssen nur selten aufgefahren
werden. Die Ausheilung kommt von selber, und sie kommt meist rasch und
gründlich.

Schilddrüsenkrebs

Überblick

Bösartige Schilddrüsentumoren geben sich nach außen hin an wenig mehr zu erkennen als an den Knoten, die sie in der Schilddrüse bilden. Gerade an Knoten aber mangelt es deutschen Schilddrüsen nicht: die häufigen gutartigen von den seltenen bösartigen zu scheiden, ist Aufgabe des Schilddrüsenspezialisten. Die therapeutischen Konsequenzen der diagnostischen Scheidung lassen sich auf eine vertraute Formel bringen: Die Guten bleiben im Kröpfchen, die Bösen wandern – mit Hilfe des Chirurgen – ins Töpfchen!

Damit ist in der Mehrzahl der Fälle verhängnisvoller Schaden abgewendet: vorausgesetzt, an die Radikaloperation schließen sich eine Radiojodbehandlung und eine Substitutionstherapie mit Schilddrüsenhormontabletten an. Aber auch von den bösartigen Tumoren, die nicht mit Radiojod behandelt werden können, ist ein Gutteil heilbar. So ist der Schilddrüsenkrebs nicht nur ein seltener Gast im Körper, er entpuppt sich unter seinesgleichen auch als einer der Ungefährlicheren. Die Überlebenszeiten sind für gewöhnlich lang: nur wenige der Erkrankten versterben an ihrem Schilddrüsenkrebs.

Was ist Schilddrüsenkrebs?

Wachstum ist der elementarste Ausdruck des Lebens und zu jeder Zeit eine Voraussetzung für anhaltende körperliche Integrität – solange es sich wohl reguliert in vorbestimmten Bahnen bewegt und an die Organisationsprinzipien hält, die jedem Organismus zugrunde liegen. Sobald es nicht mehr im Dienste des Ganzen steht, sobald es aus dem Ruder läuft und sich verselbständigt, mündet Wachstum in Krankheit – und wird zuletzt, im Falle bösartiger Tumoren, gar zu einem lebensfeindlichen Prinzip.

Was ist bösartiges Wachstum?

Bösartiges Wachstum bringt Tumoren hervor, die lebensgefährdend sind, wenn man ihnen freien Lauf läßt. Demgemäß sind ihre Eigenschaften. Sie wachsen über sich hinaus – und achten dabei weder der eigenen Begrenzung noch der Grenzen, die von anderen Körperstrukturen gesetzt werden. In hemmungslosem Wachstum wuchern sie ohne Rücksicht auf ihre anatomische Nachbarschaft in die Umgebung hinein: einzelne Zellhaufen, die in das anliegende Gewebe vordringen und es dergestalt infiltrieren. Infiltratives Wachstum ist das wesentlichste Kennzeichen bösartiger Tumoren – ihr Wesensmerkmal schlechthin. Dabei zerstören sie zwangsläufig alles, was sich ihnen in den Weg stellt: sie sind destruktiv.

Doch skrupellose Ausdehnung und lokale Zerstörung sind dem Krebs nicht genug. Er schickt seine Zellen aus, um seinen verhängnisvollen Einfluß auch fernab seines Entstehungsortes geltend zu machen: »Schwärmet aus und mehret euch und machet euch den Körper untertan!« In der Tat: über die Lymphbahnen und auf dem Blutwege setzen sich Tumorzellen vom Primärtumor ab, setzen sich anderwärts im Körper fest, setzen sich dort gegen die lokalen Gewebe und deren Abwehr durch und setzen ihr unbeherrschtes und oft unbeherrschbares Wachstum als Metastase fort. Freilich: die Tumoren der bösen Art treiben es nicht alle gleich schlimm. Gerade in ihren kolonialen Bestrebungen unterscheiden sie sich beträchtlich: manche setzen fast nie Fernmetastasen, andere metastasieren bereits, noch ehe sie groß in Erscheinung treten.

Ein viertes Merkmal zeichnet bösartige Tumoren aus, ohne sie auszuzeichnen: die Neigung zum Rezidiv. Häufig begibt es sich nämlich, daß Tumoren, die nach (zunächst) erfolgreicher Behandlung allen Anzeichen nach verschwinden, sich nach einiger Zeit doch wieder zu Wort melden: Dieses Wiederauftreten – und nichts anderes bedeutet Rezidiv – wird eher heute als morgen erfolgen, wenn die Therapie unversehrtes Krebsgewebe im Körper zurückläßt (Frührezidiv). Oder eher morgen als heute, wenn »schlafende« Krebszellen, die irgendwo im Körper als »Schlummermetastasen« lange Zeit ein bedeutungsloses Dasein fristen, unter der Einwirkung bestimmter Reize oder bei Verschlechterung der Abwehrlage erwachen und zu wuchern beginnen (Spätrezidiv).

Ursprünglich benannte das Wort Karzinom eine krebsig-geschwürige Veränderung; erst später gewann es die Bedeutung Krebsgeschwulst. Heute werden alle Krebse als Karzinom bezeichnet, die von inneren oder äußeren Oberflächen oder von Drüsengewebe ausgehen. Ihnen werden die Sarkome als bösartige Neubildungen anderer Gewebe, wie des Muskelgewebes oder des Bindegewebes, gegenübergestellt. Die Schilddrüsenkrebse, um die es in diesem Buche geht, sind durchweg Karzinome.

═══   Arten von Schilddrüsenkrebs

Gewiß: jede Art von Schilddrüsenkrebs ist eine Bösart – aber die Schilddrüsenkarzinome sind beileibe nicht alle gleich bösartig. Die differenzierten Formen sind weit weniger gefährlich als die undifferenzierten Formen. Ein Tumor eigener Prägung ist hingegen das medulläre Schilddrüsenkarzinom, das seiner Bezeichnung zuwider eigentlich gar nicht für eine bösartige Geschwulst der Schilddrüse gelten dürfte. Eine weitere Art von Schilddrüsenkrebs sind die Tochtergeschwülste von Tumoren anderer Organe: ihnen dient die Schilddrüse lediglich als Kuckucksnest. Wieder andere Arten (insbesondere die Sarkome) sind so selten vertreten, daß sie kaum dem Fachmann geläufig sind. Nicht einmal in den Lehrbüchern sind sie zu finden: ihr Vorkommen ist auf einschlägige Nachschlagewerke beschränkt.

───   *Differenzierte Formen*

Solitär oder an mehreren Stellen zugleich erwächst das differenzierte Schilddrüsenkarzinom in warzenartigen Strukturen oder in Gestalt hügeliger solider Gebilde: in erster Form papillär (von lateinisch »papilla«: Warze), in zweiter Form follikulär (von lateinisch »follicula«: Bläschen, aber auch Knötchen) geheißen. Follikuläres und papilläres Krebswachstum ergeben die häufigsten Formen differenzierter Schilddrüsentumoren. Diese gehören zu den langsamsten ihrer Zunft, und auch mit Filialengründungen sind sie zurückhaltend: kurz, sie geben sich relativ gutartig. Allerdings lassen sie sich zum Wachstum leicht animieren – durch das Schilddrüsensteuerhormon TSH. Differenziert wie sie sind, stehen sie ihren Mutterzellen eben noch zu nahe – und sprechen daher auf deren vorgesetztes Hormon an. Gleichviel: aus denselben Gründen sprechen sie auch bereitwillig auf Behandlung an. Über die Hälfte der Patienten darf auf Heilung rechnen. Einen Anstieg des Steuerhormons aber gilt es möglichst zu vermeiden.

Indes mag selbst die Rechnung derer, die sich verrechnet haben, am Schluß noch aufgehen: nicht selten altern die Patienten schneller, als der Krebs wächst, so daß dieser keine existentielle Rolle mehr übernimmt. Dies zeigen noch deutlicher die Obduktionsbefunde von Menschen, deren Todesursache mit der Schilddrüse nichts zu tun hatte: Bei einem Drittel von ihnen hauste unerkannt und verborgen ein Krebs in der Schilddrüse. Man spricht von okkulten Karzinomen: auch in diesem Sinne scheint der Hang zum Okkulten weitverbreitet, das Okkulte selbst im Schwange zu sein.

Demnach sind die differenzierten Schilddrüsenkarzinome für die Daseinsverkürzung ungeeignet. Sie nehmen Verläufe ohne viel Bösart, und der Körper toleriert sie lange Zeit ohne Beschwerden und Beschwerlichkeit. Viele gelangen, ähnlich wie der Krebs der Vorsteherdrüse, erst posthum ans Tageslicht – wenn sie nicht vorher durch einen Zufall in das Bewußtsein von Arzt und Patient treten: etwa bei einer Schilddrüsenoperation, die aus ganz anderen Gründen vorgenommen wird.

—— Undifferenzierte Formen

Das undifferenzierte oder anaplastische Schilddrüsenkarzinom ist außerordentlich bösartig. Es zeichnet sich durch ausgesprochene Aggressivität, zugleich aber auch durch große Seltenheit aus. Seine Opfer stammen meist aus der Spitze der Alterspyramide. Der anaplastische Krebs verkürzt das letzte Stück ihres Lebenswegs noch weiter.

Unter Anaplasie verstehen die Zellforscher die Rückentwicklung von Zellen in einen undifferenzierteren Zustand: der Bezug der Zellen zu dem Organ, in das sie eingebunden sind, also ihr Ganzheitsbezug, geht verloren; die Organfunktion ist ihnen gleichgültig. Losgelöst von allen Zusammenhängen, imponieren sie als kleine, große oder spindelige Zellen, denen vor allen Dingen eines abhanden gekommen ist: die Dienstleistungsbereitschaft der Drüsenzellen, von denen sie abstammen. Aus diesen Zellegoisten erwuchert der anaplastische Krebs – und er wuchert rasch. Fast rascher noch setzt er seine Metastasen. Beides zusammen sorgt für einen kurzfristigen Verlauf – und einen schnellen Abgang.

—— Medulläres Schilddrüsenkarzinom (C-Zell-Karzinom)

In der Schilddrüse zuhause und doch kein Krebs der Schilddrüse – das ist das medulläre (markig-weiche) Schilddrüsenkarzinom, das mit dem eigentlichen Schilddrüsengewebe sowenig zu tun hat wie die C-Zellen (s. S. 41), von denen es seinen (eher seltenen) Ausgang nimmt. So spricht man, präziser, auch von C-Zell-Karzinom. Dieses grenzt sich von den differenzierten Tumoren des Schilddrüsengewebes auch noch in anderer Hinsicht ab: es ist gefährlicher und hat demgemäß eine ungünstigere Prognose. Freilich nur, wenn man die Möglichkeiten seiner Früherkennung nicht nutzt. Das C-Zell-Karzinom gibt nämlich früh Nachricht von seiner Heranbildung: es produziert ebenso wie seine Mutterzellen Calcitonin, so daß dessen Blutspiegel steigt. Nicht selten unterstreicht es seine Anmeldung mit dem unspezifischen Tumormarker CEA (s. S. 79). Man muß die (unterstrichene) Nachricht nur beizeiten entziffern.

Das C-Zell-Karzinom ist zumeist ein Erbstück: es legt Wert auf familiäre Bande und hält sich bevorzugt an Mitglieder desselben Klans. Außerdem erweist es sich als gesellig und macht gerne zusammen mit Tumoren des Nebennierenmarks oder der Nebenschilddrüsen sein Meisterstück. Die konzertierte Aktion hat einen Namen: multiple endokrine Neoplasie Typ II (MEN II) oder, zu deutsch, mehrfacher Drüsenkrebs der zweiten Art – bei der ersten Art wäre das C-Zell-Karzinom nicht mit dabei. Das Gen, in dem diese Krebse und namentlich das C-Zell-Karzinom vorprogrammiert sind, hat seinen angestammten Platz auf dem zehnten Chromosom. Wie es im einzelnen aufgebaut ist, vermochte noch keiner zu entschlüsseln.

Soweit das C-Zell-Karzinom auf Familie macht, wird die Anlage dazu dominant vererbt. Es genügt also, einem Gen mit dieser Anlage in seinem Erbgang zu begegnen, um zu dieser Tumorkrankheit veranlagt zu werden: man muß ein solches Gen also nicht unbedingt doppelt besitzen, wie bei »rezessiven« Erbgängen, wo ein einzelnes krankes Gen dem gesunden stets den Vortritt läßt (selber also »zurücktritt«). Die Dominanz des C-Zell-Karzinom-Gens bedeutet: trägt ein Elternteil dieses Erbe in sich, stehen die Erbchancen für das Kind halbe-halbe – egal ob Junge oder Mädchen. Das Erbe in sich tragen heißt freilich nicht, daß man es auch antreten muß – doch wird letztlich keiner dabei gefragt. Das biologische, naturgesetzliche Erbe wird eben anders weitergegeben als das eigentümliche, gesetzliche Erbe – nämlich noch zu Lebzeiten des Erblassers. Von Nachlaß kann also keine Rede sein. Im Gegenteil: wer (zu früh) nachläßt, muß die biologische Vererbung anderen überlassen.

Wem der C-Zell-Krebs in der Schilddrüse sitzt, der sollte angesichts solcher Zusammenhänge (im Verein mit seinem Arzte) seiner Blutsverwandtschaft zwischen vier und vierzig den Vorsorgetest nahelegen: diese würde von einer Früherkennung, der Patient selbst von der Klarheit über den familiären Status seines Leidens den Nutzen haben. Vorsorgsam wird bei dem Test das Calcitonin im Blut bestimmt (s. S. 79). Freilich: der Blutspiegel kann trotz der Präsenz eines medullären Karzinoms im Normbereich liegen, weil die Krebszellen ihr Calcitonin oft noch zurückhalten. Man weiß sich indes zu helfen: gibt es doch ein Mittel, mit dem sich das Calcitonin auf einen Schlag aus den Krebszellen jagen läßt. Dieses Mittel (Pentagastrin) wird nach der ersten Calcitoninbestimmung eingesetzt, das Calcitonin aus den Krebszellen freigesetzt, und der Arzt in die Lage versetzt, aus dem Calcitoninanstieg im Blut das C-Zell-Karzinom zu erschließen.

Seit kurzem kann man der Sache vorsorglich sogar auf den Grund und an die Wurzel gehen: man übt sich in angewandter Molekulargenetik, entzieht den Blutsverwandten Blut, das dann, nach Abtrennung der festen Bestandteile und Gerinnungselemente, in Form von Blutwasser (Serum) dazu verwandt wird, die Vererbung des C-Zell-Karzinom-Gens innerhalb der Familie zu untersuchen und festzustellen, wer aus der Sippschaft dieses Gen in seinem Erbgut trägt.

Den so ermittelten Genträgern wird ein engmaschiges Netz von Calcitoninkontrollen übergeworfen: man will die Erstsignale der Krankheit einfangen. Denn wie bei allen Krebsen sichert auch beim C-Zell-Karzinom frühes Erkennen späteres Leben. Wer ein Früherkenner sein will, muß allerdings auch ergänzende Untersuchungen der Nebenschilddrüsen und des Nebennierenmarks durchführen – und zuvor daran denken.

Bösartige Lymphome

Manchmal ist die Schilddrüse Neben- oder gar Hauptschauplatz eines bösartigen Lymphoms, eines Krebses des Lymphgewebes: Im ersten Fall ist sie im Rahmen einer Krebserkrankung des gesamten Lymphorgansystems befallen. Im zweiten, seltenen Fall ist sie der einzige Leidtragende des Lymphkrebsgeschehens, das sich häufig auf dem Boden einer Hashimoto-Thyreoiditis abspielt. Lymphome wachsen schnell: dabei können sie die Luftröhre bedrängen und beengen. In solchem Falle wird man dem Schilddrüsenlymphom schneller auf die Spur kommen.

Metastasen in der Schilddrüse

Krebse anderer Organe wie der Lunge, der Brust und der Niere sowie bösartige Tumoren des Lymphgewebes sind bestrebt, in der Schilddrüse Filialen (im wahrsten Sinne des Wortes: von lateinisch »filia«, zu deutsch »Tochter«, also Tochtergeschwulste oder fachdeutsch: Metastasen) zu gründen. Mit diesem Auftrag schicken sie ihre skrupellosen Wucherzellen auf Tour in die Blutbahn, und wenn diese in der Schilddrüse dann genügend dick auftragen, kann sich die Schilddrüsenabwehr ihrer nicht mehr durch Erledigung entledigen, sondern muß ihnen Platzrecht einräumen. Die Niederlassung floriert und expandiert – und schon hat sich daraus ein Knoten entwickelt. Welche organfremde Krebsmacht sich dahinter verbirgt, enthüllt sich erst nach der Knotenpunktion (s. S. 86) – wenn der Primärtumor nicht schon vorher bekannt ist.

=== Schilddrüsenkrebs: Risikofaktoren und Bedingungen

Zur Sache zu kommen, fällt mitunter schwer. Zur Ursache zu kommen, scheint derzeit schier unmöglich – jedenfalls beim Krebs: die Geschwulstforscher (Onkologen) können ein Lied davon singen. Man gibt sich schon zufrieden, wenn man Bedingungen angeben kann, unter denen der Schilddrüsenkrebs gehäuft auftritt, worunter sich also das Krebsrisiko deutlich erhöht.

Zweimal in diesem Jahrhundert haben außergewöhnliche Umstände für solche Bedingungen gesorgt: der Zweite Weltkrieg mit den Atombomben in Hiroshima und Nagasaki und die Kernkraftkatastrophe von Tschernobyl. Im Gefolge der atomaren Zwangsbestrahlung erblühten die Schilddrüsenkarzinome an ungewohnt vielen Hälsen.

Unter normalen Umständen ist indes nur auf eine Bedingung zu verweisen, die dem Schilddrüsenkrebs Schützenhilfe leistet: wenn nämlich in der Kindheit oder Jugend die Schilddrüse in eine therapeutische Röntgenbestrahlung gerät. Auf sieben von hundert dieser Patienten kommt im späteren Leben ein Schilddrüsenkrebs zu. Der Zusammenhang ist verbürgt. Inzwischen wurde dieses Therapieverfahren eingestellt; all jene aber, die ehedem (in den vierziger Jahren) am Hals oder Kopf bestrahlt wurden, müssen ihre Schilddrüse regelmäßig auf Herz und Nieren prüfen lassen, um die bösartigen Machenschaften unerwünschter Gewebe möglichst früh zu erkennen – und zu unterbinden. Zeit ist die beste Entwicklungshilfe des Krebses: man darf sie ihm nicht einräumen. Zum Vorsorgeprogramm gehört auch die Bestimmung der Kalziumkonzentration im Blut: die Nebenschilddrüsen gehören ebenfalls zu den potentiellen Spätopfern externer Bestrahlung. Im niedrigen Kalzium- und Parathormon-Spiegel wird die Funktionsstörung offenbar (s. S. 95).

Seit den fünfziger Jahren werden die krebsriskanten Röntgenbestrahlungen im Hoheitsgebiet der Schilddrüse nicht mehr durchgeführt. Weiterhin im Einsatz sind dagegen diagnostische Röntgenstrahlen und strahlenmedizinische Verfahren bei der Untersuchung sowie Radiojod (s. S. 141 ff) bei der Behandlung der Schilddrüse: die Strahlenmengen reichen hierbei nicht aus, eine Gewebsentartung auf den Weg zu bringen (s. S. 146). Röntgendiagnostik darf hier nicht mit Röntgentherapie verwechselt werden.

Verdacht auf Schilddrüsenkrebs

Schilddrüsenkrebse sind eingeschränkt in der Wahl ihrer Ausdrucksmittel: in den frühen Stadien ihrer Entwicklung bleibt ihnen in der Regel nur der Schilddrüsenknoten, um sich nach außen zur Geltung zu bringen. Befindensstörungen und weitere Körperbefunde melden sich erst zu Wort, wenn der so Angesprochene einen Großteil seiner Heilungshoffnungen dahinfahren lassen muß, weil der auf Fortschritt bedachte Krebs diesen schon zu weit vorangetrieben hat.

Mit den Krebsknoten allerdings hat es hierzulande seine eigene Bewandtnis: sie gehen unter in der Masse der Kropfknoten, die als Folge der Jodmangelsituation und fehlenden Jodprophylaxe das Markenzeichen deutscher Schilddrüsen darstellen (s. S. 104). Immerhin haben nicht wenige der 25 bis 30 Millionen Kropfträger Knoten in ihrer Schilddrüse. Die Knoten der bösen Art als Wölfe im Schafspelz unter den vielen guten herauszukennen ist nicht immer leicht und nachgerade in Deutschland ein Problem: man muß sich gut mit Wölfen und Lämmern auskennen.

Jedenfalls verpflichtet die Präsenz von Knoten in der Schilddrüse den Arzt zu einer Abklärung: bei jedem Knotenkopf und Kropfknoten ist an einen bösartigen Tumor zu denken. Wird die Empfehlung befolgt, müßten in Jodmangelgebieten angesichts der unzähligen Knoten in den überzähligen Kröpfen die Köpfe der Ärzte rauchen (ob des vielen Darandenkens): Die nämlichen Bedingungen erschweren die Abgrenzung der krebsigen von den harmlosen Knoten. Was daraus folgt, ist ein weiterer Lanzenbruch: mittlerweile wurden für die Jodprophylaxe so viele Lanzen gebrochen, daß die Waffenschmiede (oder Schrotthändler) eigentlich einen wirtschaftlichen Aufschwung erleben müßten. Jedenfalls besticht das Argument doppelt: weniger Knotenkröpfe verringern die Zahl der Schilddrüsenkrebse und damit das Tumorrisiko, und zugleich erleichtern sie die (Früh-)Erkennung derer, die dann noch übrig sind.

Als beiläufiger Beitrag zur Knotenlehre sei hier noch einmal deutlich gemacht, was unter einem Knoten in der Schilddrüse zu verstehen und was nicht darunter zu verstehen ist: Der Schilddrüsenknoten ist genau besehen nicht das Ergebnis einer Verknüpfung, Verschlingung, Verknotung oder einfach Schürzung zweier loser Enden, sondern eine aus der Norm fallende Änderung der Drüsengewebsstruktur, die je nach Qualität und diagnostischer Darstellungsweise als Verdichtung oder als Lichtung augenfällig wird.

— *Verdächtige Knoten*

Krebsverdächtig macht sich ein Knoten namentlich dann, wenn er als einzelner (oder einziger) in einer normal großen Schilddrüse an Volumen zulegt oder in einem Knotenkropf durch rasche Verdickung aus dem Kropfwachstumsrahmen fällt: dabei kann der Halsumfang (noch) umfänglicher werden, die Lymphknotenkette im Halsbereich sich schwellfreudig zeigen. Auch eine plötzliche Heiserkeit ist auf ihre Krebsbedingtheit zu prüfen – freilich in der Hoffnung, bei dieser Prüfung durchzufallen.

Knoten, die unvermutet auftauchen, zumal als Einzelgänger in den Schilddrüsen von Kindern und Jugendlichen oder nach therapeutischer Bestrahlung im Halsbereich, sind eher bösen Charakters als alte, formstete Knoten in lange vorherrschenden Kröpfen. Langsames Knotenwachstum schließt einen Schilddrüsenkrebs nicht aus: nur ist dieser dann weniger aggressiv. Im übrigen stellt das Geschlecht die Knotenhäufigkeit als Risikofaktor für einen Schilddrüsenkrebs in den Schatten: Knoten bei Männern sind zwar seltener als bei Frauen, dafür aber häufiger bösartig.

Für diejenigen, die es genauer wissen wollen: die Frauen haben es mit kalten Knoten achtmal häufiger als die Männer, doch ist der männliche Knotenkropf stärker krebsgefährdet. Das ohnedies erhöhte Risiko knotenkröpfiger Männer steigt zudem mit dem Alter deutlicher an als das der Frauen – und der Anstieg setzt früher ein. Infolgedessen erweist sich jeder Knotenkropf alter Männer als besonders krebsverdächtig. Das Mißtrauen gegen ihre Schilddrüsenknoten darf durchaus so weit gehen, daß vorbeugend eine Operation anempfohlen wird – selbst wenn die Feinnadelpunktion (s. S. 86) keinen schlüssigen Befund liefert.

═ Diagnostische Untersuchungen

Blut ist ein besondrer Saft: viele Körperstoffe haben darin ihren Spiegel, und in ihm spiegeln sich dann die Krankheiten, die diese Körperstoffe jeweils verändern. Der Krebs ist hierbei zurückhaltend. Mitunter setzt er mit der stark beschleunigten Blutsenkung zwar ein meßbares, aber zugleich ein sehr unspezifisches Zeichen (s. S. 94). Doch nur wenige Tumoren geben sich über Stoffe im Blut zu erkennen. Das C-Zell-Karzinom gehört dazu: über das Calcitonin, das mit dem Blutfluß im Überfluß fließt, tritt es aus der Anonymität (s. S. 78). Zur Erkennung der anderen Schilddrüsengeschwulste leisten Blutuntersuchungen also keinen nennenswerten Beitrag.

Bei verdächtigen Knoten, deren Knüpfung als Ausdruck tumoraler Selbstverwirklichung zu mutmaßen ist, zieht der Krebsfahnder, wie alle einschlägigen Diagnosefänger, Szinti und Ultra zu Rate und fällt seine Entscheidung mit Hilfe der Feinnadel-Punktion und neuerdings der Stanzbiopsie.

Die Szintigraphie gibt Aufschluß über den Funktionszustand der verdächtigen Knoten. Der Verdacht wird weitergeschürt, wenn das Szintigramm das Knotengewebe als kalt entlarvt (Abb. 17, S. 84): Krebszellen schrecken vor jeder Arbeit zurück, die ihnen nicht selber nützt – ein Wesenszug, den der Krebs mit anderen Schmarotzern teilt. So sind sie in der Regel funktionsfaul und verweigern die Durchführung der Aufgaben, zu denen die Organzellen im Dienste der Organfunktion verpflichtet sind. Läßt ein Knoten im Szintigramm hingegen Funktionshitze erkennen, ist der Verdacht auf ein Tumorgeschehen schon fast zerstreut. Wer normal seinen Aufgaben nachkommt, ist in der Regel nicht entartet – und schon gar nicht bösartig. Freilich: die Ausnahme von der Regel abzugrenzen, ist hier die Kunst.

Soll der Verdacht endgültig entkräftet oder in einen Fakt umgemünzt werden, kommt die Feinnadelpunktion im wahrsten Sinne des Wortes zum Zuge (nur so ist Aspiration, die Ansaugung von Zellen, möglich). Danach kommt der Zellkundler (Zytologe) zum Zuge; der aber zieht nur im übertragenen Sinne. Ergiebiger noch als die Feinnadelpunktion ist die Stanzbiopsie (s. S. 88), die nicht nur spärliche Zellen in Flüssigkeit, sondern einen ganzen Zellverband liefert: aus dem Schilddrüsengewebszylinder, den die Punktionsnadel hergibt, zaubert der kundige Gewebekundler (Histologe, genauer: Pathohistologe, der Spezialist für kranke Gewebe) die Diagnose.

≡ Behandlung des Schilddrüsenkrebses

Am Anfang der Schilddrüsenkrebsbehandlung steht immer die Operation (s. S. 118): man tauscht die Schilddrüse für das Leben des Patienten ein – vorausgesetzt, die Gewebeschnellanalyse, die unter der Operation besorgt wird, bestätigt die Krebsdiagnose. Die ergänzende Behandlung ist von Krebs zu Krebs unterschiedlich: sie hängt vom Gewebebefund ab und vom Jodstoffwechsel der Krebszellen. In Frage kommen Radiojodtherapie, Bestrahlung von außen, Hormonzufuhr und der Einsatz von Krebszellhemmern (Zytostatika). Wie bei anderen bösartigen Tumoren, muß sich der Erfolg der Behandlung in der Nachsorge bestätigen.

Die Palette der Therapiemaßnahmen macht deutlich, wie viele Spezialisten im Behandlungsakt des Krebsdramas ihren Auftritt haben. Sie müssen dafür sorgen, daß der Hauptdarsteller des Stücks die Bühne lebend verläßt. Nur im Team läßt sich das Schilddrüsenkarzinom therapeutisch bezwingen. Hier sind der Hausarzt, der Chirurg, der Strahlentherapeut und der Onkologe (Geschwulstexperte) gleichermaßen gefordert. Der Schilddrüsenspezialist ist derjenige, der sie alle unter einen Hut bringt und darauf achtet, daß die Forderungen erfüllt werden; bei ihm laufen alle Fäden zusammen – selbst die, welche der Chirurg knüpft.

Behandlungsmethoden

Mit der Operation allein ist es nicht getan, will man die Heilungschancen maximieren. Man hat keine Gewähr, daß der Krebs den Körper auch wirklich zusammen mit der Schilddrüse verläßt. So wird die Operation durch weitere Behandlungen ergänzt.

Operative Entfernung der Schilddrüse

Die operative Entfernung der Schilddrüse (s. S. 118 ff) ist fraglos die Methode der Wahl bei der Behandlung des Schilddrüsenkrebses: Bevor die Schilddrüse den Patienten umbringt, bringt der Chirurg den Patienten um die Schilddrüse. In Zweifelsfällen wird die Diagnose anhand von Gewebeproben unter der Operation gestellt und das weitere Vorgehen darauf abgestimmt. Bestätigt sich die Krebsdiagnose, betätigt sich der Chirurg als Radikaloperateur und befreit den Patienten von seiner verkrebsten Schilddrüse. Anders als beim Kropf und bei der Hyperthyreose, wird er versuchen, auch noch die kleinsten Schilddrüsenreste zu erhaschen, um ja kein Drüsengewebe im Körper zu belassen. Mehr noch: er wird je nach Bedarf, um mit dem Krebs vollends aufzuräumen, die entsprechenden Halslymphknoten mit ausräumen.

Radiojodtherapie

Nach der Totaloperation erwartet den Patienten die lebenslange Substitutionsbehandlung mit Schilddrüsenhormonen. Bevor es soweit ist und die Ersatzhandlung zur Ausführung kommt, wird in den ersten vier bis sechs Wochen nach dem Eingriff – sobald der TSH-Spiegel im Blut seinen Anstieg signalisiert (s. S. 72) – reichlich Radiojod in den Körper gepumpt (s. S. 141). Im Gegensatz zur niedrigdosierten inneren Bestrahlung bei anderen Schilddrüsenleiden (s. S. 141) setzt die hochdosierte Radiojod-Krebstherapie einen mehrtägigen Aufenthalt auf einer strahlenmedizinischen Therapiestation voraus.

Hinter der massiven Radiojodierung steckt eine dreifache Absicht: Man will mit der inneren Bestrahlung verbliebenem (gesundem) Restgewebe den Rest geben und zugleich all den verstreuten Krebstochterzellen den Garaus machen, die sich die Jodsucht als Funktionsrelikt erhalten haben und dem Zellkiller Radiojod Einlaß in ihr Innerstes gewähren. Darüber hinaus erfüllt die therapeutische Maßnahme auch einen diagnostischen Zweck: Etwa fünf Tage nach der Radioaktivierung mit Jod wird ein Szintigramm des ganzen Körpers erstellt: achtzig Prozent der Fernmetastasen aus dem differenzierten Lager lassen sich auf diese Weise orten – all jene eben, die Radiojod in sich aufnehmen.

Ein echtes leibliches Risiko bringen die hohen Radiojoddosen nicht mit sich. Allerdings kommen Geschmacksstörungen vor, die sich aber bald wieder legen, im Gegensatz zur weitverbreiteten Geschmacksverirrung nichtmedizinischer Art, die meist chronisch auftritt. Zu beachten ist ferner, daß auch die Speicheldrüsen Radiojod aufnehmen. Infolgedessen sind die Patienten gehalten, in den ersten Tagen der Radiojodeinwirkung ihrem Speichelfluß mittels Kaugummi, saurer Bonbons oder Zitronensaft auf die Sprünge zu helfen: Auf diese Weise wird das Radiojod aus den Drüsen herausgespeichelt und kann dort keinen Schaden mehr anrichten: einer späteren Austrocknung der Mundschleimhäute durch verminderte Speichelbildung ist vorgebeugt.

▬ Erneute Radiojodtherapie

Wird nach dem Erstschlag mit radioaktivem Jod das Szintigramm zum Verräter an im Körper verbliebenem krebsigen oder gesunden Schilddrüsengewebe, schließt sich spätestens (um den Anschluß nicht zu verlieren) ein halbes Jahr später eine zweite Radiojodtherapie an. Zu diesem Behufe muß zunächst wieder ein hoher TSH-Spiegel herbeigeführt werden, weil das zur Vernichtung bestimmte gesunde Rest- oder kranke Tochtergewebe sich dann mehr von seinen Vernichtern ins Haus holt. Deshalb wechselt man vier Wochen vor dem Radiojodzweitschlag zunächst von dem langlebigen Levothyroxin (Halbwertzeit acht Tage) auf ein kurzlebiges Trijodthyronin-Präparat (Halbwertzeit 19 Stunden), um zehn Tage vor dem therapeutischen Ereignis dann ganz von der Hormonsubstitution zu lassen. Woraufhin das TSH im Blut prompt ansteigt.

Es versteht sich, daß die Hartnäckigkeit einzelner (guter und böser) Gewebeteile, von der ein erneutes Ganzkörper-Szintigramm womöglich Zeugnis gibt, nicht mit Akzeptanz belohnt werden darf. Man wird also die Radiojodtherapie solange wiederholen, bis der Körper keine Jodradioaktivität mehr aufnimmt. Sind die Schilddrüsenreste zu ausgedehnt, kommt durchaus auch eine zweite Operation in Frage.

— Externe Strahlentherapie

Bleibt die Radiojodtherapie außen vor, weil das Krebsgewebe sich wegen mangelnder Differenziertheit nicht mehr darauf versteht, Jod zu speichern, wird in seltenen Fällen von außen bestrahlt. Das gilt vor allem da, wo der Tumor zu weit fortgeschritten ist, als daß der Chirurg ihn mit gebührlichem Sicherheitsabstand aus dem gesunden Gewebe herausschälen könnte. Durch die Bestrahlung werden nicht nur die Lymphknotenmetastasen verödet, sondern auch die Lymphbahnen am Hals, so daß die weitere Ausbreitung von Krebszellen blockiert ist.

Die äußere Bestrahlung der Schilddrüse hat ihren Preis. Rachenraum, Kehlkopf und Speiseröhre werden mit bestrahlt – und müssen den Preis bezahlen: die Stimme erheisert sich, das Schlucken beschwert sich. Nur wenn der Nutzen der Behandlung die Nebenwirkungen aufwiegt, wird man diese in Kauf nehmen. Die Krebstherapie mit Hochvoltstrahlung von außen wird gemeinhin nur durchgeführt, wenn der bösartige Tumor weit fortgeschritten ist und neben dem Leib auch das Leben bedroht.

— Chemotherapie

Eher selten und nur bei weit fortgeschrittenen differenzierten Karzinomformen übernimmt die Chemotherapie eine Rolle im Behandlungsgeschehen um den Schilddrüsenkrebs. Keine heilende, lediglich eine lindernde Wirkung ist zu erwarten. Damit wenigstens diese Erwartung sich erfüllt, werden die Zytostatika, die das Wachstum der Krebszellen hemmen sollen, im Verein mit der externen Bestrahlung eingesetzt. Den Patienten mit einem undifferenzierten Schilddrüsenkarzinom wird selbst die lindernde Wirkung der Zytostatika vorenthalten: nur jeder fünfte spricht überhaupt auf die Behandlung an.

— Schilddrüsenhormonbehandlung

Die Substitution mit Schilddrüsenhormontabletten, die sich angesichts einer abhanden gekommenen Schilddrüse zwangsläufig an die Radiojodkrebstherapie anschließt, erfordert eine höhere Dosierung, als sie nach

Entfernung einer unverkrebsten Schilddrüse üblich ist (s. S. 110 ff). Es gilt das Steuerhormon TSH, das nach der Operation im Blut deutlich ansteigt, so zu unterdrücken, daß kein Wachstumsreiz mehr auf verbliebene gesunde oder kranke Schilddrüsenzellen geübt wird. Demgemäß wird der Schilddrüsenhormonmangel mit Tagesdosen von 200 bis 300 Mikrogramm Levothyroxin ausgeglichen. Der Ausgleich treibt den T4-Spiegel an die obere Normgrenze und den Patienten an den Rand einer Hyperthyreose. Doch das wird in Kauf genommen.

Welche Behandlung bei welchem Krebs?

Mit welchen Waffen aus dem therapeutischen Arsenal der Schilddrüsenkrebs zu bekämpfen ist, hängt von seiner Art und von seiner Ausdehnung ab. Für alle Arten und Spielarten des Schilddrüsenkrebses bildet die Operation das therapeutische Fundament. Aber selbst hierbei gibt es schon Abweichungen, je nach Differenzierungsgrad und Größe des Tumors.

Differenzierte Schilddrüsenkrebse

Das papilläre und das follikuläre Schilddrüsenkarzinom verlangen in der Regel eine Totaloperation. Ein Teil der Lymphknoten im Halsbereich muß mit dran glauben. Ist der Befall gesichert, müssen die Lymphknoten der ganzen Seite ausgeräumt werden. Eine Ausnahme von der Regel sind papilläre Schilddrüsenkarzinome mit einem Durchmesser von weniger als eineinhalb Zentimetern. Stößt der Chirurg bei einer Kropfoperation zufällig auf solch ein Mikrokarzinom, mag es ausreichen, wenn er den befallenen Schilddrüsenlappen entfernt: die Prognose ist günstig. Man sagt, Patienten mit einem differenzierten Schilddrüsenkarzinom im Kleinformat hätten gute Chancen, ihren Chirurgen zu überleben.

Kleine follikuläre Karzinome müssen dagegen in jedem Fall radikal entfernt werden: sie sind gefährlicher als ihre papillären Brüder, denn ihre Ableger schiffen sich frühzeitig in die Blutbahn ein und schwärmen von da in den Körper aus, um sich neue Organe zur Besiedelung zu erschließen. Der Einschiffung und Ausschwärmung muß man zuvorkommen: also weg mit dem ganzen Gebilde!

Die differenzierten Schilddrüsenkrebse erfüllen die Kriterien für die Radiojodtherapie. Ihre Zellen stehen den normalen, gesunden Zellen noch nahe genug, um deren Vorliebe für Jod und damit auch für Radiojod zu teilen. Dieser Rest von Normalität wird dem differenzierten Krebsgewebe zum Verhängnis; für den Patienten erhöhen sich die Aussichten, das Therapieziel zu erreichen.

Zur äußeren Bestrahlung nimmt man Zuflucht, wenn differenzierte Karzinome bereits soweit fortgeschritten sind, daß sie die Schilddrüsenkapsel gesprengt haben. In diesem Stadium wandelt sich das Therapieziel: nicht auf Heilung mehr, nur auf Linderung noch ist man aus – und auf Verzögerung: man will das Schlimmste möglichst lange hinauszögern. Die Chemotherapie, in Gestalt von Zytostatika, steht im Dienste des nämlichen therapeutischen Ziels. Durch Kombination mit der äußeren Bestrahlung will man seiner Verzögerungstaktik Nachdruck verleihen.

—— Undifferenzierter Schilddrüsenkrebs

Bei den anaplastischen Tumoren der Schilddrüse wäre die radikale Entfernung des Tumorgewebes höchst angebracht: leider ist sie zum Zeitpunkt der Diagnose häufig schon nicht mehr möglich. Außerdem sind die Opfer dieser Tumoren für gewöhnlich alte Menschen, deren geschwächte Körper radikalem Vorgehen oft nicht mehr gewachsen sind.

Die innere Bestrahlung mit radioaktivem Jod kommt beim anaplastischen Karzinom nicht in Frage. Seine Zellen haben mit den ursprünglichen Drüsenzellen nichts mehr gemein: Jod bedeutet ihnen nichts. So bleibt nur die externe Bestrahlung, aber auch die kann nur noch lindernd wirken. Immerhin läßt sich damit unmittelbar nach der Operation die Zerstörungswut der verbliebenen Zellen etwas eindämmen, so daß sich die verbleibende Galgenfrist für die Patienten verlängert. Vor der Bestrahlung noch kann zum Ausgleich der Schilddrüsenunterfunktion die Substitution mit Schilddrüsenhormontabletten begonnen werden.

Auch beim undifferenzierten Schilddrüsenkarzinom ist der chemotherapeutische Versuch mit Zytostatika gerechtfertigt: um dem Krebs von seiner Aggressivität abzustreichen, um sein Fortschreiten wenigstens ein wenig zu bremsen. Doch nur ein Fünftel der Patienten spricht auf die zytostatische Behandlung an.

—— Medulläres Schilddrüsenkarzinom

Beim C-Zell-Karzinom bleibt nicht viel mehr zu tun nach der Radikaloperation der Schilddrüse und der beidseitigen Ausräumung der halsigen Lymphknoten, die sich wegen des zweiseitigen Tumorwachstums zumindest bei der familiären Spielart empfiehlt. Da schon den C-Zellen das Interesse am Jodstoffwechsel abgeht, kann bei den C-Krebszellen erst recht keine Rede davon sein: die Radiojodtherapie fällt somit von vorneherein ins Wasser. Aber auch die äußere Strahlentherapie erweist sich gemeinhin als fruchtlos: die entarteten C-Zellen lassen sich selbst in der höchsten vertretbaren Dosierung von den Strahlen nicht beirren.

Metastasen in der Schilddrüse

Auch wenn der Krebs ursprünglich anderwärts im Körper aufwucherte: hat er als Metastase erst einmal die Schilddrüse in Beschlag genommen, muß diese das Schlamassel mit ausbaden. Wie bei anderen Schilddrüsenkrebsen, wird das Drüsenorgan in der Regel geopfert, um dadurch den Krebsableger verbindlich abzulegen. Auch die bösartigen Schilddrüsenlymphome können zumeist für Metastasen gelten, welche die Schilddrüse in den Sog einer Tumorerkrankung des Lymphorgansystems hineinreißen. Hierbei werden die Metastasen jedoch zunächst behandelt wie der Muttertumor: mit Bestrahlung von außen und einer bewährten Kombination von Zytostatika. Spricht der systemische Krebs auf die Behandlung an, ist auch die Schilddrüse ihren Unterdrücker los.

Nachsorge

Nachsorge bedeutet nicht nur, daß einem die Sorge um den Patienten lange nachgeht: vielmehr braucht der Krebspatient nach der Primärbehandlung eine spezielle Betreuung, die auf seine Tumorkrankheit zugeschnitten ist. Hier ist Teamarbeit angesagt: In der Obhut einer erfahrenen Betreuergruppe ist der Schilddrüsenkrebskranke, nach den Belastungen der Operation und einer inneren oder äußeren Strahlentherapie, am besten aufgehoben. Zu den Zielen der Nachsorge und den Aufgaben der Nachbetreuer zählt die Fahndung nach Tumorrezidiven und – falls sie fündig wird – deren unverzügliche Ahndung mit therapeutischen Gegenmaßnahmen.

Überlebenschancen

Die Eigenschaft der Bösart kommt in unterschiedlichen Abstufungen. Die differenzierten Schilddrüsenkarzinome in ihrer papillären, follikulären oder gemischten Form meinen es mit ihren Opfern noch relativ gut. Im Gegensatz zu anderen bösartigen Tumoren erzwingen sie in den ersten fünf Jahren nach der Behandlung nur höchst selten die Rückfälligkeit der Patienten; in zwanzig Jahren kommen auf hundert Fälle fünf Rückfälle. Die Rezidivquote beläuft sich (für diesen Zeitraum) also auf fünf Prozent. Je nach Ausgangsbefund ergibt sich eine Fünfjahres-Überlebensrate zwischen 70 und 90 Prozent. Die papilläre (und bei uns häufigere) Spielart und mithin ihre Gegenspieler, die Patienten, kommen dabei am besten weg.

Das undifferenzierte, anaplastische Schilddrüsenkarzinom hat es mit seinem Wachstum dagegen so eilig, daß Arzt und Patient das Nachsehen haben: zum Zeitpunkt seiner Entdeckung ist es in der Regel schon soweit fortgeschritten, daß es dem Arzt keine reelle Behandlungschance und dem Patienten keine Überlebenschance mehr einräumt. Verglichen damit bietet das C-Zell-Karzinom geradezu günstige Aussichten: die Fünf- bis Zehnjahresüberlebensrate erreicht immerhin 50 Prozent.

— *Verlaufskontrolle*

Hauptanliegen der Nachsorge sind die regelmäßigen Verlaufskontrollen. Die Halsregion steht im Mittelpunkt der körperlichen Untersuchung und im Blickpunkt des Untersuchers. Röntgenaufnahmen des Brustkorbs und Röntgen- oder Kernspin-Tomogramme (s. S. 90 ff) der Hals- und Brustregion erfüllen ihren Zweck bei der routinemäßigen Fahndung nach lokalen und Lungenmetastasen. Auch die Sonographie ist im Erkennungsdienst tätig. Die Rezidivsuche mit Hilfe der Szintigraphie verlangt eine vorhergehende (und vorübergehende) Aussetzung der Schilddrüsenhormonersetzung.

Zur nachsorglichen Verlaufskontrolle gehört auch die Bestimmung des Thyreoglobulins im Blut: dieses Schilddrüsen-typische Eiweiß (s. S. 79) wird nicht nur von den gesunden, sondern auch von den differenzierten krebsigen Schilddrüsenzellen produziert. Nach erfolgreicher Therapie ist kein Thyreoglobulin im Blut mehr nachweisbar. Wenn doch, sind Schilddrüsenzellen im Körper verblieben – zum Guten oder zum Bösen. Oder es ist bereits wieder neues Drüsengewebe am Wuchern. Der Thyreoglobulintest ist einfach: im Gegensatz zur Szintigraphie (mit Radiojod) kann er auch parallel zur Hormonsubstitution angewendet werden.

Weniger zuverlässig als dieser Test ist die Ganzkörper-Szintigraphie. Metastasen, die sich nach der Primärtherapie bei der Besiedelung ferner Körpergegenden Zeit lassen, erreichen oft nicht den Entwicklungsstand und damit den Differenziertheitsgrad des Mutterkrebses: sie können kein Radiojod mehr speichern und entziehen sich dem szintigraphischen Nachweis. Im übrigen wird die Ganzkörper-Szintigraphie heute in besonderen Situationen statt mit radioaktivem Jod mit radioaktivem Thallium vorbereitet: Dann erübrigt es sich, die Hormonsubstitution zu unterbrechen.

Was Thyreoglobulin für die differenzierten Schilddrüsentumoren, ist Calcitonin für das C-Zell-Karzinom (s. S. 78). So steht auf dem Nachsorgeprogramm die regelmäßige Bestimmung des Calcitoninspiegels. Steigt dieser erneut an, weiß der Arzt, wonach er suchen muß. Sobald er das verantwortliche Tumorgewebe entdeckt, wird er es dem Chirurgen nahebringen – so nahe, daß dieser mit einem zweiten operativen Eingriff haltgebietend in das Rezidivgeschehen eingreifen kann.

Substitution

Die Schilddrüsenhormonsubstitution nach der Primärtherapie eines Schilddrüsenkarzinoms deckt sich im Prinzip, aber nicht im Detail mit jener, die den hypothyreoten Patienten Tag für Tag begleitet (s. S. 201 ff). Dem Krebspatienten fehlt die Feinregulation einer bedarfsgerechten Versorgung mit Schilddrüsenhormonen, die dem chronisch »Unterfunktionellen« infolge verbliebenen funktionstüchtigen Schilddrüsenrestgewebes in der Regel zueigen ist. So kann er zwar ein (fast) normales Leben zurücklegen, hat dabei aber gewisse zusätzliche Gefährdungen seiner körperlichen und psychischen Stabilität hinzunehmen. Mehr als andere muß er extremen Belastungen in Beruf und Familie aus dem Wege gehen. Zu erwartenden längerfristigen körperlichen Anstrengungen ist mit einer Erhöhung der Schilddrüsenhormondosis entgegenzuwirken.

Insgesamt wird die nachsorgliche Substitution mit Hormontabletten den Krebspatienten chronisch an den Rand einer Hyperthyreose bringen: man will sichergehen und TSH-initiierte Wachstumsreize erst gar nicht aufkommen lassen, die in vereinzelt zurückgebliebenen artigen oder unartigen (also entarteten) Schilddrüsenzellen unerwünschte Wucherneigungen entfachen könnten. Für die Patienten mit vertriebenem C-Zell-Karzinom hat sich ein ähnliches Vorgehen eingebürgert – gleichwohl der Vertreibung entgangene C-Krebszellen für den Wachstumsreiz des TSH keinen Rezeptor und auch sonst nichts übrig haben.

Allgemeine Empfehlungen

Bei Radiojodbehandlung ist Zurückhaltung bei der Zufuhr von zusätzlichem Jod oder von Jodzusätzen geboten: darauf müssen die Patienten selber achten. Das radioaktive Jod steht von seiner Menge her gegen das nichtradioaktive Jod auf verlorenem Posten. Dieses sättigt die Zellen ab, so daß die radioaktive Fraktion nicht zum Zuge und etwaiges Schilddrüsengewebe nicht zur Strahlung kommt.

Bei dem diagnostischen und therapeutischen Aufwand, den eine chronische Krankheit erfordert, verliert man leicht die Übersicht. Abhilfe schafft hier ein Dokument, das bei Bedarf Aufschluß gibt über die Art der Krankheit, die Ergebnisse der Untersuchungen und die Einzelheiten der Behandlung. Auch dem chronisch Schilddrüsenkranken, insbesondere dem Krebspatienten, wird im allgemeinen ein solcher Schilddrüsenpaß ausgestellt. Wer noch keinen hat, sollte sich um diesen Paß partout kümmern. Wer unpäßlich ist, muß womöglich Nachteile in Kauf nehmen. Außerdem können sich andere Ärzte durch einen Blick in den Schilddrüsenpaß mit einem Blick einen Überblick über den Status der Krankheit und den Stand der Behandlung verschaffen.

≡ Schilddrüsenkrebs in speziellen Umständen

Krebskranke Kinder sind keine kleinen krebskranken Erwachsenen. Die Fortschritte in der Tumortherapie machen sich vor allem an ihnen bezahlt: die Behandlung des Krebses zielt heute bei Kindern grundsätzlich auf Heilung ab – und ihre Aussichten sind deutlich besser als die der erwachsenen Krebspatienten. Aber nicht nur bei Kindern, auch bei alten Menschen zeigt der Krebs ein eigenes Gesicht.

≡ Bei Kindern

Die Knoten, die sich in kindlichen Schilddrüsen durchaus finden, sind gemeinhin harmlos: Kolloidknoten, die durch Stauung von Kolloid und Verschmelzung von Schilddrüsenfollikeln entstehen und sich den tastenden Fingern des Arztes als weich darstellen. Krebsknoten hingegen sind außerordentlich selten und leisten bei Tastversuchen stärkeren Widerstand. Wer vermöchte aber, selbst bei gutem Knotengespür, schon zu sagen – und obendrein verbindlich zu sagen – was Kolloid, was Krebs? Um das Häufigere hier vom Seltenen abzugrenzen, wird man auf die schmerzlosen und unschädlichen Untersuchungen mit Szinti und Ultra nicht verzichten. Auch die Feinnadel-Punktion ist den Kindern zuzumuten – falls diagnostische Zweifel bestehen (s. S. 86).

Die Operation bringt den meisten Kindern die vollständige Heilung. Doch wie bei ihren erwachsenen Opfern geben sich die Schilddrüsenkrebse der differenzierten Art erst nach zusätzlicher Radiojodbehandlung geschlagen. Danach sind die Kinder zeitlebens tablettenabhängig: schließlich brauchen sie – und sie ganz besonders – die Schilddrüsenhormone: um ihr eigenes Wachstum voranzutreiben und das Wachstum von zurückgebliebenen Schilddrüsenzellen hintanzuhalten. Und von da an werden sie observiert: in regelmäßigen Nachuntersuchungen, die nur auf das eine abzielen, daß nämlich die Wiederkunft des Krebses beizeiten zu erkennen – um ihn möglichst früh zu behandeln.

C-Zell-Karzinome in der Blutsverwandtschaft sind nicht nur ein hinreichender, sondern auch ein notwendiger Grund, um bei einem Kind den Calcitoninspiegel im Blut zu bestimmen, auch wenn sich seine Schilddrüse völlig unverdächtig ausnimmt. Kinder, die das Erbe eines C-Zell-Karzinoms tatsächlich antreten, haben die besten Aussichten auf Heilung, wenn die Krankheit frühzeitig, das heißt noch im Werden befindlich, erkannt und das krebskranke Gewebe in einer Operation vollständig entfernt wird (s. S. 240).

Im Alter

Das Alter kennzeichnet den Lebensabschnitt, in dem die körperliche Entwicklung partiell zum Erliegen kommt oder sich sogar umkehrt: Involution nennt's der Fachmann und meint damit die Rückbildung einzelner Organe von Alters wegen. Manche sehen darin den Ansatz einer altersbedingten Entdifferenzierung – und so halten es womöglich auch die Schilddrüsenkrebse. Jedenfalls kommt es nicht von ungefähr, daß bei alten Menschen das undifferenzierte Schilddrüsenkarzinom in seinen verschiedenen Spielarten häufiger vorkommt als die differenzierten (follikulären, papillären und daraus gemischten) Schilddrüsentumoren. Infolgedessen fallen auch die Überlebensraten deutlich ungünstiger aus als bei jüngeren Patienten mit Schilddrüsenkrebs.

Das therapeutische Vorgehen beim Schilddrüsenkrebs alter Menschen folgt der üblichen Strategie: die Schilddrüse möglichst vollständig ausrangieren und mit innerer oder äußerer Bestrahlung nachbehandeln. Freilich kann die altersbedingte Hinfälligkeit mancher Patienten den radikaloperativen Bestrebungen des Chirurgen einen Riegel vorschieben.

Schlußbemerkungen

≡ Das Vermeidbare vermeiden!

Lange ließe sich darüber philosophieren: über Sinn und Unsinn des Krankseins, über Krankheit als Schicksal und über die Bedeutung von Krankheit schlechthin – biographisch, volkswirtschaftlich, gesellschaftlich, kulturgeschichtlich. Wo man es tut, unterstellt man einen engeren Krankheitsbegriff, als die ärztliche Praxis ihn vermittelt: man begreift Krankheit grundsätzlich als etwas Unvermeidbares.

Die Wirklichkeit des Arztes sieht anders aus: In ihr nehmen die vermeidbaren Krankheiten gehörigen Raum ein. Ein ganzer Zweig der Heilkunde hat es gerade auf sie abgesehen: die Präventivmedizin. Ihre Sache ist die vorbeugende Gesundheitsfürsorge: zu umgehen, was nicht unumgänglich, abzuwenden, was nicht unabwendbar! Für nicht wenige liegt in der Präventivmedizin die Zukunft der Medizin überhaupt. Tatsächlich macht sie stetig Boden gut. Der Fortschritt der medizinischen Erkenntnis bringt die Erkennung der Ursachen und gibt – deren Vermeidbarkeit vorausgesetzt – Ärzten und Patienten Mittel der Vorbeugung an die Hand. Zugleich ändern sich mit der Fraktion der vermeidbaren Krankheiten auch die Voraussetzungen medizinphilosophischer Betrachtung.

Die Zweiteilung menschlicher Leiden in schicksalhafte und vermeidbare, je nach Erkenntnisfortschritt, geht beim gegenwärtigen Stand der medizinischen Ursachenforschung für das Untergebiet der Schilddrüsenkrankheiten ein ungewohntes Verhältnis ein: der vermeidbare Anteil überwiegt bei weitem. Gewiß: die Basedowsche Krankheit, die Schilddrüsenentzündungen und die bösartigen Tumoren der Schilddrüse müssen derzeit noch als Fügung hingenommen werden, worein die Betroffenen sich zu fügen haben. Aber gerade die häufigsten Schilddrüsenkrankheiten, der Kropf und die autonomiebedingte Hyperthyreose samt dem Folgezustand der Hypothyreose nach therapeutischem Verlust der Schilddrüse, sind grundsätzlich vermeidbar – mit einfachsten Mitteln und minimalem Aufwand.

Es wurde in diesem Buche oft genug der Finger darauf gelegt: der gemeinsame Nenner dieser (heute vorwiegend deutschen) Krankheiten und Folgezustände ist die chronische Jodunterversorgung des Körpers. Das defizitäre Ungleichgewicht aber bleibt solange stabil, wie der Jodmangel in unserer Nahrung unausgeglichen ist. Setzt man den täglichen Jodbedarf (Säuglinge 50 bis 80, Schulkinder 140 bis 200 und Erwachsene rund 200 Mikrogramm am Tag) gegen die Jodmengen, die hierzulande mit der Nahrung aufgenommen werden, ergibt sich selbst unter günstigsten Bedingungen (mit Seefisch auf dem wöchentlichen Speiseplan) ein Defizit von mehr als 50 Prozent. Durch individuelle Verwendung von jodiertem Speisesalz allein – dabei ist etwa die Hälfte der deutschen Haushalte mit dabei – läßt sich die »Joddurft« nicht verbürgen. Da müßte man schon zusätzlich mit Jodsalz hergestellte Lebensmittel beziehen – kommen doch 80 Prozent der täglichen Salzzufuhr über solche Bezüge zustande.

Den Bezug vermochten die wenigsten herstellen – und die Nachfrage bestimmt das Angebot. Noch wird nur ein geringer Teil der Back- und Fleischwaren oder fertig gepackten Lebensmittel mit Jodsalz zubereitet. Bäcker, Fleischer und andere Lebensmittler mußten lange Zeit fürchten, auf ihrer jodgesalzenen Ware sitzen zu bleiben. Die war nämlich entsprechend zu deklarieren – wobei die Jodetikettierung den zumeist unaufgeklärten Verbrauchern offensichtlich weniger als Gütesiegel imponierte, denn als Hinweis auf unerwünschte »Speisechemie« oder unbegehrliche »Schonkost« den Appetit verdarb.

Allein der generelle Einsatz von jodiertem Speisesalz in allen Sparten der Lebensmittelindustrie verspricht eine kollektive Lösung des Jodversorgungsproblems – dazu bedarf es aber einer gesetzlichen Regelung. Dazu konnten sich die Politiker lange Zeit (aus Bequemlichkeit oder aus Scheu vor Unbequemlichkeit) nicht bequemen. Inzwischen hat sich das Blatt gewendet: Vielleicht wollte man den Bundespräsidenten nicht Lügen strafen, nachdem er auf dem Weltkindergipfel 1990 in New York mit seiner Unterschrift verbrieft hatte, daß Deutschland zur Beseitigung des Jodmangels in der Welt bis zum Jahr 2000 das Seine beitragen werde.

Jedenfalls ist nach ihrem Abschied vom Gesetzgeber im Dezember 1993 heute eine Verordnung zur Änderung der Vorschriften über jodiertes Speisesalz in Kraft: man darf darauf hoffen, daß derart gestärkt die verordneten Änderungen bald ins Gewicht fallen. Fallen sollten dabei insbesondere die Vorbehalte (von Lebensmittlern und Verbrauchern) gegen jodiertes Speisesalz: – entfallen doch nunmehr die gesonderten Kennzeichnungen (oder Brandmarkungen!) Jodsalz-haltiger Waren.

Entscheidender noch als die Verordnung selbst dürfte das daran gekoppelte Bemühen des Gesetzgebers sein, den Lebensmittlern die Verwendung von Jodsalz und den Verbrauchern den Verbrauch von jodgesalzenen Lebensmitteln – gewissermaßen amtlich – nahezulegen. Die künstlichen Quellen natürlichen Jods gilt es also in doppeltem Sinne zu nutzen. Immerhin hat man erkannt, daß dies ohne Nachhilfe und Aufklärung kaum durchzusetzen ist – wie immer, wenn das Freiwilligkeitsprinzip Vorrang erhält vor dem Überstülpungsprinzip. Im ersten Fall muß der erwünschte Zustand durch eigene Entscheidung (und entsprechendes Handeln) selbst herbeigeführt werden. Im zweiten Fall werden die Bedingungen durch Obrigkeitsbeschluß geändert, und der Folgezustand stellt sich ein, gleichviel ob die Betroffenen Bescheid wissen oder nicht. Solange der Bürger aber selbst das Heft in die Hand nehmen soll, muß dafür geworben werden: ohne überzeugende Aufklärung geht nichts. Freilich: wenn die Jodsalzung der Lebensmittel erst einmal zur Regel wird, ist die Jodprophylaxe auch ohne Aufklärung der Verbraucher gewährleistet – was aber nicht heißen soll, daß darauf verzichtet werden darf.

So ist für das Sachgebiet der Schilddrüsenkrankheiten das Zeitalter der Aufklärung angebrochen. Der Jodmangel wird von Amts wegen zum Gesundheitsrisiko erklärt. Die Bundesgesundheitsbehörde bekennt sich auf der ganzen Linie zum Jodsalz, trifft Vorkehrungen zur Bekehrung der Verbraucher, appelliert an die Lebensmittelindustrie und wendet sich an die Innungen der Bäcker und Metzger, damit diese, sozusagen organisiert, der Bedeutung des Jodsalzes innewerden. Angesichts solch aufklärerischer Anstrengungen ist zu hoffen, daß sich die kleine Schar der Jodsalzer und Jodsalzbefürworter unter den Lebensmittlern (Ende 1993 mit fünf Prozent veranschlagt) rasch vermehrt. Denn damit rückt das Fernziel kollektiver Jodprophylaxe näher.

Solange das Ziel noch im Rücken ist, bleibt es jedem einzelnen überlassen, Vorsorge zu treffen – bevor ihn die Sorgen treffen, welche die Schilddrüsenkrankheit (wie jede andere chronische Krankheit) mit sich bringt. Da das Brauchtum des Jodelns, das in den alpinen und für ihre Kropfneigung notorischen Länder von eingeweihten Einheimischen rituell gepflegt wird, den Nachweis seiner therapeutischen oder vorbeugenden Wirkung schuldig geblieben ist, bleibt dem Vorbeuger (oder Vorsorger) nur die mühselige Suche nach jodgesalzenen Lebensmitteln ohne Gewähr der Bedarfsdekkung – oder der sichere und weitaus bequemere Griff zur Jodidtablette.

Jod gehört neben den Vitaminen und anderen Mineralien (Spurenelementen) wie Kalzium oder Magnesium zu den Stoffen, die der Körper notgedrungen mit dem Essen zu sich nehmen muß: man spricht daher von essentiellen Nährstoffen. Die Jodidtablette enthält den essentiellen Nährstoff Jod in komprimierter Form: sie ist also kein Medikament im eigentlichen Sinne, sondern fällt in die Gruppe der tablettierten Nährstoffe. Naturgemäß könnte sie ebensogut im Restaurant angeboten werden; vorläufig bedarf der Erwerbswillige für seine Beschaffungsmaßnahmen aber noch einer Apotheke. Auf ein Rezept ist er indes nicht angewiesen: eines der üblichen Zahlungsmittel genügt.

Seltsamerweise bleibt Jod von dem Trend ausgespart, in dem die Vitamine und Spurenelemente nicht erst seit gestern liegen. Nur mühsam findet es den Weg in das Bewußtsein der Verbraucher. Man kann sich wohl noch keinen rechten Begriff davon machen: Hieße Jod stattdessen Vitamin J – es hätte wohl kaum unbegründete Widerstände zu erwarten gehabt. Es wäre in allen Multivitaminpräparaten vertreten, und die deutschen Schilddrüsen hätten kein Jodproblem.

Vorbeugen mit Jod schützt davor, hintüber in eine Schilddrüsenkrankheit zu fallen. Ein solcher Fall droht allen »Unbeugsamen« – und namentlich denen, die einer Kropffamilie angehören. Tatsächlich sind diejenigen unter ihnen mit einem größeren Kropfrisiko belastet, in deren direkter Verwandtschaft sich bereits Kröpfe breitgemacht haben. Chronisch Jodunterversorgte werden zum Kropf veranlagt, wenn sie die Veranlagung dazu in ihrem Erbgut mitbringen. Wie die Kropfhäufigkeit in unseren Landen bescheinigt, ist solcherart Begabung nicht gerade selten.

Es steht in der Regel jedem frei, der Kropfgefahr durch eine Jodprophylaxe entgegenzuwirken – oder es sein zu lassen. Für die Risikogruppe der Schwangeren ist auch diese Regel außer Kraft: hier wird die Vorbeugung mit Jodidtabletten (in einer Tagesdosis von 200 Mikrogramm) fast zur Verpflichtung gegenüber dem Ungeborenen. Denn erstens ist der Jodbedarf in der Schwangerschaft erhöht, und zweitens hängt von seiner Deckung Wohl und Gedeih des Kindes ab, das für sich selbst nicht entscheiden kann. Bei Kleinkindern und Schulkindern ist der Ausgleich des Joddefizits gleichfalls ein präventivmedizinischer Imperativ. Immerhin beginnt bei der Hälfte aller kropfgeplagten Schilddrüsen die Kropfentwicklung in jungen Trägerjahren.

Das einzige Argument, das gegen die Jodprophylaxe, in Form von Tabletten oder anderweit, ins Feld zu führen ist, spricht nicht gegen diese schlechthin, sondern nur für einen kontrollierten und wohldosierten Einsatz. Zwar kann die Einnahme von Jod bei älteren Menschen mit latenter Autonomie (s. S. 132 ff) tatsächlich für deren Entlarvung sorgen und mithin eine Hyperthyreose auslösen, doch ist damit in der Regel nur ein Prozeß vorweggenommen, der auch ohne Jodanflutung zustande käme – dann aber zunächst (meist) unbemerkt und ohne die Möglichkeit einer prompten Behandlung. Die Gefahren verstärkter Jodzufuhr werden gemeinhin weit überschätzt.

☰ Ausblick

Die Schilddrüse ist im großen und ganzen ein robustes Organ. In bestimmten Situationen aber reagiert sie sensibel: wenn sie an Jod darben muß oder wenn das Immunsystem ihr irrtümlich Antikörper auf den Hals hetzt. Unter diesen Bedingungen entstehen die meisten ihrer Krankheiten. Freilich: die Unterversorgung der Schilddrüse mit Jod infolge des in Deutschland herrschenden Jodmangels ist grundsätzlich vermeidbar, und die Autoantikörper gegen die Schilddrüse (oder Teile derselben) lassen sich für die Früherkennung nutzen, so daß ihre Krankheitsfolgen im Frühstadium abgefangen werden können.

Daher läßt sich den häufigsten Krankheiten, welche die Schilddrüsen aus der Not heraus ihren Trägern zumuten, nach dem klassischen Dreistufen-Schema der Vorbeugung, Früherkennung und Frühbehandlung gut beikommen. Durch die Jodprophylaxe wird dem Jodmangelkropf von vorneherein das Wasser abgegraben und die Gefahr der Schilddrüsenautonomie weitgehend ausgeschaltet. Die Schilddrüse bleibt, wie und wo sie ist, nämlich unversehrt im Halse, und der Patient, der dann gar keiner ist, bleibt folgerichtig unbehelligt von der Hypothyreose, die oft genug zur Gefolgschaft der chirurgischen Schilddrüsentherapie zählt. Ist der Kropf aber bereits da, läßt sich immerhin seiner Verknotung und Autonomisierung vorbeugen oder jedenfalls frühzeitig gewahr werden und entgegenwirken.

An ihren Autoantikörpern aber geben sich die Basedowsche Krankheit und die Hashimoto-Thyreoiditis zu erkennen – früh zu erkennen, wenn man wachsam genug ist, darauf zu achten: beispielsweise bei Blutsverwandten von Betroffenen. Gefahr früh erkannt ist Gefahr gebannt – zumindest wird man von ihr nicht unvermutet übermannt. Man kann beizeiten eingreifen: durch frühe Behandlung wird den Krankheiten der Wind aus den Segeln genommen, bevor sie richtig in Fahrt kommen. Darüber hinaus ist auch einer der bösartigen Schilddrüsentumoren schon im Frühstadium (am erhöhten Calcitonin) auszumachen: das C-Zell-Karzinom – zumal wenn der Arzt bei Erhebung der Familienanamnese nachfragend darauf stößt und sich zudem daran erinnert, daß dieser Tumor familiäre Verläufe pflegt.

Kommt die Jodprophylaxe erst einmal kollektiv zur Geltung und gelingt es, das Bewußtsein von Ärzten und Patienten so zu schärfen, daß auch die Möglichkeiten der Früherkennung und Frühbehandlung konsequent ausgeschöpft werden, hat die Schilddrüse als Problemorgan und kostspieliger Krankheitshort für die Gesellschaft ausgespielt. Was dann noch an Schilddrüsenkrankheiten bleibt, ist individuell zu bewerten und bemißt sich an den Schicksalen, die sich dahinter verbergen.

Sobald durch gesetzliche Verfügung oder amtliche Aufklärung dafür gesorgt ist, daß Jodsalz für Speisesalz schlechthin steht und die Nahrungsmittelhersteller überwiegend Jodsalz verwenden, braucht der Verbraucher darüber keine Entscheidung mehr zu fällen. Das Maß seiner Einsicht ist dann unmaßgeblich; die Jodprophylaxe kann sich auch so profilieren. Ein Jodbewußtsein ist nicht vonnöten. Auf diese Weise gelang es in der früheren DDR binnen weniger Jahre, den Jodmangelkropf und seine Folgekrankheiten aus dem Land zu treiben. Worte wurden darüber kaum verloren, und schon gar keine aufklärenden. Jetzt fordert die versäumte Aufklärung ihren Tribut. Nach Jahren erfolgreicher Jodprophylaxe erfolgte mit der Verwestdeutschung der deutsch-demokratischen Bezirke postwendend die Angleichung an die bundesdeutschen Jodverhältnisse und der Rückfall in die Jodbedürftigkeit: es hatte sich kein Jodbewußtsein herausgebildet. Kaum hatte sich in den neuen Bundesländern die Jodversorgung wieder zum Schlechten gewandt (die Wende brachte viele Wenden!) und die Jodlage zur Notlage verkehrt (die Wende brachte auch viel Verkehrtes!), fingen die ostdeutschen Kröpfe wie ehedem an zu sprießen: sie wollten den westdeutschen nicht nachstehen.

Eine Lanze also für die Aufklärung und den mündigen Bürger! Damit er, wenn er denn schon Patient sein muß, auch einen mündigen abgibt – gesetzt, er ist mündig genug, es zu wollen. Die Gesundheitsämter, die Krankenkassen, die Ärzte und die Medien haben hier Vorarbeit zu leisten. Der mitbestimmende Patient aber ist doppelt gefordert, wenn die individuelle Vorbeugung und die Früherkennung (von Schilddrüsenkrankheiten) gelingen sollen: Er muß sich aufklärungsbereit halten, und er muß seine eingefahrene Rolle (gegenüber dem Arzt) ändern: aus dem Patienten (Erdulder) wird der Agent (Macher) in eigener Sache. Es versteht sich, daß dabei auch der Arzt einen Rollenwandel durchmacht: er wird zum Partner des Patienten. Nur macht er sich dessen Sache zu eigen: also machen beide gemeinsame Sache – und sind einander partnerschaftlich verpflichtet.

Dieses Buch begreift den Patienten als Partner und Mitarbeiter des Arztes und die (Schilddrüsen-)Krankheit, die ihn Rat suchen läßt, als beider gemeinsames Anliegen. Wenn es dazu beiträgt, daß der Patient solchem Selbstverständnis ein Stück näher kommt, hat es seinem Zwecke gut gedient. Wenn das Buch darüber hinaus den schilddrüsenunauffälligen Leser dazu bewegen kann, seine Schilddrüsengesundheit in Frage zu stellen und vorsorglich in den wachsenden Chor der Jodbewußten mit einzustimmen, hat es in der Tat viel bewegt und findet darin seinen Sinn. – Es hätte dann Sinn und Zweck erfüllt.

Zusammenstellung der wichtigsten Schilddrüsen-Medikamente

Jodid-Tabletten

Jodetten, Jodetten 200, Jodetten depot
Jodid 100, 200, 500
Jodminerase 100/2500
Kaliumiodid 200 Berlin-Chemie
Kalium jodatum 0,1 g Compretten
Strumex
Strumedical

Schilddrüsenhormonpräparate

Levothyroxin-Tabletten

Eferox 25, 50, 75, 100, 125, 150
Euthyrox 25, 50, 75, 100, 125, 150, 175, 200, 300
L-Thyroxin Berlin-Chemie 25, 50, 100
L-Thyroxin Henning 25, 50, 75, 100, 125, 150, 175, 200,
L-Thyroxin Henning depot (1 mg)
Thevier 50, 100

Trijodthyronin-Tabletten

Thybon, Thybon forte
Trijodthyronin 50 Berlin-Chemie

Tabletten mit Jodid und Levothyroxin

Jodthyrox

Tabletten mit Levothyroxin und Trijodthyronin

Novothyral mite, Novothyral 75, Novothyral
Prothyrid
Thyreocomb
Thyreotom, Thyreotom forte
Thyroxin-T3 Henning

☰ Thyreostatika

Perchlorat
Irenat Tropfen

Carbimazol-Tabletten
Carbimazol 5, 10 mg Henning
neo-morphazole 5 mg
Neo-Thyreostat 10 mg

Propylthiourazil-Tabletten
Propycil 50 mg
Thyreostat II 25 mg

Thiamazol (Methimazol)-Tabletten
Favistan
Thiamazol 5 Henning
Thiamazol 20 Henning
Thyrozol 5

☰ Begleitmedikamente

Betarezeptorenblocker (Propranolol)
Dociton
Propranur

Cortisonpräparate
Prednison
Decortin H und andere

☰ Pflanzliche Präparate

(mit hemmender Wirkung auf die Schilddrüsenfunktion)
Lycoaktin
Lycovowen
Strodecin
Strumetten
Thyreogutt
thyreo-loges
Thyreo-Pasc

Informationschriften

mit aktuellen Hinweisen zu Schilddrüsenkrankheiten
können angefordert werden bei:

Arbeitskreis Jodmangel
Postfach 15 41
64505 Groß Gerau
Tel.: 0 61 52/4 00 21

Bundeszentrale für Gesundheitliche Aufklärung
Referat 1– 15
Ostmerheimer Str. 200
51109 Köln

Doctor's Letter »Schilddrüse«
c/o pmi-Verlag
August-Schanz-Str. 21
60433 Frankfurt/Main
Tel.: 0 69/5 48 00 00

Forum Schilddrüse e. V.
Heimhuderstr. 70
20148 Hamburg
Tel.: 0 40/41 70 84

Schilddrüsen-Informationsdienst (SDID)
Schmidtstr. 12
60326 Frankfurt/Main
Tel.: 0 69/7 58 04-7 17
(freitags von 14.00– 17.00 Uhr)

Erklärung wichtiger Fremdwörter und Abkürzungen

Adenom
Gutartiger Knoten in einer Drüse

Adenom, autonomes
Knoten in der Schilddrüse mit unregulierbarer Hormonproduktion

AK
Antikörper

akut
Plötzlich einsetzend, heftig und von kurzer Dauer

Allergie
Abnorm gesteigerte Abwehrreaktion des Immunsystems

Anamnese
Krankheitsvorgeschichte

Anaplastisches Schilddrüsenkarzinom
Seltene, aggressive Form des Schilddrüsenkrebses

Antigen
Körperfremder Stoff, der vom Immunsystem mit Antikörpern bekämpft wird

Antikörper
Unter Antigeneinfluß vom Immunsystem gebildete Abwehrstoffe

ASR
Achillessehnenreflex

Auskultation
Abhören einer Körperregion, z. B. des Herzens

Autoantikörper
Abwehrstoffe, die das Immunsystem gegen körpereigenes Gewebe bildet

Autoimmunhyperthyreose
Schilddrüsenüberfunktion, die auf Autoantikörper zurückzuführen ist
(s. Basedowsche Krankheit)

Autoimmunkrankheit
Krankheit, die von Autoantikörpern hervorgerufen wird

Autoimmunthyreoiditis
Schilddrüsenentzündung, die von Autoantikörpern hervorgerufen wird

Autonom
Unabhängig, selbständig

Basedowsche Krankheit
Autoimmunhyperthyreose, die häufig mit Augensymptomen (Exophthalmus) einhergeht

benigne
Gutartig

Betablocker
Medikamente gegen Symptome der Schilddrüsenüberfunktion (erhöhter Pulsschlag, Zittern)

Betastrahlung
Teilchenstrahlung, die beim Zerfall bestimmter radioaktiver Isotope wie ^{131}J entsteht und bei der Radiojodtherapie für die Verkleinerung der Schilddrüse sorgt

Blutserum
Blutflüssigkeit ohne Blutzellen

Bq
Becquerel: (Maßeinheit für Radioaktivität)

Calcitonin
Hormon im Dienste des Kalziumstoffwechsels, das bei medullärem Schilddrüsenkrebs im Blut erhöht ist

Carbimazol
Thyreostatikum (Schilddrüsenhemmer)

CEA
Carcino-embryonales Antigen: Tumormarker, der beim C-Zell-Karzinom vorkommt

Cholesterin
Fraktion der Blutfette (neben den Triglyzeriden)

chronisch
Längere Zeit dauernd, langwierig

C-Zell-Karzinom
Eine Form des Schilddrüsenkarzinoms, das von den C-Zellen ausgeht

DD
Differentialdiagnose: Unterscheidung von Krankheiten mit ähnlichen Symptomen

de Quervain-Thyreoiditis
Subakute schmerzhafte Entzündung der Schilddrüse

degenerativ
Strukturell oder funktionell minderwertig bzw. sich darauf beziehend

Dekompensation
Funktionsentgleisung durch Wegfall oder Ungenügen ausgleichender Prozesse

dl
Deziliter: 1 Zehntel Liter

EIA
Enzym-Immunoassay: Methode zur Bestimmung biologisch aktiver Stoffe

Endemie
Bei über 10% der Bevölkerung einer bestimmten Gegend vorkommende Krankheit

Endemische Struma
Kropf ohne Unter- oder Überfunktion (auch: »euthyreote Struma« oder »blande Struma«) in Jodmangelgegenden

Endokrine Orbitopathie (e. O.)
Krankhafte Veränderungen der Augenanhanggebilde bei Basedowscher Krankheit

Euthyreose
Normale Schilddrüsenfunktion

Exophthalmus
Vorstehen der Augen bei Basedowscher Krankheit (s. endokrine Orbitopathie)

Fakultative (latente) Hyperthyreose
Symptomlose Autonomie der Schilddrüse, die durch Jodzufuhr in eine Schilddrüsenüberfunktion münden kann

Feedback-System
Regelkreis mit Rückkopplung

Follikel
Bläschenförmige Struktur- und Funktionseinheit der Schilddrüse

Follikuläres Schilddrüsenkarzinom
Knotenbildendes Karzinom der Schilddrüse, das zu den differenzierten Krebsen gehört

FT3
Freies T3 (Trijodthyronin): das eigentlich biologisch aktive Schilddrüsenhormon

FT4
Freies T4 (Thyroxin): wird durch Umwandlung in FT3 aktiviert

Gammakamera
Nuklearmedizinisches Gerät, mit dem Szintigramme erstellt werden

GBq
Giga Becquerel: 1 Milliarde Becquerel

genetisch
anlagebedingt

Globusgefühl
Fremdkörpergefühl im Hals mit Schluckbeschwerden

Gray (Gy)
0,01 Gy = 1 rad (s. rad), Maßeinheit für Strahlendosis am Zielorgan

Hashimoto-Thyreoiditis
Chronische Form der Schilddrüsenentzündung, benannt nach einem japanischen Arzt: Autoimmunkrankheit, die langfristig zu einer Unterfunktion der Schilddrüse führt

Heißer Knoten
Überaktives Schilddrüsengewebe, das im Szintigramm eine verstärkte Radioaktivitätsanreicherung zeigt; oft Ausdruck eines autonomen Adenoms

Hirnanhangdrüse
(= Hypophyse) Hirnteil an der inneren Schädelbasis, der im Dienste der Hormonregulation u. a. das TSH produziert

Hormon
Von den inneren Drüsen produzierte Signalstoffe, die über die Blutbahn ihre Zielzellen erreichen

HVL
Hypophysenvorderlappen

HWZ
Halbwertzeit: Zeitraum, in dem eine Substanz oder Strahlenmenge im Körper um die Hälfte abnimmt

Hyperthyreose
Schilddrüsenüberfunktion (hyper = über) durch Überproduktion von Schilddrüsenhormonen

Hypophyse
Hirnanhangdrüse (s. dort)

Hypothyreose
Schilddrüsenunterfunktion (hypo = unter): Mangel an Schilddrüsenhormon mit reduziertem Stoffwechsel

IE
Internationale Einheit: Maßeinheit für Hormon- und Enzymwirkung

Immunthyreoiditis
Schilddrüsenentzündung durch
Autoantikörper (Hashimoto-
Thyreoiditis)

Indikator
Stoff mit Hinweisfunktion

i. m.
intramuskulär

i. v.
intravenös

in vitro
im Reagenzglas

in vivo
am Lebenden

Isthmus
Gewebsbrücke zwischen den beiden Schilddrüsenlappen

Jodprophylaxe
Vorbeugung gegen Jodmangelkropf durch ausreichende Jodzufuhr

^{123}J, ^{125}J, ^{131}J
Radioaktive Jodisotope für die
Radiojodbehandlung

Kalter Knoten
Inaktives Schilddrüsengewebe,
das im Szintigramm eine verminderte Anreicherung von Radioaktivität zeigt; in fünf Prozent der Fälle Ausdruck eines
Krebses

Karzinom
Krebs der von Drüsen- oder
Deckzellen ausgeht

Klimakterium
Wechseljahre

Kolloid
Von den Schilddrüsenzellen ins
Innere der Follikel abgegebene
Speichermasse für T3 und T4

kompensiert
ausgeglichen (bei Funktionsdefi-
zit)

Kropf (Struma)
Vergrößerte Schilddrüse, mit
normaler (»euthyreote Struma«), verstärkter oder verminderter Hormonproduktion

l
Liter: Maßeinheit für Volumen

latent
Verborgen, nicht manifest

Levothyroxin
Medikament, das aus dem syn-
thetisch hergestellten Hormon
Thyroxin besteht

Lithium
Medikament gegen die mani-
sche Depression, das auf die
Schilddrüsenfunktion neben-
wirkt

MAK
(= TPO) Mikrosomale Antikör-
per:
Autoantikörper bei der Base-
dowschen Krankheit und der
Hashimoto-Thyreoiditis

maligne
Bösartig

manifest
Deutlich erkennbar

MBq
Mega Becquerel: 1 Million Becquerel

Medulläres Schilddrüsenkarzinom
Andere Bezeichnung für C-Zell-Karzinom (s. dort)

MEN
Multiple endokrine Neoplasie:
Gleichzeitiges Auftreten von Tumoren bestimmter innerer Drüsen

Metastasen
Tochtergeschwülste bösartiger Tumoren

Mikrogramm (μg)
1 Millionstel Gramm

Milli Curie (mCi)
1 Tausendstel Curie: Meßeinheit für Strahlung radioaktiver Stoffe

Milli-Einheit (mE)
1 Tausendstel einer Einheit

Milligramm (mg)
1 Tausendstel Gramm

Milli-Gray (mGy)
1 Tausendstel Gray

Milliliter (ml)
1 Tausendstel Liter

multinodulär
Vielknotig

Myxödem
Teigige Schwellung der Haut bei ausgeprägter Schilddrüsenunterfunktion

Nanogramm (ng)
1 Milliardstel Gramm

Nanomol (nmol)
1 Milliardstel mol

Neoplasma
Abnorme Neubildung von Körpergewebe (gut- oder bösartig)

Nuklearmedizin
Fachgebiet der Medizin (wie Orthopädie oder Augenheilkunde), in dem radioaktive Stoffe zur Diagnostik und Therapie eingesetzt werden

Orbita
Augenhöhle

Palpation
Abtasten einer Körperregion, z. B. der Schilddrüse

Palpitation
Empfindung eines verstärkten, beschleunigten oder unregelmäßigen Herzschlags

Papilläres Schilddrüsenkarzinom
Häufigste Form des Schilddrüsenkrebses, im allgemeinen durch Operation und nachfolgende Radiojodtherapie heilbar

picomol (pmol)
1 Billiardstel mol

prätibial
Vor dem Schienbein

prätibiales Myxödem
Teigige, bläulich-rote Schwellung der Haut über dem Schienbein (s. Morbus Basedow)

Prognose
Vorhersage (z. B. des Verlaufs einer Krankheit)

Prophylaxe
Vorbeugung

Propylthiourazil
Thyreostatikum (Schilddrüsen-hemmer)

Protein
Eiweiß

rad
radiation absorbed dose: Maß-einheit für vom Gewebe absor-bierte Strahlung, neuerdings durch Gy ersetzt (s. Gray)

Radioisotop
An gleicher Stelle im System der chemischen Elemente ste-hendes, künstlich radioaktiv ge-machtes Element, z. B. Radiojod (^{131}J)

Radiojod
Zur Beseitigung von Schilddrü-sengewebe eingesetztes Radio-isotop

Radiojodtest
Test zur Dosisfestlegung vor ei-ner Radiojodtherapie

Radiojodtherapie
Wirksames nuklearmedizini-sches Behandlungsverfahren zur Kropfverkleinerung, Beseiti-gung einer Schilddrüsenüber-funktion und zur Nachbehand-lung von Patienten mit Schild-drüsenkrebs

Radionuklid-Uptake (TcTU)
Aufnahme (= uptake) einer ra-dioaktiven Substanz (meist Technetium-99m) in die Schild-drüse

Regelkreis
Gegenüber Störungen relativ stabiles Rückkopplungssystem zur Regulation biologischer Grö-ßen, z. B. der Schilddrüsenhor-monproduktion

Release
Freisetzung

Rezidiv
Rückfall, z. B. erneutes Auftre-ten einer Schilddrüsenüberfunk-tion

Rezidivstruma
Nach einer Operation (oder Ra-diojodtherapie) erneut wachsen-der Kropf

RIA
Radio-Immunassay: empfindli-che Methode zur Bestimmung kleiner Mengen von Antigenen

Serum
s. Blutserum

Silent Thyreoiditis
Stumme (schmerzlose) Schild-drüsenentzündung mit Hyper-thyreose

Sonographie
Ultraschalluntersuchung

Stimulation
Anregung zu größerer Aktivität

Struma
Kropf

subakut
Zwischen akut und chronisch

subakute Thyreoiditis
Schmerzhafte nichtakute Schilddrüsenentzündung

Substitutionstherapie
Ersatz (= Substitution) eines
fehlenden Körperstoffes durch
Zufuhr von außen

Suppression
Unterdrückung

Suppressionstest
Diagnostische Methode, mit der
die Funktionstüchtigkeit des Regelkreises zwischen Schilddrüse und Hirnanhangsdrüse geprüft wird

Symptom
Objektives oder subjektives
Krankheitszeichen

Szintigramm
Funktionsabbild: Ergebnis der
Szintigraphie

Szintigraphie
Nuklearmedizinisches diagnostisches Verfahren zur Erfas-
sung der Funktion mit Hilfe einer radioaktiven Substanz, deren Verteilung im Körper oder
einem Organ (z. B. der Schilddrüse) bildlich dargestellt wird

T3
Das Schilddrüsenhormon Trijodthyronin (s. FT3)

T4
Das Schilddrüsenhormon Tetrajodthyronin (= Thyroxin)
(s. FT4)

TAK
Thyreoglobulin-Antikörper:
Autoantikörper bei Hashimoto-
Thyreoiditis

TBG
Thyroxin-bindendes Globulin,
ein Eiweißkörper, der Thyroxin
im Blut bindet und transportiert

TcU
Technetium-Uptake
(s. Technetium)

Technetium-99m (99mTc)
Radioaktives Technetium
(s. Uptake)

Therapie
Heilbehandlung

Thermostat
Wärmeregler

Thiamazol
Thyreostatikum

Thyreoglobulin (Tg)
Eiweiß, das in der Schilddrüse
die Hormone speichert und in
geringen Mengen ins Blut gelangt: Anstieg im Blut bei kranker Schilddrüse. Fehlen nach
vollständiger Entfernung der
Schilddrüse, z. B. bei Schilddrüsenkrebs

Thyreoidea
Lateinischer Ausdruck für
Schilddrüse

Thyreoidektomie
Vollständige operative Entfernung der Schilddrüse

Thyreoiditis
Schilddrüsenentzündung

Thyreostatika
Schilddrüsenhemmer: Medika-
mente zur Behandlung einer
Schilddrüsenüberfunktion

Thyreotoxische Krise
Lebensgefährliche Ausprägung
einer Schilddrüsenüberfunktion

Thyreozyten
Hormon-produzierende Zellen
der Schilddrüse

Thyroxin
Das primäre Hormon der Schilddrüse, das auch in Tablettenform zur Verfügung steht (s. T4
und FT4)

toxisches Adenom
Autonomes Adenom

TPO
(= MAK) Thyreoidale Peroxidase (s. MAK)

Trachea
Luftröhre

TRAK
(= TSI) TSH-Rezeptor-Antikörper: Autoantikörper bei der Basedowschen Krankheit

Tremor
Zittern (z. B. der Hände bei
Schilddrüsenüberfunktion)

TRH
Thyreotropin (= TSH) Releasing
Hormon: TSH-freisetzendes
Hormon, vom Hypothalamus ge-
bildet

TRH-Test
Diagnostisches Verfahren zur
Prüfung der Schilddrüsenregu-
lation

Trijodthyronin
Das (in freier Form) eigentlich
wirksame, zweite Schilddrüsenhormon (s. T3 und FT3)

TSH
Thyreoidea stimulierendes Hormon: von der Hirnanhangsdrüse zur Ankurbelung der Schilddrüsenaktivität produziert

TSI
(= TRAK) Thyreoid stimulating
immunoglobulins (s. TRAK)

Vitiligo
Weißfleckenkrankheit der Haut

Zyste
Krankhafte Hohlraumbildung
in einem Organ, mit Ultraschall
leicht feststellbar

Zytologie
Zellkunde: Methodenlieferant
für die mikroskopische Untersuchung der bei einer Feinnadel-
punktion gewonnenen Zellen

Sachverzeichnis